GONGJINGAI ZONGHE FANGZHI
JIBEN LILUN YU SHIJIAN

宫颈癌综合防治
——基本理论与实践

主编

吴绪峰

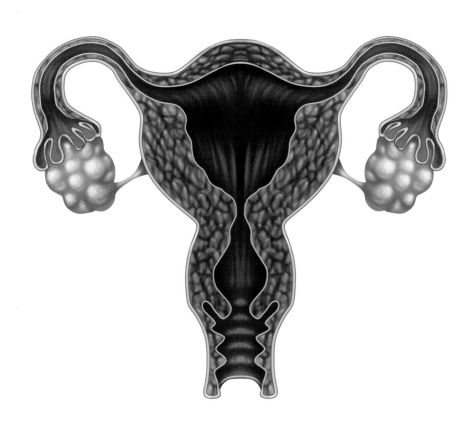

长江出版传媒 湖北科学技术出版社

图书在版编目(CIP)数据

宫颈癌综合防治：基本理论与实践/吴绪峰主编.－武汉：
湖北科学技术出版社，2022.9
　(长江医学文库. 第二辑)
　ISBN 978-7-5706-2155-2

　Ⅰ.①宫… Ⅱ.①吴… Ⅲ.①子宫颈疾病－癌－防治
Ⅳ.①R737.33

　中国版本图书馆 CIP 数据核字(2022)第 133059 号

责任编辑：徐　丹　　　　　　　　　　　　　　　　　封面设计：胡　博

出版发行：湖北科学技术出版社　　　　　　　　　　电话：027－87679454
地　　　址：武汉市雄楚大街 268 号　　　　　　　　邮编：430070
　　　　　　（湖北出版文化城 B 座 13－14 层）
网　　　址：http：//www.hbstp.com.cn

印　　　刷：武汉科源印刷设计有限公司　　　　　　邮编：430200

889×1194　　　　　　　1/16　　　　　　18.25 印张　　　　　　530 千字
2022 年 9 月第 1 版　　　　　　　　　　　　　　　　2022 年 9 月第 1 次印刷
　　　　　　　　　　　　　　　　　　　　　　　　　　定价：198.00 元

宫颈癌综合防治——基本理论与实践

编 委 会

主　编　吴绪峰

副主编　马全富　郭玉琳　蔡鸿宁　汪　莹

编　委（按姓氏拼音排序）

　　　　蔡鸿宁　高　霞　郭玉琳　胡俊波　马全富

　　　　毛海湛　彭秋子　谭　尧　汪　莹　王超男

　　　　吴绪峰　颜　彬　叶　林　袁喜安　张　媛

　　　　赵　茵　邹　苗

前言

宫颈癌是严重威胁妇女生命的恶性肿瘤之一。在过去的 10 多年，中国政府高度重视和关注宫颈癌的防治工作。从 2009 年起，国家卫生和计划生育委员会、全国妇女联合会启动了中国农村地区有组织性的宫颈癌筛查。到 2020 年止，已完成 1.2 亿适龄人群的筛查和治疗。这些筛查人群加上其他有组织的筛查及机会性筛查等，筛查覆盖率大约占适龄人群的 30%。尽管如此，在过去的 10 多年，宫颈癌的发病率和死亡率仍呈上升趋势和年轻化趋势，宫颈癌防治工作面临巨大挑战。

预防性 HPV 疫苗在中国的上市使我国宫颈癌的一级预防成为现实，尤其是国产二价 HPV 疫苗的上市。虽然 HPV 疫苗的上市比发达国家整整晚了 10 年，但发达国家的成功经验给我们提供了榜样。纵观宫颈癌防治的国际经验，现阶段我国宫颈癌防控工作仍然以综合性防控措施为主，即两手抓，一手抓疫苗，一手抓筛查，也就是宫颈癌的一级和二级预防。

我们知道，2020 年 11 月 17 日，WHO 发表全球消除宫颈癌策略，提出了"90－70－90"的阶段性目标，即到 2030 年，90% 的女孩在 15 岁之前完成人乳头状瘤病毒疫苗接种；70% 的妇女在 35 岁和 45 岁之前分别接受一次高效检测方法筛查；90% 确诊宫颈疾病的妇女得到治疗（90% 癌前病变阳性的妇女得到治疗，90% 浸润性癌病例得到管理）。中国政府在第一时间发出了响应 WHO 策略的声明，表明了中国政府的立场和态度。从我国宫颈癌防治的现状出发，我们有理由相信，在未来不到 10 年的时间，完成这三大目标需要克服诸多的困难。首先，在一级预防层面，对 HPV 疫苗的知晓性、HPV 疫苗的可及性、如何促使其向免疫规划疫苗转变等。在二级预防层面，如何采取高效的筛查方法、如何提高筛查的覆盖率、如何保证诊断的病例得到及时的治疗和随访等。在执行层面，如何培训基层医生的执行力问题等，这些都是摆在我们面前的课题。

我们参考了国内外权威指南，结合湖北省宫颈癌综合防治培训工作的特点、湖北省宫颈癌防治中心及宫颈癌三级预防体系的建设体会，编写了这本《宫颈癌综合防治——基本理论与实践》。重点是一、二级预防的内容与建设体会、经典病例分享，三级预防的原则及经典病例分享。本书的主要受众人群是妇幼保健系统的医护人员和综合性医院的妇科医生、从事疫苗预防接种和健康教育的公共卫生专业人员。亦可作为妇科研究生和规培生的教学参考书。

由于编者水平有限，可能存在许多问题，恳请广大读者在阅读过程中不吝赐教，对我们的工作予以批评指正。

编者
2021 年 11 月 17 日于
湖北省妇幼保健院
湖北省宫颈癌防治中心
湖北省临床医学研究中心

目录

第一章 ⚥

流行病学

第一节　宫颈癌流行病学

宫颈癌仍然是最常见的女性生殖道恶性肿瘤，严重威胁女性健康。WHO 和国际癌症研究中心（international agency for research of cancer，IARC）2012 年数据表明，全球新发宫颈癌病例 52.8 万例，死亡病例 26.6 万例。2018 年，全球估计有近 57 万女性新患宫颈癌，31 万余女性死于宫颈癌。2020 年，全球宫颈癌新发病例约 60.4 万例，死亡病例约 34.2 万例。从世界范围来看，宫颈癌的发病率和死亡率还在继续上升。

世界不同地区的宫颈癌发病率差异很大。大约 85% 的宫颈癌发生在发展中国家，占发展中国家女性肿瘤的 12%，发病率最高的地区是非洲的撒哈拉以南地区，以及亚洲部分地区和南美地区。而欧洲西部、北美洲、澳大利亚和新西兰地区以及地中海东部地区发病率较低。在发达国家，宫颈癌仅占女性肿瘤的 3.0%。

在我国，宫颈癌也是危害我国女性居民健康和生命的主要恶性肿瘤之一。2012 年，我国宫颈癌发病率达 14.93/10 万，占我国女性肿瘤发病的第 5 位，新发病例约 9.89 万例，死亡病例约 3.05 万例。2018 年，中国报告了新发宫颈癌病例 10.64 万例，死亡病例 4.77 万例，分别占全球宫颈癌新发病例的 20% 和死亡人数的 15%。2020 年，我国宫颈癌新发病例约 11 万例，死亡病例约 5.9 万例。近十余年来，我国宫颈癌新发病率和死亡率呈现上升趋势。

2020 年，IARC 关于中国女性宫颈癌的数据见表 1-1、图 1-1～图 1-2。

表 1-1　不同部位癌症的新增病例、死亡病例及 5 年患病率

癌症种类	新增病例				死亡病例				5 年患病率（所有年龄）	
	发病数（例）	发病序位	占比（%）	危险度	死亡数（例）	死亡序位	占比（%）	危险度	患病数（例）	P 值
肺癌	815 563	1	17.9	4.22	714 699	1	23.8	3.69	883 100	0
胃癌	478 508	2	10.5	2.46	373 789	3	12.4	1.88	688 588	0
乳腺癌	416 371	3	9.1	4.18	117 174	8	3.9	1.16	1390 095	0
肝癌	410 038	4	9	2.08	391 152	2	13	1.99	422 633	0
食管癌	324 422	5	7.1	1.71	301 135	4	10	1.53	347 912	0
结肠癌	306 078	6	6.7	1.51	164 820	5	5.5	0.69	749 096	0
直肠癌	244 550	7	5.4	1.28	118 931	7	4	0.56	654 453	0
甲状腺癌	221 093	8	4.8	1.1	9 261	23	31	0.04	733 227	0

癌症种类	新增病例				死亡病例				5 年患病率（所有年龄）	
	发病数（例）	发病序位	占比（%）	危险度	死亡数（例）	死亡序位	占比（%）	危险度	患病数（例）	P 值
胰腺癌	124 994	9	2.7	0.6	121 853	6	4.1	0.58	95 527	0
前列腺癌	115 426	10	2.5	1.23	51 094	13	1.7	0.35	402 840	0
宫颈癌	109 741	11	2.4	1.08	59 060	11	2	0.61	297 278	0
非霍奇金淋巴瘤	92 834	12	2	0.47	54 351	12	1.8	0.27	260 550	0
膀胱癌	85 694	13	1.9	0.42	39 393	15	1.3	0.15	235 393	0
白血病	85 404	14	1.9	0.45	61 694	10	2.1	0.32	241 752	0
子宫体癌	81 964	15	1.8	0.85	16 607	19	0.55	0.17	244 822	0
脑和神经系统肿瘤	79 575	16	1.7	0.41	65 204	9	2.2	0.34	214 529	0
肾癌	73 587	17	1.6	0.38	43 196	14	1.4	0.22	187 205	0
鼻咽癌	62 444	18	1.4	0.32	34 810	17	1.2	0.19	186 908	0
卵巢癌	55 342	19	1.2	0.57	37 519	16	1.2	0.4	149 686	0
口腔癌	30 117	20	0.66	0.16	14 785	22	0.49	0.07	79 451	0
喉癌	29 135	21	0.64	0.16	15 814	21	0.53	0.08	81 620	0
胆囊癌	28 923	22	0.63	0.14	23 297	18	0.78	0.11	33 640	0
多发性骨髓瘤	21 116	23	0.46	0.11	16 182	20	0.54	0.08	51 352	0
唾液腺癌	8 863	24	0.19	0.05	2 743	29	0.09	0.01	27 475	0
黑色素瘤	7 714	25	0.17	0.04	4 106	24	0.14	0.02	22 281	0
霍奇金淋巴瘤	6 829	26	0.15	0.04	2 807	27	0.09	0.01	23 054	0
喉咽癌	6 251	27	0.14	0.03	3 380	25	0.11	0.02	10 127	0
口咽癌	5 604	28	0.12	0.03	2 905	26	0.1	0.01	14 132	0
肛门癌	4 849	29	0.11	0.02	2 411	30	0.08	0.01	12 877	0
阴茎癌	4 628	30	0.1	0.05	1 565	31	0.05	0.01	13 393	0
睾丸癌	4 502	31	0.1	0.04	851	33	0.03	0.01	16 630	0
外阴癌	3 323	32	0.07	0.03	1 228	32	0.04	0.01	9 962	0
间皮瘤	3 201	33	0.07	0.02	2 768	28	0.09	0.01	3 880	0
阴道癌	1 640	34	0.04	0.02	682	34	0.02	0.01	4 397	0
卡波西肉瘤	269	35	0.01	0	162	35	0.01	0	749	0
癌症总数	4 568 754	—	—	20.96	3 002 899	—	—	13.94	9 294 006	0

在宫颈发生癌变的过程中，高危型 HPV 感染是发生宫颈癌的必要因素，还有其他一些危险因素，在宫颈癌的发生发展中起着协同作用。宫颈癌的危险因素包括患者年龄、居住的地理区域、社会经济

地位较低、缺少细胞学筛查、首次性行为年龄过早、有多个性伴侣、有性传播疾病史（尤其是尖锐湿疣、单纯疱疹病毒和沙眼衣原体感染）、多产、吸烟、使用口服避孕药、多种原因引起的免疫抑制、营养状况和遗传背景等。

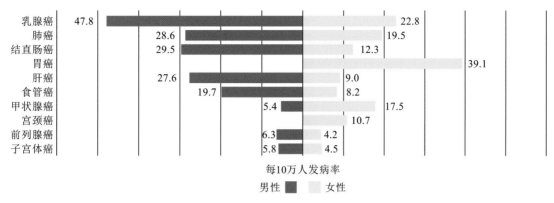

图 1-1　按性别划分的年龄标准化（世界）发病率（前 10 位癌症）

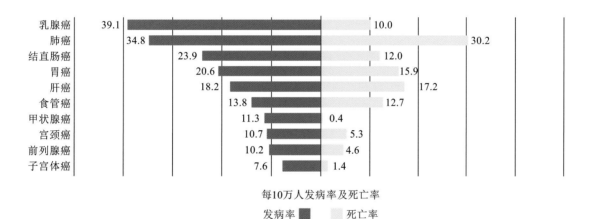

图 1-2　年龄标准化（世界）发病率和死亡率（前 10 位癌症）

几乎所有的宫颈癌病例（99％）都与高危人乳头瘤病毒（HPV）感染有关，HPV 是一种通过性接触传播的极为常见的病毒。尽管大多数 HPV 感染会自发消退，不会引起任何症状，但持续感染可导致女性宫颈癌。

有效的一级预防（HPV 疫苗接种）和二级预防（筛查和治疗癌前病变）将预防大多数宫颈癌病例。只要及早发现并有效管理，宫颈癌是最成功治疗的癌症之一。晚期诊断的癌症也可以通过适当的治疗和姑息治疗加以控制。通过全面的预防、筛查和治疗方法，宫颈癌可以在一代人的时间内作为一个公共卫生问题被消除。

第二节　腺癌流行病学

宫颈癌在全球女性常见的恶性肿瘤中居第 4 位，发展中国家的宫颈癌发患者数占全球的 85％，同时也是致死的主要原因之一。近年，由于有效的筛查，宫颈鳞癌的发病率和致死率逐步下降。但是，近 30 年来，宫颈腺癌的发病率却逐年增加，约占宫颈癌总数的 20％，且约 2/3（60.3％）的宫颈腺癌患者年龄小于 50 岁，其中小于 40 岁的患者超过 1/2（57.38％），其可能原因是宫颈腺癌在癌变前期难以发现，现有的筛查手段如细胞学筛查敏感性较差，难以早期诊断。目前，宫颈腺癌的治疗参照鳞癌，但是因其病因学及生物学行为均与鳞癌不同，对化疗和放疗敏感性相对较低，预后较同期鳞癌差。因此，对于宫颈腺癌的治疗具有挑战性，迫切需要对宫颈腺癌的病因进行深入了解，制定针对性的预防措施。

一、病毒因素

研究表明，HPV 持续感染在宫颈腺癌的发病机制中起着至关重要的作用。参与宫颈腺癌发病机制的 HPV 主要是高危型 HPV（HR-HPV），并且 HPV 的型别可能影响侵袭性宫颈腺癌的组织学亚型。在宫颈鳞癌中，HPV 阳性率几乎可达 100%；但是在宫颈腺癌中，HPV 阳性率具有地理区域差异，De Sanjose 等总结了 38 个国家 10 575 例宫颈癌 HPV 感染率的资料，其中 951 例宫颈腺癌中 HPV 阳性率为 65.7%。Chen 等研究收集了中国 7 个具有代表性区域性癌症中心确诊的 1 051 例宫颈腺癌组织标本，结果显示，符合条件的组织标本中 HR-HPV 阳性率为 74.5%，其中神经内分泌癌 HR-HPV 阳性率为 100.0%，普通型宫颈腺癌为 82.2%，非普通型宫颈腺癌为 40.0%，子宫内膜样腺癌为 33.3%。Chen 等通过对比分析宫颈鳞癌和腺癌的 HPV 类型发现，虽然 HPV 16 是宫颈癌中最常见的 HPV 类型，但是在腺癌中，HPV 18 所占比例更大，HPV 18 在神经内分泌癌中占比 58.3%，在腺鳞癌中占比 40.2%，在非普通型宫颈腺癌中占比 40.9%。Mabuchi 等研究发现，HPV 18 可以作为评估宫颈腺癌预后的预测因子，HPV 18 阳性的宫颈腺癌具有更强的生物侵袭性，且预后相对较差。

二、性行为

性行为因素主要包括初次性交年龄和性伴侣数，这与部分女性性生活开始时宫颈局部发育尚不够成熟、性行为的频繁刺激、创伤和感染有关。随着社会的发展和人们性观念的转变，女性初次性交的平均年龄不断提前而结婚年龄不断延后，婚前更换性伴侣越来越普遍，因此宫颈腺癌发病呈年轻化趋势。国际宫颈癌流行病学研究协会（ICESCC）从 12 项流行病学研究中汇集并综合了 1 374 例浸润性宫颈腺癌女性和 26 445 例正常女性的数据，发现浸润性宫颈腺癌的发生风险随性伴侣数的增加、初次性交年龄提前而增加。研究表明，首次性交年龄是宫颈腺癌相对较强的一个独立危险因素，首次性交年龄在 17 岁以下的女性患宫颈腺癌的风险比 20 岁以上的女性高 2～3 倍；拥有超过 3 个性伴侣的女性患宫颈腺癌的风险是无性伴侣女性的 2 倍。

三、激素水平

激素的影响来自内源性激素（肥胖）和外源性激素（口服避孕药）。Smith 等研究发现，目前正在使用口服避孕药的女性患宫颈腺癌的风险较从未使用过口服避孕药的女性高 3 倍；使用口服避孕药超过 6 年，宫颈腺癌的患病风险增加约 2 倍，且与使用时间呈正相关；就年龄而言，17 岁之前使用避孕药患病风险最高，是非使用者的 2 倍。肥胖与内源性激素水平呈正相关，使肥胖在激素依赖性肿瘤中的作用受到关注。外周脂肪组织可将雄激素转化为雌激素，所以肥胖是血清性激素水平升高的标志，尤其是绝经后的妇女。近年来，肥胖者宫颈腺癌发病率呈上升趋势。Lacey 等进行了精细的筛查和统计学分层，尽可能屏蔽混杂因素（任何癌症史、活产数、年龄、性伴侣数、更年期和吸烟），发现肥胖妇女［体质量指数（BMI）>30 kg/m²］患宫颈腺癌的风险是正常女性的 2 倍，且 BMI、腰臀比（WHR）与宫颈腺癌发病风险呈正相关。

四、生育因素

生育因素主要包括初次生育年龄和总生育次数。生育次数的增加，特别是经过多次阴道分娩的妇女以及宫颈发育尚未成熟的女性在性交时容易导致多次创伤，在修复过程中新生成的上皮细胞抵抗力弱，对致癌因素 HPV 感染较敏感，宫颈发生异型增生，最终引起癌变。Green 等对 180 例宫颈腺癌患者和 923 例无宫颈腺癌女性的研究发现，宫颈腺癌患病风险与初次生育年龄密切相关，初次生育年龄在 15～19 岁的女性患宫颈腺癌的风险是初次生育年龄在 25 岁以上女性的 2 倍；生育女性（≥3 次的活产或足月妊娠）比未生育女性患宫颈腺癌风险高。

张媛　马全富

参考文献

[1] 魏丽惠,吴绪峰.宫颈病变的三阶梯诊断[M].武汉:湖北科学技术出版社,2018.

[2] Chen WQ,Zheng RS,Baade PD,et al.Cancer statistics in China,2015[J].CA Cancer J Clin,2016,66(2):115-132.

[3] Fang J,Zhang H,Jin S, et al. Epigenetics and cervical cancer:from pathogenesis to therapy[J]. Tumour Biol,2014,35(6):5083-5093.

[4] Sasieni P,Castanon A,Cuzick J. Screening and adenocarcinoma of the cervix[J].Int J Cancer,2009,125(3):525-529.

[5] Castellsague' X,Di'az M,de Sanjose's,et al. Worldwide human papillomavirus etiology of cervical adenocarcinoma and its cofactors:implications for screening and prevention [J]. J Natl Cancer Inst,2006,98(5):303-315.

[6] De Sanjose S,Quint WG,Alemany L,et al. Human papillomavirus genotype attribution in invasive cervical cancer:a retrospective cross-sectional worldwide study[J].Lancet Oncol,2010,11(11):1048-1056.

[7] An H J,Kim K R,Kim I S,et al. Prevalence of human papillomavirus DNA in various histological subtypes of cervical adenocarcinoma:a population-based study[J].Mod Pathol,2005,18(4):528-534.

[8] Lo K W,Wong Y F,Chan M K,et al. Prevalence of human papillomavirus in cervical cancer:a multicenter study in China[J]. Int J Cancer,2002,100(3):327-331.

[9] Chen W,Molijn A,Enqi W,et al. The variable clinicopathological categories and role of human papillomavirus in cervical adenocarcinoma:A hospital based nation-wide multi-center retrospective study across China [J]. Int J Cancer,2016,139(12):2687-2697.

[10] Chen W,Sun H,Molijn A,et al. The variable characteristics of human papillomavirus in squamous cell carcinoma and adenocarcinoma of cervix in China[J]. J Low Genit Tract Dis,2018,22(4):355-361.

[11] Mabuchi Y,Yahata T,Kobayashi A,et al. Clinicopathologic factors of cervical adenocarcinoma stages IB to Ⅱb[J]. Int J Gynecol Cancer,2015,25(9):1677-1682.

[12] International collaboration of epidemiological studies of cervical cancer. Comparison of risk factors for invasive squamous cell carcinoma and adenocarcinoma of the cervix:collaborative reanalysis of individual data on 8 097 women with squamous cell carcinoma and 1 374 women with adenocarcinoma from 12 epidemiological studies[J]. Int J Cancer,2007,120(4):885-891.

[13] Smith JS,Green J,Berrington de Gonzalez A,et al. Cervical cancer and use of hormonal contraceptives:a systematic review[J].Lancet,2003,361(9364):1159-1167.

[14] Benedetto C,Salvagno F,Canuto EM,et al. Obesity and female malignancies[J]. Best Pract Res Clin Obstet Gynaecol,2015,29(4):528-540.

[15] Lacey JV Jr,Swanson CA,Brinton LA,et al. Obesity as a potential risk factor for adenocarcinomas and squamous cell carcinomas of the uterine cervix [J]. Cancer,2003,98(4):814-821.

[16] Green J,Berrington de Gonzalez A,Sweetland S,et al. Risk factors for adenocarcinoma and squamous cell carcinoma of the cervix in women aged 20～44 years:the UK national case-control study of cervical cancer [J]. Br J Cancer,2003,89(11):2078-2086.

第二章

宫颈癌病因

第一节　HPV 生物学特性

宫颈癌是威胁女性的第二大常见癌症，而 99％宫颈癌的发生是由 HPV（human papilloma virus）感染所致。HPV 是一种小型无包膜双链环状 DNA 病毒。目前已经发现了超过 300 种 HPV 病毒基因型，其中约有 200 种可以感染人类。HPV 在致癌过程中发挥着重要作用，每年有 63 万的新发癌症都与 HPV 相关，包括宫颈癌、肛门生殖器的其他癌症、头颈癌等，其中，宫颈癌占 HPV 所致癌症的 83％。根据 HPV 的致癌特性，可将 HPV 分为高危型和低危型，其中高危型主要与侵袭性宫颈癌有关，低危型主要与尖锐湿疣的发生相关。多数 HPV 感染是无症状的，70％的人可在一年内清除，但高危型 HPV 16 所需的清除时间更长，中位清除期为 12.2 个月。虽然多数 HPV 感染后可被机体清除，但 HPV 持续感染人体后可进展为 CIN 或宫颈癌。

HPV 基因组包括 3 个功能区：早区（E 区）、晚区（L 区）和非编码调控区（LCR）。HPV 通过皮肤或黏膜的损伤感染并进入基底层，为了不激活免疫应答，此时 HPV 以低拷贝数复制，随着基底层细胞分化，HPV 表达病毒基因 L1 和 L2，并以高拷贝数复制，从而产生大量病毒颗粒释放到上皮细胞中。病毒 E1 和 E2 蛋白支持病毒基因组在基底细胞中以低拷贝数复制，形成一个 7～8 kbp 的 dsDNA 核质粒。只有当这些被感染的细胞分化并向上皮细胞表面移动时，高水平的病毒 DNA 才被合成，包裹在病毒粒子中，并从带病毒的鳞状上皮细胞表面脱落。在宿主基因组复制时，HPV 可以单位点或多位点通过微同源方式整合到宿主基因组中，并可影响整合位点蛋白的表达。其中，83％的 HPV 阳性宫颈癌病例显示 HPV 整合到宿主基因组中。在 HPV 整合到基因组后，可增加癌基因的表达和降低抑癌基因的表达。随着正常宫颈组织进展为宫颈癌，HPV 整合到宿主基因组拷贝数的比例增加，且宫颈鳞癌的整合率高于宫颈腺癌。虽然整合在 HPV 相关的癌症中很常见，但并不是绝对必需的，对来自癌症基因组图谱研究的样本分析表明，80％的 HPV 阳性宫颈癌发生了 HPV 整合。

其中，L1 和 L2 在病毒生命周期的晚期表达，表明它们参与病毒生命周期的复制和感染。E2 可以通过控制宿主细胞基因的表达和转录本的剪切而在多个水平上控制宿主基因。多数时候，E2 基因被破坏，导致 E6 和 E7 过度表达。但是，当 E6 和 E7 串联整合到基因组时，即使 E2 没有被破坏，E2 的结合位点也被甲基化，此时影响了 E2 对 E6 和 E7 的抑制作用。E4 通过重组细胞角蛋白丝在初始感染后分化的上皮细胞中释放病毒颗粒，有助于基因扩增和病毒颗粒的形成。E5 通过降低抗原提呈细胞表面蛋白的表达而发挥免疫逃避作用。但 E5 仅在 HPV 感染后早期发挥作用，在 HPV 整合到基因组后，E5 的作用就消失了。

在 HPV 致癌的进程中，发挥主要作用的是 E6 和 E7。p53 在调控细胞周期、DNA 损伤、凋亡、维持基因组的稳定性、衰老以及细胞的代谢中发挥重要的作用。作为转录因子，p53 在 DNA 损伤、缺氧和癌基因表达时被激活，并激活下游基因 p21 的表达。p21 是一种细胞周期依赖性蛋白激酶抑制剂，可使细胞周期停留在 G1 期，在细胞进入 S1 期前完成 DNA 修复。E6 可与 E6 AP（E6 相关蛋白）结合，通过泛素化导致 p53 降解。除了在蛋白水平，E6 还可以在转录水平调控 p53，E6 通过与 p300/CBP 共激活因子的相互作用来控制 p53 依赖的基因调控。此外，研究还表明，p300 中 E6 相互作用区域是 E6 抑制 p53 依赖的染色质转录所必需的，E6 介导的抑制 p53 依赖的激活与抑制 p53 和核小体核心组蛋白乙酰化相关，改变 p53 和 p300 对染色质的招募。这一过程是 E6 抑制 p53 的一种独特方式，不需要蛋白酶体。E6 还通过转录反激活 hTERT 端粒酶催化亚基，诱导原代上皮细胞的端粒酶活性，而端粒酶的激活需要 E6 结合到 Myc 上，而不是与 E6 AP 结合。这些酶对于维持染色体末端端粒的长度是至关重要的，而端粒的长度是细胞永生化所必需的。因此，E6 诱导 hTERT 激活是 HPV 致癌的关键一步。Notch1 作为肿瘤抑制基因，在宫颈癌中可以通过抑制 E6 和 E7 抑制肿瘤的增殖。有学者发现 E6 可通过抑制 p53 的表达抑制 Notch1。pRb 是根据细胞周期进行磷酸化修饰的，在 G0 到 G1 期去磷酸化，在 G1 期时磷酸化，而在进入 S 期时再次去磷酸化。在 pRb 磷酸化时，可与 E2F 结合，抑制细胞周期从 G1 期进入 S 期。在 HPV 阳性细胞中，E7 以泛素蛋白酶体途径通过 LXCXE 基序靶向未磷酸化的 pRb 并导致其降解，此时 E2F 释放，使细胞周期蛋白 A 及细胞周期蛋白 E 的表达上调。同时，E7 也可以结合其他蛋白如 p107 和 p130，使 E2F 转录增加，促使细胞进入 S 期。E7 还可通过端粒延伸替代机制在癌症早期以及发展过程中维持端粒长度，以减少基因组的不稳定性及促进肿瘤进展，这与 E6 在癌症中发挥的作用一致。

第二节　病因学关系

一、HPV 传染源

HPV 是一种 DNA 病毒，不能脱离宿主独自生存，它通过皮肤或黏膜的损伤进入人体，并通过逃避机体的免疫系统进行复制、增殖，因此它的传染源是人。虽然 HPV 很少导致男性患癌，且未在男性人群中进行 HPV 的筛查，但无论男性还是女性，具有多个性伴侣的人更容易感染 HPV。有研究发现，最近有新的性伴侣或者性伴侣有高危因素的女性 HPV 检测率较普通女性高。

二、HPV 传播途径

1. 性传播　HPV 主要通过性接触传播。经研究发现，每次性行为传播 HPV 概率的中位数为 40%，过早的开始性生活、有多个性伴侣或者性伴侣同时有多个性伴侣及同性恋的女性感染 HPV 的概率较普通人高。

2. 水平传播　包括污染物、手指、口腔和皮肤接触。虽然 HPV 不能脱离宿主独自生存，但它是非常稳定的病毒，在耐热和干燥环境 7 d 后仍有 30% 的传染性，在日常生活中，接触 HPV 污染过的物品（毛巾、便器等），很容易使 HPV 穿过损伤的皮肤或黏膜进入人体。

3. 垂直传播　HPV 从母亲感染到新生儿的潜在途径如下：①胎儿通过受感染的产道；②胎膜过早破裂后感染；③受精时精子感染；④血行播散。

据报道，5% 的健康妇女所生新生儿可检测到人乳头瘤病毒 DNA，并与母亲在妊娠 3 个月中的任何 1 个月内检测到人乳头瘤病毒有关。

三、易感人群

HPV 主要通过性行为传播，人群对 HPV 病毒普遍易感，过早地开始性生活及多个性伴侣和性生活过于频繁者更容易感染 HPV。随着年龄的变化，高危型 HPV 呈现 17～24 岁和 40～44 岁双峰分布，其原因分别是在初次性生活给 HPV 感染提供了机会，以及随着年龄的增长，女性的免疫力下降及性伴侣改变。

四、协同因素

遗传和生活方式可以显著增加持续感染的可能性。

1. 吸烟　多项研究发现，吸烟和饮酒都是口腔和生殖器 HPV 持续感染的重要危险因素。无论男女，吸烟都与 HPV 感染的高发病率和流行率有关，而后者则与剂量效应有关。吸烟也会增加高危 HPV 感染的持久性，而这种相关性对于低危型 HPV 感染是有争议的。目前吸烟者肛门生殖器疣的发病率和复发率明显增加，这可能与香烟烟雾中的致癌物增加了病毒载量以及 HPV 感染的上皮细胞癌变有关。

2. 多次妊娠和多产　多次妊娠使宫颈转化区反复移动，且妊娠使机体免疫功能低下，经阴道分娩也会导致宫颈损伤，这些都是 HPV 持续感染的危险因素。

3. 口服避孕药　口服避孕药相较使用避孕套可增加性器官的接触机会，其增加了体内雌激素的水平，还可增加 HPV 的活性。此外，作为肿瘤的起始部位，宫颈转化区对类固醇类激素十分敏感。雌激素被认为能激活病毒致癌基因，导致病毒持久性和基因表达的增加。

4. 宫颈基础病变　宫颈有慢性疾病可增加 HPV 感染的风险，因为慢性炎症可降低宫颈的细胞免疫，使 HPV 易逃避免疫进行复制、增殖。

5. 免疫抑制　艾滋病、糖尿病及长期使用免疫抑制药的患者，其感染 HPV 的风险较正常人高。例如，艾滋病病毒相关免疫缺陷对女性生殖器 HPV 有复杂的影响，包括感染风险增加、多种类型、持续性、再激活以及发生侵袭前和侵袭性疾病的风险。

6. 基因因素　HPV 感染人体后，大部分可以自然清除，但仍有一部分人会持续感染，进展为 CIN 甚至是宫颈癌，这其中还与机体本身的基因相关。

7. 阴道环境　阴道菌群组成可能是高危 HPV 感染的调节剂，而特定的菌群可能作为与宫颈微环境相关的高危 HPV 感染变化的传感器。在 HPV 感染的患者中，细菌性阴道炎更常见。

第三节　筛查与随访

20 世纪 50 年代起，美国将液基细胞学用于宫颈癌的初筛，此后宫颈癌的发病率大大下降。目前，我们将 HPV 检测联合细胞学检查作为筛查的最佳策略。宫颈细胞学检测的特点是特异性高而敏感性低，HPV-DNA 检测的特点是敏感性较高，弥补了细胞学检测的缺点，两者联合检测更能提高检出率。

在初步筛查中，常常存在 HPV 检测阳性而细胞学无异常的患者，这可能是患者此时仅存在 HPV 感染而组织未发生变化，也可能是细胞学漏诊导致的。这类患者的宫颈癌发病风险较高，需要定期随访，可选择一年以后复查，但若 HPV 检测分型为 16、18 阳性，需进行阴道镜检，并根据阴道镜结果决定是否进行活检。初筛细胞学为 ASC-US 的患者，若 HPV 检测结果为阴性，定期复查即可，但 HPV 检测结果为阳性时需行阴道镜检。在细胞学检测为 ASC-US 或 AGC 以上时，无论 HPV 检测结果是否有异常，均应行阴道镜检。

在锥切术后随访中，HPV 和细胞学联合检测可提示患者病灶残余及复发的情况，且 HPV 检测阳性更能提示患者病灶残余及复发的可能性，比细胞学检测更有预测价值，并可最大限度地减少不必要的阴道镜检查，且可以与患者术前 HPV 的病毒载量或分型进行对比，指导患者后续治疗。

袁喜安　马全富

参考文献

[1] Hoppe-Seyler K,Bossler F,Braun J A,et al.The HPV E6/E7 oncogenes:key factors for viral carcinogenesis and therapeutic targets[J].Trends Microbiol,2018,26(2):158-168.

[2] Estevao D,Costa N R,Gil da Costa RM,et al.Hallmarks of HPV carcinogenesis:The role of E6,E7 and E5 oncoproteins in cellular malignancy[J].Biochim Biophys Acta Gene Regul Mech,2019,1862(2):153-162.

[3] de Martel C,Plummer M,Vignat J,et al.Worldwide burden of cancer attributable to HPV by site,country and HPV type[J].International Journal of Cancer,2017,141(4):664-670.

[4] Munoz N,Bosch FX,de Sanjose S,et al.Epidemiologic classification of human papillomavirus types associated with cervical cancer[J].N Engl J Med, 2003,348(6):518-527.

[5] Stratton KL,Culkin DJ.A Contemporary Review of HPV and Penile Cancer[J].Oncology (Williston Park),2016,30(3):245-249.

[6] Graham SV.The human papillomavirus replication cycle,and its links to cancer progression:a comprehensive review[J].Clin Sci (Lond),2017,131(17):2201-2221.

[7] Doorbar J,Egawa N,Griffin H,et al.Human papillomavirus molecular biology and disease association[J].Rev Med Virol,2015,25(Suppl 1):2-23.

[8] Hu Z,Zhu D,Wang W,et al.Genome-wide profiling of HPV integration in cervical cancer identifies clustered genomic hot spots and a potential microhomology-mediated integration mechanism[J].Nat Genet,2015,47(2):158-163.

[9] Oyervides-Munoz MA,Perez-Maya AA,Rodriguez-Gutierrez HF,et al.Understanding the HPV integration and its progression to cervical cancer[J].Infect Genet Evol,2018,61:134-144.

[10] Shukla S,Mahata S,Shishodia G,et al. Physical state & copy number of high risk human papillomavirus type 16 DNA in progression of cervical cancer[J].Indian J Med Res,2014,139(4):531-543.

[11] Vonsky M,Shabaeva M,Runov A,et al.Carcinogenesis Associated with human papillomavirus Infection.Mechanisms and Potential for Immunotherapy[J]. Biochemistry (Mosc),2019,84(7):782-799.

[12] Chaiwongkot A,Vinokurova S,Pientong C,et al. Differential methylation of E2 binding sites in episomal and integrated HPV 16 genomes in preinvasive and invasive cervical lesions[J].Int J Cancer,2013,132(9):2087-2094.

[13] Doorbar J.The E4 protein:structure,function and patterns of expression[J].Virology,2013,445(1-2):80-98.

[14] Liao S,Deng D,Zhang W,et al.Human papillomavirus 16/18 E5 promotes cervical cancer cell proliferation,migration and invasion in vitro and accelerates tumor growth in vivo[J].Oncol Rep,2013,29(1):95-102.

[15] Veldman T,Horikawa I,Barrett JC,et al.Transcriptional activation of the telomerase hTERT gene by human papillomavirus type 16 E6 oncoprotein[J].J Virol,2001,75(9):4467-4472.

[16] Veldman T,Liu X,Yuan H,et al.Human papillomavirus E6 and Myc proteins associate in vivo and bind to and cooperatively activate the telomerase reverse transcriptase promoter[J].Proc Natl Acad Sci,2003,100(14):8211-8216.

[17] Sekaric P,Cherry JJ,Androphy EJ.Binding of human papillomavirus type 16 E6 to E6AP is not required for activation of hTERT[J]. J Virol,2008,82(1):71-76.

[18] Howie HL,Katzenellenbogen RA,Galloway DA.Papillomavirus E6 proteins[J]. Virology, 2009,384(2),324-334.

[19] Moody CA,Laimins LA. Human papillomavirus oncoproteins:pathways to transformation[J].Nat Rev Cancer,2010,10(8):550-560.

[20] Talora C,Sgroi DC,Crum CP,et al.Specific down-modulation of Notch1 signaling in cervical cancer cells is required for sustained HPV-E6/E7 expression and late steps of malignant transformation[J].Genes Dev,2002,16(17):2252-2263.

[21] Yugawa T,Handa K,Narisawa-Saito M,et al.Regulation of Notch1 gene expression by p53 in epithelial cells[J].Mol Cell Biol,2007,27(10):3732-3742.

[22] Boyer SN,Wazer DE,Band V.E7 protein of human papilloma virus-16 induces degradation of retinoblastoma protein through the ubiquitin-proteasome pathway[J].Cancer Res,1996,56(20):4620-4624.

［23］ Davies R,Hicks R,Crook T,et al.Human papillomavirus type 16 E7 associates with a histone H1 kinase and with p107 through sequences necessary for transformation[J].J Virol,1993,67(5):2521-2528.

［24］ Morris EJ,Dyson NJ.Retinoblastoma protein partners[J].Adv Cancer Res,2001,82:1-54.

［25］ Kero K,Rautava J.HPV Infections in Heterosexual Couples:Mechanisms and Covariates of Virus Transmission[J]. Acta Cytol,2019,63(2):143-147.

［26］ Tseng CJ,Liang CC,Soong YK,et al.Perinatal transmission of human papillomavirus in infants:relationship between infection rate and mode of delivery[J].Obstet Gynecol,1998,91(1):92-96.

［27］ Zhao FH,Lewkowitz AK,Hu SY,et al.Prevalence of human papillomavirus and cervical intraepithelial neoplasia in China:a pooled analysis of 17 population-based studies[J].Int J Cancer,2012,131(12):2929-2938.

［28］ Kaderli R,Schnuriger B,Brugger LE.The impact of smoking on HPV infection and the development of anogenital warts[J].Int J Colorectal Dis,2014,29(8):899-908.

［29］ Ramachandran B.Functional association of oestrogen receptors with HPV infection in cervical carcinogenesis[J].Endocr Relat Cancer,2017,24(4):99-108.

［30］ Dreyer G.Clinical implications of the interaction between HPV and HIV infections[J].Best Pract Res Clin Obstet Gynaecol,2018,47:95-106.

［31］ Chao XP,Sun TT,Wang S,et al.Correlation between the diversity of vaginal microbiota and the risk of high-risk human papillomavirus infection[J].Int J Gynecol Cancer,2019,29(1):28-34.

［32］ Dahoud W,Michael CW,Gokozan H,et al.Association of Bacterial Vaginosis and Human Papilloma Virus Infection With Cervical Squamous Intraepithelial Lesions[J].Am J Clin Pathol,2019,152(2):185-189.

［33］ 吴绪峰.宫颈腺癌[M].武汉:湖北科学技术出版社,2020.

第三章

宫颈癌疾病自然史

第一节　HPV 感染与转归

HPV 是双链 DNA 病毒，可导致人体皮肤黏膜上皮增生。HPV 主要通过性生活或密切接触传播。80％以上的女性一生中至少有过一次 HPV 感染，90％的感染者在 2 年内自然消退，约 1％的感染者出现外生殖器疣，5％～10％的感染者发展为 CIN。高危型 HPV 持续性感染是下生殖道高级别上皮内病变和癌发生的必要因素，已成为严重威胁女性健康的公共卫生问题。

一、HPV 感染及其免疫逃避机制

大多数肛门生殖器 HPV 感染是通过性接触获得的。既往认为，HPV 感染需要上皮创伤或微创伤以允许病毒进入基底层，并提出伤口愈合反应在受感染细胞增殖中的作用，随着研究的进展，鉴于 HPV 类型和感染途径的多样性，感染途径不再一概而论，并认为在伤口愈合期间发生的活跃细胞增殖是病毒基因组进入细胞核所必需的。HPV 生命周期与受感染上皮细胞的分化程度密切相关，HR-HPV 更易感染具有增殖能力的基底层细胞，其在一定程度上决定了 HR-HPV 感染的持续性。感染分两个阶段：潜伏感染和生产性感染。在潜伏感染期间，病毒基因复制水平较低，每个细胞产生 50～100 个病毒基因组，且病毒基因组存在于上皮细胞内，不向体液中释放，故而逃避机体的免疫反应，这种现象在 HR-HPV 中更常见。有体外研究表明，HPV 16 表达由 E1 和 E2 开放阅读框的亚区（称为 E8E2）编码的融合蛋白，限制病毒在未分化的角质形成细胞中完成病毒生命周期的转录和复制。生产性感染阶段，E6 和 E7 高度表达，E2 蛋白将 E（一种病毒 DNA 解旋酶）募集到病毒复制起点的结合位点，促进病毒 DNA 复制，导致在分化成熟的角质形成细胞中每个细胞产生数千个病毒基因组拷贝。在上皮细胞分化成熟后，HPV 基因组编码合成 L1 和 L2 衣壳蛋白，组装成新的 HPV 颗粒从上皮表面释放，使感染扩散。此外，HPV 免疫逃避的机制还包括调节干扰素信号传导、通过 E6 和 E7 癌蛋白抑制朗格汉斯细胞、抑制黏附分子如 CDH1 以及调节细胞内信号传导途径等。

二、HPV 感染因素及转归

引起 HPV 感染持续存在并进展至癌的条件和辅助因素尚不清楚，但以下因素可能起一定作用。

1. HPV 相关辅助因素　①病毒类型；②同时感染几种癌基因型病毒；③大量病毒（高病毒载量）。

2. 宿主身体情况　①免疫状态。免疫缺陷的患者（如 HIV 感染者）更容易感染 HPV，快速导致癌前病变及癌变。②性生活过早、多产，增加了宫颈癌的风险。

3. 外界的影响因素　①吸烟；②同时感染 HIV 病毒和其他性传播病毒，如疱疹病毒（HSV-2）、沙眼衣原体和奈瑟菌；③长期口服避孕药。

HPV 感染者只有极少数发展为宫颈癌，绝大部分 HPV 感染呈一过性，HPV 持续感染时间在 8～

14 个月，在特定条件下，易感妇女的正常宫颈可以在初次感染后 12～15 年才演变为宫颈癌。仅有极少数的患者在 HPV 自然感染后产生 HPV 抗体，但经此途径产生的抗体在抵抗新一轮的 HPV 感染时，其有效性远低于高水平血清反应和接种 HPV 疫苗后产生的抵抗力。

第二节　癌前病变与转归

宫颈癌前病变是指有癌变倾向，但又不能诊断为宫颈癌的异常增殖性病变，具有发展成为恶性肿瘤的潜能，长期存在可能转变为宫颈癌的一种病变。在 20 世纪 60 年代后期，大量研究发现，非典型增生与原位癌的细胞学改变在性质上相似，并且在整个组织学谱系中保持恒定。非典型增生与原位癌均为异常鳞状上皮的单克隆性增生，并且细胞核 DNA 为非整倍体。根据这些生物学研究的描述，Richart 认为，宫颈鳞状细胞癌前驱病变的所有类型属于一种病变，称为宫颈上皮内瘤变（cervical intraepithelial neoplasia，CIN）。

20 世纪七八十年代，CIN 命名法成为最广泛使用的宫颈癌前病变的组织术语。目前，国内大多数医院对于宫颈鳞状细胞癌前病变的病理学诊断术语，仍然采用第 3 版《世界卫生组织女性生殖器官肿瘤组织学分类（2003）》[简称《WHO 分类（2003）》]，并且将其分为 3 级，即 CIN 1、CIN 2、CIN 3；CIN 1 对应轻度非典型增生，CIN 2 对应中度非典型增生，CIN 3 包括重度非典型增生和原位癌。这一命名系统旨在描述宫颈鳞状上皮由异常增生向癌变方向发展的连续性形态学改变过程。

2014 年，WHO 出版了第 4 版《世界卫生组织女性生殖器官肿瘤组织学分类（2014）》[简称《WHO 分类（2014）》]，进一步明确了宫颈癌的发生与持续性高危型 HPV 感染密切相关，一些新的 HPV 筛查技术不断推出，诊断流程及治疗方案也更为规范。同时，鉴于 CIN 2 的形态特征缺乏特异性，因此，对于包括宫颈在内的下生殖道 HPV 感染相关的鳞状上皮病变进行命名上的修订，推荐采用鳞状上皮内病变（squamous intraepithelial lesion，SIL）进行命名，并将其分为 LSIL 与 HSIL。LSIL 相当于 CIN 1，HSIL 包括 CIN 3 和大部分 CIN 2，CIN 2 可用 p16 免疫组化染色进行分流，p16 染色阴性者按 LSIL 处理，阳性者按 HSIL 处理。

（1）LSIL：鳞状上皮基底及副基底样细胞增生，细胞核极性轻度紊乱，有轻度异型性，核分裂象少，局限于上皮下 1/3 层，p16 染色阴性或在上皮内散在点状阳性。

（2）HSIL：细胞核极性紊乱，核浆比例增多，核分裂象增多，异型细胞扩展到上皮下 2/3 层甚至全层，p16 在上皮＞2/3 层面内呈弥漫连续阳性。

宫颈原位腺癌（adenocarcinoma in situ，AIS）与鳞状上皮病变演变过程类似，从腺上皮的异型增生到原位癌，最后发展为浸润癌。AIS 于 1952 年被首次提出，20 世纪 90 年代，有学者将宫颈腺上皮内瘤变（cervical glandular intraepithelial neoplasia，CGIN）划分Ⅰ～Ⅲ级作为宫颈腺癌的前驱病变，随着相关研究不断进展，将其演化为低级别 CGIN 和高级别 CGIN，又在相继的临床实践中发现低级别 CGIN 多为炎症刺激，其发生与宫颈腺癌的发病无明显关系。《WHO 分类（2014）》将 AIS 与高级别 CGIN 同义，作为唯一明确的宫颈腺癌癌前病变，可能与 HSIL 和浸润性癌并存。AIS 的发病率与 HSIL 相比，在绝对和相对水平上都有增加，且目前研究表明 AIS 的发病率呈低龄化，AIS 平均诊断年龄为35～40 岁，无特异临床症状，细胞学诊断率不高，阴道镜下活检亦有一定漏诊率，AIS 的病理特点仍为其领域的难点。

LSIL 包括多种 HPV 感染引起的扁平和隆起性湿疣改变、移行带处乳头状不成熟化生，以及单纯的 HPV 感染，低度病变中其感染的 HPV 亚型、克隆性、DNA 倍体性均不同，大多可自然消退，很少继续进展。而 HSIL 则代表同质性病变，不易自发消退，更易发展为浸润癌。Ostor 等回顾研究显示，33％的 CIN 3 可消退，52％病变持续，至少 12％的 CIN 3 发展为浸润性癌。CIN 2 的生物学转归优于 CIN 3，43％的 CIN 2 可消退，27％进展为 CIN 3＋。Tainio 等对 36 项研究中 3 160 例 CIN 2 转归的 Meta 分析发现，CIN 2 在 24 个月消退率达 50％，32％持续存在，进展为 CIN 3＋仅为 18％；在小于 30 岁女性中，CIN 2 消退率高达 60％。

AIS 被确认是宫颈浸润性腺癌的唯一前驱病变，当宫颈活检为 AIS 时，约 15％与浸润性腺癌共存。细胞学诊断为 AIS 或可疑 AIS，则高度提示高级别病变可能。在宫颈癌前病变中，AIS 的危险性较 HSIL 高，AIS 发病平均年龄段为 30～40 岁，早于宫颈浸润性腺癌 10～15 年。腺癌的预后比鳞状细胞癌更差，因腺癌多起源于颈管内膜，更易向深处浸润，更早期出现淋巴结转移。因此早期诊断、早期治疗尤为关键，尤其要重视 TCT、HPV 普查，警惕持续性 HPV 18 型感染。同时提高诊断水平，避免漏诊，使该类肿瘤能够得到有效预防和及时治疗。

第三节　筛查的作用

宫颈癌已成为威胁世界女性健康的第四大恶性肿瘤，严重威胁全球女性的生命健康。近年来，我国宫颈癌发病率呈上升趋势。众所周知，宫颈癌起源于宫颈上皮内瘤变，筛查发现宫颈上皮内瘤变并积极治疗是预防宫颈癌有效的措施。宫颈癌筛查的目的是发现无症状女性的高级别病灶，对其进行治疗并防止其发展为浸润性疾病。

一、液基细胞学检测

与传统细胞学相比，液基细胞学可以改善涂片质量，从而可以更快地读取载玻片并减少涂片不足的比例，提高宫颈细胞学检测的敏感性。随着人工智能的发展，目前 AI 辅助细胞学检测正逐渐完善，有研究发现，与熟练的细胞学专家相比，AI 辅助阅读具有同等的敏感性和更高的特异性，AI 辅助检测可补充细胞学检测效率低、准确性不高等方面的不足。

二、DNA 倍性分析

DNA 倍性分析显示出与常规细胞学和 HC-Ⅱ 相当的敏感性和特异性。与常规细胞学不同，DNA 倍性分析是半自动化的，可以在不到 8h 的时间内完成，可能是更真实的病理状态标记。DNA 倍性分析对 HPV 阳性、细胞学阴性患者高级别病变的特异性较高，Bollmann 等的研究表明，DNA 倍性分析可以提高检测 HSIL＋病变以及预测 HSIL＋病变的特异性，并具有高度可重复性。DNA 倍性分析可用于宫颈癌筛查，尤其是在资源贫乏的地区。Silva 等研究发现，致癌 HPV 类型且超二倍体细胞 DNA 含量＞9C 具有最大的恶性潜能的细胞学改变。在 Packet 等研究中发现，≥3 个异常 DNA 倍体细胞的 ASC-US 发生 CIN 2、CIN 3 或浸润性癌的风险更高。

三、生物标志物

目前研究广泛的生物标志物是 p16、Ki-67。有学者研究发现，随病变的严重程度增加，检测到 p16、Ki-67 的表达显著增加。与 HR-HPV 检测和巴氏细胞学检测相比，在检测 CIN 2＋方面，p16、Ki-67 双重染色可提供更高的灵敏度和更高的特异性。对 HPV 阳性妇女进行分流时，p16、Ki-67 双重染色比巴氏细胞学更敏感，而特异性相当。p16、Ki-67 双重染色可作为对 HPV 阳性女性的分流方法，也可用于初次 HPV 筛查。另外，HPV L1 衣壳检测、PD-1/PD-L1、POU4F3 甲基化、γH2AX、SEPT9 等也被研究发现是可以用作评估 CIN 和宫颈癌的潜在生物标志物。

四、HPV-DNA 检测

目前 HR-HPV 筛查主要有杂交捕获技术、Invader 酶切信号放大法、聚合酶链反应技术三种方法。多项研究表明，HPV 检测对 CIN 2＋和 CIN 3＋病例具有敏感性高、漏诊率低的特点。HPV 检测还提供了其他重要的优势，其结果相对于细胞学检测比较客观，并且易于实施，因为 HPV 检测主要是由机器处理的，因此不需要由细胞病理学家组成的庞大网络。这些优势使得将 HPV 检测用于贫困地区宫颈癌筛查比细胞学更可行。HPV 基因分型检测还拥有判断多重感染的优点。

五、HPV-mRNA 检测

在 HPV 持续感染期间，病毒 DNA 被随机整合到宿主基因组中，病毒癌基因 E6 和 E7 不受控制地表达，驱动细胞永生化，进一步向细胞转化发展，最终导致癌症的发展。可见，相对 HPV-DNA 检测，HPV-mRNA 检测或许更能发现具有临床意义的 HPV 感染人群。HPV-mRNA 检测能较好平衡 HPV-DNA 检测及细胞学检查的敏感性和特异性，降低阴道镜检查的转诊率。HPV-mRNA 检测与 HPV-DNA 检测的阳性率均随着病变程度的增加而增加，对于不典型鳞状上皮细胞和低度鳞状上皮内病变，HPV-mRNA 检测比 HPV-DNA 检测具有更高的特异性。所以，对于细胞学筛查为低度病变的患者可行 HPV-mRNA 检测进行分流，减少轻微细胞学异常的过度管理。

谭尧　马全富

参考文献

[1] Chesson H W,Dunne E F,Hariri S,et al. The estimated lifetime probability of acquiring human papillomavirus in the United States[J]. Sex Transm Dis,2014,41(11):660-664.

[2] Schiffman M,Castle P E. Human papillomavirus:epidemiology and public health[J]. Arch Pathol Lab Med,2003,127(8):930-934.

[3] Thomas D B,Ray R M,Koetsawang A,et al. Human papillomaviruses and cervical cancer in Bangkok. I. Risk factors for invasive cervical carcinomas with human papillomavirus types 16 and 18 DNA[J]. Am J Epidemiol,2001,153(8):723-731.

[4] Khan M J,Castle P E,Lorincz A T,et al. The elevated 10-year risk of cervical precancer and cancer in women with human papillomavirus (HPV) type 16 or 18 and the possible utility of type-specific HPV testing in clinical practice[J]. J Natl Cancer Inst,2005,97(14):1072-1079.

[5] Bruni L,Diaz M,Castellsagué X,et al. Cervical human papillomavirus prevalence in 5 continents:meta-analysis of 1 million women with normal cytological findings[J]. J Infect Dis,2010,202(12):1789-1799.

[6] Guan P,Howell-Jones R,Li N,et al. Human papillomavirus types in 115,789 HPV-positive women:a meta-analysis from cervical infection to cancer[J]. Int J Cancer,2012,131(10):2349-2359.

[7] De Sanjose S,Quint W G,Alemany L,et al. Human papillomavirus genotype attribution in invasive cervical cancer:a retrospective cross-sectional worldwide study[J]. Lancet Oncol,2010,11(11):1048-1056.

[8] Wu E Q,Liu B,Cui J F,et al. Prevalence of type-specific human papillomavirus and pap results in Chinese women:a multi-center,population-based cross-sectional study[J]. Cancer Causes Control,2013,24(4):795-803.

[9] Chen W,Zhang X,Molijn A,et al. Human papillomavirus type-distribution in cervical cancer in China:the importance of HPV 16 and 18[J]. Cancer Causes Control,2009,20(9):1705-1713.

[10] Doorbar J,Quint W,Banks L,et al. The biology and life-cycle of human papillomaviruses[J]. Vaccine,2012,30(5): 55-70.

[11] Pinidis P,Tsikouras P,Iatrakis G,et al. Human Papilloma Virus' Life Cycle and Carcinogenesis[J]. Maedica (Bucur),2016,11(1):48-54.

[12] Kaderli R,Schnüriger B,Brügger L E. The impact of smoking on HPV infection and the development of anogenital warts[J]. Int J Colorectal Dis,2014,29(8):899-908.

[13] Elfgren K,Kalantari M,Moberger B,et al. A population-based five-year follow-up study of cervical human papillomavirus infection[J]. Am J Obstet Gynecol,2000,183(3):561-567.

[14] Torre L A,Bray F,Siegel R L,et al. Global cancer statistics,2012[J]. CA Cancer J Clin,2015,65(2):87-108.

[15] Lax S F,Horn L C,Löning T. Categorization of uterine cervix tumors:What's new in the 2014 WHO classification [J]. Pathologe,2016,37(6):573-584.

[16] Artacho-Pérula E,Roldán-Villalobos R,Salas-Molina J,et al. Multivariate discriminant analysis of normal,intraepithelial neoplasia and human papillomavirus infection of the uterine cervix samples[J]. Histol Histopathol,1994,9 (1):135-140.

[17] Cleveland A A,Gargano J W,Park I U,et al. Cervical adenocarcinoma in situ:Human papillomavirus types and incidence trends in five states,2008-2015[J]. Int J Cancer,2020,146(3):810-818.

[18] Ostör A G. Natural history of cervical intraepithelial neoplasia:a critical review[J]. Int J Gynecol Pathol,1993,12 (2):186-192.

[19] Basu P,Mittal S,Bhadra Vale D,et al. Secondary prevention of cervical cancer[J]. Best Pract Res Clin Obstet Gynaecol,2018,47:73-85.

[20] Wong O G,Ho M W,Tsun O K,et al. An automated quantitative DNA image cytometry system detects abnormal cells in cervical cytology with high sensitivity[J]. Cytopathology,2018,29(3):267-274.

[21] Nguyen V Q,Grote H J,Pomjanski N,et al. Interobserver reproducibility of DNA-image-cytometry in ASC-US or higher cervical cytology[J]. Cell Oncol,2004,26(3):143-150.

[22] Bollmann R,Méhes G,Speich N,et al. Aberrant,highly hyperdiploid cells in human papillomavirus-positive,abnormal cytologic samples are associated with progressive lesions of the uterine cervix[J]. Cancer,2005,105(2):96-100.

[23] 梅金红,徐姗,韩永良,等. 不能明确意义的不典型鳞状细胞伴 DNA 倍体异常在宫颈早期病变筛查中的意义[J]. 中华病理学杂志,2013,42(12):829-932.

[24] Silva D C,Gonçalves A K,Cobucci R N,et al. Immunohistochemical expression of p16,Ki-67 and p53 in cervical lesions-A systematic review[J]. Pathol Res Pract,2017,213(7):723-729.

[25] Packet B,Poppe W,Weynand B,et al. The use of p16,Ki-67 dual staining technology on cervical cytology of patients undergoing a LLETZ procedure[J]. Eur J Obstet Gynecol Reprod Biol,2018,228:191-196.

[26] Wright T C,Jr.,Behrens C M,Ranger-Moore J,et al. Triaging HPV-positive women with p16,Ki-67 dual-stained cytology:Results from a sub-study nested into the ATHENA trial[J]. Gynecol Oncol,2017,144(1):51-56.

[27] 黄平,张雪,陈光元,等. 宫颈脱落细胞 HPV L1 蛋白监测在高危型 HPV 阳性妇女分流中的应用[J]. 海南医学,2016,27(20):3322-3324.

[28] Yang W,Lu Y P,Yang Y Z,et al. Expressions of programmed death (PD)-1 and PD-1 ligand (PD-L1) in cervical intraepithelial neoplasia and cervical squamous cell carcinomas are of prognostic value and associated with human papillomavirus status[J]. J Obstet Gynaecol Res,2017,43(10):1602-1612.

[29] Dabeski D,Duvlis S,Basheska N,et al. Comparison Between HPV-DNA Testing and HPV E6/E7 mRNA Testing in Women with Squamous Cell Abnormalities of the Uterine Cervix[J]. Pril (Makedon Akad Nauk Umet Odd Med Nauki),2019,40(1):51-58.

[30] Macedo A C L,Bavaresco D V,Gonçalves J C N,et al. Accuracy of Messenger RNA human papillomavirus Tests for Diagnostic Triage of Minor Cytological Cervical Lesions:A Systematic Review and Meta-Analysis[J]. Sex Transm Dis,2019,46(5):297-303.

宫颈癌综合防控策略

随着 HPV 疫苗引入中国，宫颈癌的综合防控策略已经从最初的对宫颈癌进行治疗和康复的三级预防，向前延伸至适龄女性定期筛查和管理的二级预防，再延伸至以病因学预防为主（健康促进教育及 HPV 疫苗接种）的一级预防，三级预防的融合推进才有可能最终达到 WHO 提出的 2030 年全球消除宫颈癌的阶段性目标。

第一节 一级预防

一、一级预防的概念

肿瘤的一级预防即病因学预防。就宫颈癌的病因来讲，特异型别的致瘤型 HPV 持续感染是导致宫颈癌的直接病因，而描述性流行病学研究发现的一些危险因素起着协同作用。

宫颈癌一级预防的主要任务是控制 HPV 感染，消除协同因素。我们知道，HPV 的传播离不开 3 个要素：传染源、传播途径及易感人群。人类是 HPV 的唯一自然宿主，携带 HPV 的患者或感染者是其传染源。HPV 传播途径主要是性传播，所有人群，无论男女老少，都是 HPV 的易感人群，人类在性生活过程中获得的自然感染不足以产生免疫力。基于宫颈癌高危 HPV 而设计的二价、四价及九价疫苗，为宫颈癌的病因学预防提供了一条安全、有效的方法。

二、一级预防的措施

一级预防的主要措施包括开展健康教育和接种 HPV 预防性疫苗。

(一) 健康教育

健康教育是由一系列有组织、有计划的信息传播和教育活动组成，旨在帮助个体或群体掌握卫生保健知识、树立健康观念，从而建立有益于健康的行为和生活方式，实现减少疾病和死亡、保护健康、提高生活质量的最终目的。在宫颈癌综合防控策略中，健康教育必须贯穿始终。无论是否为高危人群，还是一级预防、二级预防和三级预防的实施过程中，人群全覆盖、过程全覆盖、形式多样化，才能达到目的。

对适龄男女开展安全性行为的健康教育，主要包括推迟初次性行为年龄，减少高危性行为，促进安全套的使用以及禁烟、包皮环切等。

(二) 预防性 HPV 疫苗接种

对适龄女孩在初次性行为前进行 HPV 疫苗接种。由于 HPV 预防性疫苗对初次性行为前的女性才有较好的预防效果，并且它并不能起到 100％预防宫颈癌发生的作用，因此接种过疫苗的女性仍应该进行宫颈癌筛查。同时，由于其价格较昂贵，在经济欠发达地区仍然不能够普遍应用。因此，作为二级预防的宫颈癌筛查目前仍然是各国采取的最有效的预防宫颈癌的措施。

第二节　二级预防

一、二级预防的概念

二级预防，即发病学预防，指对于特定高风险人群筛检癌前病变或早期肿瘤病例，从而早期发现，早期诊断，早期治疗，其措施包括筛查和干预试验。就宫颈癌的二级预防而言，指的是通过宫颈癌筛查和癌前病变的处理，阻断癌的发生。HPV与宫颈癌的发病模式见图4-1。

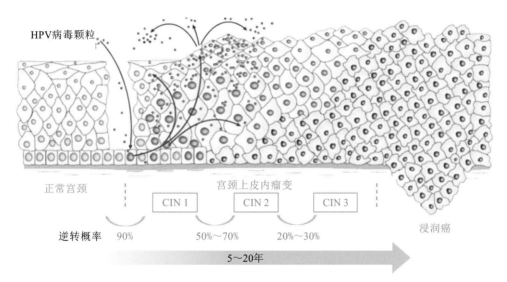

图 4-1　HPV 感染与宫颈癌的发病模式

图中 CIN 2 和 CIN 3 被视为宫颈癌前病变，如果不及时发现和处理，就会进展为宫颈癌。我们目前筛查的主要目的就是利用高效的筛查方法去发现这些患者，并及时进行干预，阻断其进展为宫颈癌。这样就可以降低宫颈癌的发病率。这些阻断措施主要是临床上用的物理和手术治疗方法，以及术后的随访和健康教育。

二、二级预防的措施

二级预防的主要措施包括对所有适龄妇女定期开展宫颈癌筛查；对确定为宫颈癌前病变患者及早进行治疗；对于已经接受 HPV 疫苗的女性，如果已经到筛查年龄，仍然需定期进行筛查。

宫颈癌筛查的目的是最大限度地对目标人群进行筛查，并确保对筛查阳性或结果异常的人群进行相应的随访和治疗。宫颈癌筛查形式主要包括组织性筛查和机会性筛查。组织性筛查是用现有资源最大限度地对目标人群进行检查，因此，通常是通过项目的形式在国家或地方层面，有组织、有计划地对适龄妇女进行普遍性筛查。机会性筛查指当女性患者由于其他原因到医疗机构就诊时，医务人员在咨询中推荐进行筛查或由患者本人主动提出接受筛查。

研究表明，组织性筛查比机会性筛查能够更加有效地利用现有资源来保障绝大多数的妇女健康权益，提高妇女的健康水平。但是，如果筛查覆盖率低、对低危人群过度筛查、失访率高、质量控制差，则无论是哪种形式的筛查，均有可能达不到防控的目的。

经宫颈癌筛查出的所有结果阳性或异常的妇女都需要接受进一步检查以便明确诊断。而诊断宫颈癌或癌前病变的金标准是阴道镜指导下活检后进行的组织病理学诊断。癌前病变的治疗方法选择取决于病变的范围、程度和位置、医务工作者的能力、治疗费用等。有关宫颈癌的筛查及阳性病例的管理详见本书相关章节。

第三节　三级预防

一、三级预防的概念

三级预防，即对现患肿瘤患者进行治疗，防止复发，减少其并发症，防止致残，提高生存率和康复率，以及减轻由肿瘤引起的疼痛等措施，如三阶梯止痛、临终关怀等。

以上是广义的癌症三级预防的概念。有关宫颈癌的三级预防的概念和内容，早在2006年，WHO就出版了《宫颈癌综合防治指南》，并于2008年由中国癌症基金会组织翻译发行。书中将三级预防的具体内容界定为以下4个方面：基本预防；增强认识、有组织的筛查计划进行早期检测；诊断和治疗；晚期病变姑息治疗，并将其称为全国性宫颈癌防治计划的"四个要点"。其中，宫颈浸润癌的治疗（包括手术、放疗和化疗）和姑息治疗，就是三级预防的范畴。三级预防解决的是治已病，起到的是降低宫颈癌死亡率的作用，而一级和二级预防解决的是治未病，起到的是降低宫颈癌发病率的作用。三级预防的联合是目前宫颈癌防治的综合性措施。

二、三级预防的措施

三级预防的主要措施是根据临床分期开展适宜的手术、放疗、化疗、姑息治疗和康复指导。详见本书相关章节。

第四节　三级预防体系的建立与体会

一、背景与心路

为什么会牵头成立湖北省宫颈癌防治中心？初衷是什么？经常有人问起我这个话题。

湖北省宫颈癌防治中心的建设是应我国宫颈癌防控工作的需要而产生的，其建设历程可以说是我和团队的一个追梦史。

2007年年底，我带着建设宫颈癌防治中心的梦想，毅然放弃教学医院的殊荣，来到湖北省妇幼保健院，投入宫颈癌防治的事业中。当时，大部分医院还是以治病为目的，以绩效考核为导向，妇瘤科医生也热衷于手术治疗。将发病学预防和临床预防融合起来形成一个立体化的防治体系，去做顶层设计、做专病化还是很少有的。"别人不做，我自己做吧，总要有人来做时代的推动者。"此后，我便为在湖北省成立宫颈癌防治中心这个梦想而奋斗着。

2009年，全国"两癌"筛查工作的启动为这个梦想的实现带来了机遇。作为"两癌筛查指导专家组"主要支撑专家之一，我深度参与了这项公益性工作。这项工作使我有机会比较深入了解项目依托单位——县级妇幼保健院的业务能力与实施状况，同时，也使基层同仁认识和了解了这位来自教学医院的"新兵"，并从此与这项工作深度融合。

2012年，伴随湖北省妇幼保健院妇产科大楼的投入使用，肿瘤妇科独立运行，有了"根据地"，感觉梦想很快就能变为现实。但是，一直没有得到领导的回复，这样一等就是 2 年。直到 2014 年，在湖北省妇幼保健院职工代表大会上，我再次提出建立院级宫颈癌防治中心。

2015 年，在筛查工作取得阶段性成果后，我特别想做的一件事就是将宫颈癌防治工作继续前移——向一级预防延伸。但是，如何推进呢？那一年，我陪同院长出访美国，在病毒学专家刘学锋教授的研究室，听他介绍了 HPV 及美国 HPV 疫苗的使用现状。我和刘学锋教授一起畅谈未来，预测未来几年，中国一定会引进 HPV 疫苗（殊不知，那时四价和二价疫苗已经在做临床研究了），要做好迎接它的准备。在回国的航班上，我向院长汇报了我的想法，并得到了认可。回国后，我便加快了湖北省宫颈癌防治中心的建设步伐，没有行政批文，就一边申报一边试运行。

2017 年 8 月，经过 10 余次申报材料的严格审核，湖北省宫颈癌防治中心终于在两年多的试运行后正式成立，可谓是功夫不负有心人。同年 12 月，HPV 疫苗到达湖北区域投入使用，我们自 2012 年起"边做边等"的 HPV 疫苗终于得到落实。得知 HPV 疫苗到达武汉的消息时，我当时正在国外开会，第一时间联系了宫颈癌防治中心的护士长。得益于前期的积累和准备，湖北省宫颈癌防治中心在短短两周时间内便完成了相关硬件及软件建设，一切按最高标准建设，并请疾控专家和院感专家全程指导。

2017 年 12 月 13 日，湖北省首针四价 HPV 疫苗在湖北省宫颈癌防治中心开打，各级领导及多家媒体现场指导，领导们不停地点赞，从标准化的建设到管理，都是湖北省的标杆。

至此，我们完成了宫颈癌三级预防的融合推进和体系建设，并于同年获得湖北省卫健委的批复，湖北省宫颈癌防治中心正式运行。

近几年，湖北省宫颈癌防治中心的工作得到业内广泛关注，我多次应邀介绍中心的工作和经验，并于 2021 年 7 月受邀《南方人物周刊》采访，采访发表在 2021 年 7 月 8 日的《南方人物周刊》公众号上，3 天关注人次达 7.2 万人。记者问的最多的问题是："是什么让您坚持做一件事，而这件事在很多人看来是吃力不讨好，又带来不了经济效益？"

我回答说："这应该和我的梦想和职业经历有关。"20 世纪 80 年代，我的硕士研究生论文课题就是"宫颈癌的早期诊断及精细病理研究"，这项研究使我有机会接触到我国宫颈癌的三大高发区之一，湖北省五峰土家族自治县的宫颈癌患者，接触到我国第一批 Olympus 阴道镜，并从此与宫颈癌防治结缘。多年的专业经历，我从一位年轻的医生成长为教授、博士生导师。如果说年轻时靠的是对妇科肿瘤事业的热爱，当专业沉淀到一定的阶段，我便开始有了一些比较系统的思考：我们成天忙于处理宫颈癌患者，可是宫颈癌的发病率降低了吗？原因何在？症结在哪？以我们现有的医疗条件和能力，完全可以在宫颈癌的早期阶段及癌前阶段去发现和干预，这样可以大幅提升早期诊断率，降低宫颈癌的发病率和死亡率，我为什么不去努力？

这就是我当年的梦想，用现在的话来讲，就是将预防疾病的关口前移，从三级预防前移至二级预防和一级预防。

实现这个梦想，有 3 个重要的关口。

第一，2007 年年底，我带着建设宫颈癌防治中心的梦想，从教学医院来到湖北省妇幼保健院。

第二，2009 年，国家"两癌筛查"项目的实施，我作为湖北省主要支撑专家之一，深度参与了这项公益性工作。

第三，美籍华人医学家的有力推动。2015 年在美国与病毒学家刘学锋教授相识，经过多次讨论，最后达成建立中美宫颈癌防治中心的协议（后来因为国际合作的政策问题，改名为湖北省宫颈癌防治中心）。

二、职责与运行框架

湖北省宫颈癌防治中心的主要职责如下。

（1）做好宫颈癌预防的健康促进工作，指导基层开展宫颈癌预防的健康教育活动，推广疫苗接种等适宜技术。

（2）建立全省宫颈癌筛查、诊断、治疗体系，完成宫颈癌防治协作网络建设，实现联防联治。

（3）开展妇女宫颈癌及HPV流行病学调查，实施干预措施效果评估。

（4）开展宫颈癌筛查技术质量控制。

（5）开展宫颈癌预防与治疗相关科研。

（6）承担全省宫颈癌防治相关业务培训，提高相关机构的筛查、诊断技术。

（7）建立全省宫颈癌数据中心，进行相关信息分析，为卫生行政部门决策提供依据。

（8）完成湖北省卫健委交办的其他工作。

图4-2为目前湖北省宫颈癌防治中心的运行框架图。在建立之初，我们将湖北省宫颈癌防治中心的工作定位为"医-教-研"的一体化，同时采用单元式运行模式，将省卫健委的指令性工作和"医-教-研"常态化工作结合起来。

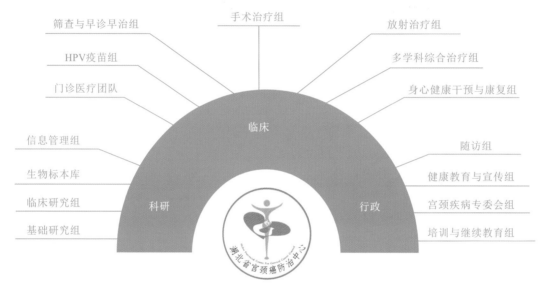

图4-2　湖北省宫颈癌预防中心运行框架

三、体会

宫颈癌预防重于治疗，我们拥有丰富的临床预防经验、高效的筛查和诊断治疗技术，以及一个优秀的团队，我们为什么不将一级预防、二级预防纳入我们的防治体系，与三级预防融合起来，贯穿在整个医疗实践中？

在前面的背景中我们已经介绍过，早在2007年我们就有了想法，2015年疫苗进入中国医疗市场之前，我们就启动了湖北省宫颈癌防治中心的试运行，这样，在大众有了基本认识后，疫苗一到，我们的HPV疫苗接种中心即进入了实质性的运行。至今已经运行四年多，对全国宫颈癌一级预防都起到了很好的引领和示范作用。

在三级预防的体系建设中，我们所做的工作是建立和完善三级预防体系，并动态性将原创性的科研成果转化为体系建设。积累单中心的经验后再进行推广，并在应用中不断完善。三级预防体系的框架及内容我们在本章的前半部分做了介绍，这里介绍的是创建工作体会和部分相关内容。

在一级预防层面，我们早在2015年年初（2017年12月HPV疫苗进入湖北医疗市场）就启动了健康宣教和HPV流行病学调查，并于2017年12月成立了全国首个三甲医院HPV疫苗接种中心，同步启动湖北省宫颈癌防治中心公众号。利用线上、线下平台，多形式、全方位开展健康宣教，获得了大众及同行们的高度认可。目前，单中心的HPV疫苗接种体量全国第一，大众知晓率大大提升，并带动了机会性筛查工作的大幅提升。

湖北省宫颈癌防治中心的工作得到大众的关注，目前公众号关注人数达 65 万人。同时，也得到政府和专家的认可，以中心为主要内容申报的湖北省科技厅临床医学研究中心于 2019 年 9 月获批。

在二级预防层面，我们针对现行筛查程序上"重报告"的不足，创立了宫颈疾病的四步诊断法（图 4-3），强调病史采集、视诊和触诊、一个妇科肿瘤医生过硬的妇检功夫在诊断中的作用，提高了 CIN、早期宫颈癌及隐匿型宫颈癌的诊断率，并在全国范围内推广应用。对 674 例 HSIL 病例进行回顾性研究，TCT 的阳性率为 88.06％，HPV 检测的阳性率为 90.35％，联合筛查及结合病史和妇检，阳性率则达到 100.0％。

四诊断

细胞学
HPV
阴道镜
Leep锥切术

三摸

摸宫颈的质地
测量宫颈的大小

二看

看宫颈的外形、"糜烂"的程度、化生区的大小，初步判断转化区的类型

一问

仔细询问病史
获得基本判断

图 4-3　宫颈疾病的四步诊断法

针对阴道镜下活检准确率不高的问题，我们结合《宫颈癌综合防控指南》及临床经验，提出以"四因素"为基础的活检方式，简化了流程，提高了准确率（图 4-4）。

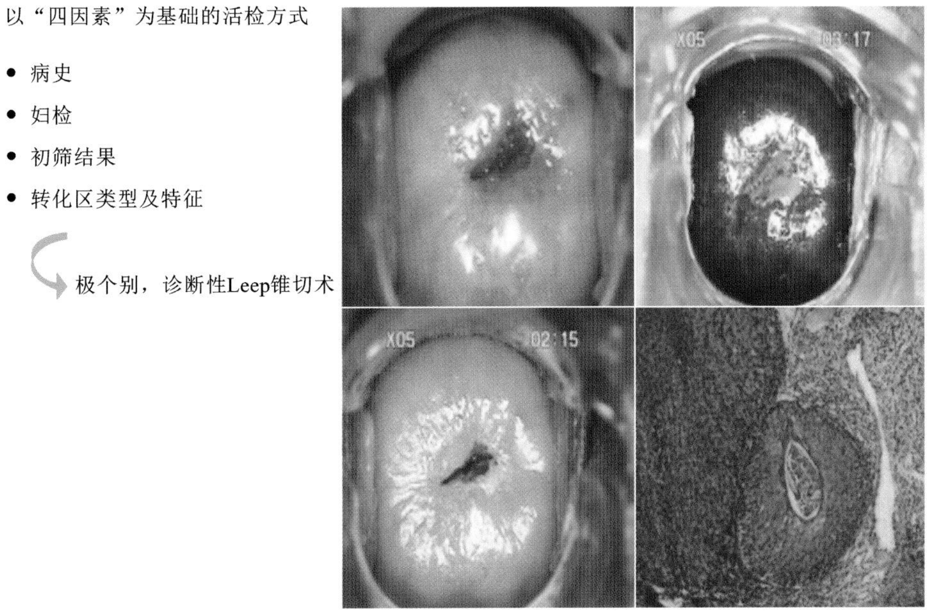

以"四因素"为基础的活检方式

- 病史
- 妇检
- 初筛结果
- 转化区类型及特征

极个别，诊断性Leep锥切术

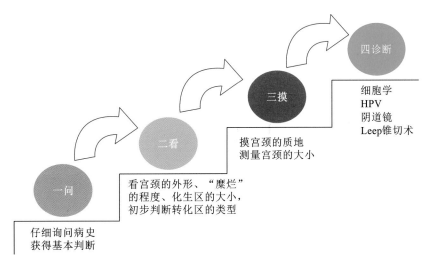

图 4-4　以"四因素"为基础的活检方式

针对宫颈病变的精细病理诊断的不足导致治疗上的"粗放"，我们率先在国内将亚连续切片＋显微

测量方法应用于 CIN 3 及 I 期宫颈癌的鉴别诊断,确立了诊断微小浸润癌的最小组织学标本为锥切标本,为宫颈病变的精细分层治疗提供了理论依据,并在临床工作中广泛应用和推广。同步建立并推广 HSIL 的病理诊断三要素及分层治疗:基底膜、3 个切缘、淋巴血管间隙浸润(图 4-5)。

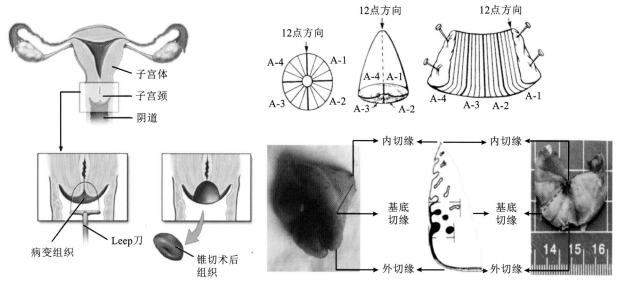

图 4-5 HSIL 的精细病理诊断及分层治疗

针对宫颈锥切的手术范围,在对宫颈原位癌的全宫颈标本的亚连续切片的病理研究基础上,明确了最佳锥切高度为 2 cm,破坏腺体深度为 5 mm,并在应用中不断改进,术前再次评估转化区的类型和超声测量颈管长度,确立了以保留宫颈功能和不增加残留为目的的锥切手术范围和方式(图 4-6)。

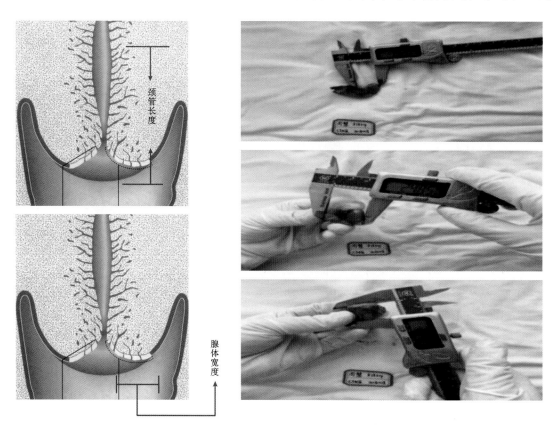

图 4-6 保留宫颈功能的锥切手术范围

上述研究结论成了我们日后临床治疗的重要参考，按此治疗 HSIL 病例 1 123 多例（2007—2015年），90％ 以上采取 Leep 锥切术，切除深度为 10～25 mm。术后定期随访，随访率 95％，复发率与病灶残留率与国外研究结果比较，均低于同期 Renata 研究，$p<0.01$（表 4-1）。

表 4-1　HSIL 锥切术的复发率与病灶残留率

例数（例）	术后复发率/（％）	病灶残留率/（％）
1 123	0.3	20.74
274	15.33	31.3

在三级预防层面，我们首创短疗程大剂量的新辅助化疗方案用于局部晚期宫颈癌的治疗，在后续工作中改进为介入＋静脉化疗的"双路径"化疗（图 4-7），有效提高了化疗反应率及改善了病理参数，为年轻患者创造了手术机会及有效地保留了其卵巢功能。

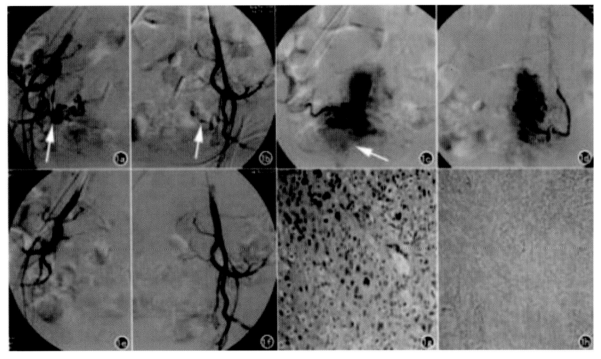

图 4-7　"双路径"化疗

据不完全统计，湖北省宫颈癌防治中心已筛查和治疗的宫颈癌前病例及宫颈癌病例超过 20 万人，培训的医生及其团队完成政府宫颈癌筛查人数超过 100 万人。湖北省宫颈癌防治中心对治疗后病例的管理及随访更是我们的特色。湖北省宫颈癌防治中心不仅定期对手术的患者电话随访，还会通过信息管理平台发短信，提醒她们到医院复查。近 4 年的时间、5 000 多例的手术患者数量、95％的随访率，为我们的研究提供了宝贵的资料。

今天，湖北省宫颈癌防治中心的模式在全省起到了"种子"效应，湖北省各地市医疗机构建立"宫颈癌防治分中心"的热情被催生、被激发，外省三甲医院建立疫苗接种中心也在不断增多。我们相信，只要大家共同努力，消除宫颈癌的愿景将变为现实！

吴绪峰

参考文献

[1]　中华预防医学会妇女保健分会.宫颈癌综合防控指南[M].北京:人民卫生出版社,2017.

[2]　Bosch FX,de Sanjosé S. Chapter 1:Human papillomavirus and cervical cancer burden and assessment of causality[J]. J Natl Cancer Inst Monogr，2003,(31):3-13.

[3]　Schiffman M,Castle PE,Jeronimo J,et al. Human papillomavirus and cervical cancer[J]. Lancet,2007,370(9590):890-907.

[4]　Moscicki AB,Schiffman M,Burchell A,et al. Updating the natural history of human papillomavirus and anogenital cancers[J]. Vaccine,2012,30(5):24-33.

[5]　中国癌症基金会组.宫颈癌综合防治基本实践指南[M].北京:北京大学医学出版社,2008.

第五章

健 康 教 育

第一节　健康教育的重要性

所谓健康教育，是指通过有计划、有组织、有系统的社会教育活动，使人们自觉地采纳有益于健康的行为和生活方式，消除或减轻影响健康的危险因素，预防疾病，促进健康，提高生活质量，并对教育效果做出评价。健康教育的核心是教育人们树立健康意识，促使人们改变不健康的行为生活方式，养成良好的行为生活方式，以减少或消除影响健康的危险因素。

具体到宫颈癌的预防，在一级预防和二价预防中，健康教育都可以发挥重要作用。先看宫颈癌的一级预防，预防 HPV 的感染主要有两方面，一个是有良好的性生活习惯，另一个就是接种 HPV 疫苗。HPV 主要是通过性生活传播，初次性生活开始过早、多个性伴侣、患有性传播疾病、不使用避孕套等都会增加 HPV 感染的风险。改革开放实施后，经济文化快速发展，国人性观念日益开放，赵方辉等人的一项全国性调查提醒，我国青少年性行为发生率高，发生初次性行为的平均年龄为 15.9 岁，呈现低龄化趋势。此外，多个性伴侣、婚外情的比例也在不断上升。Juping Yu 对中国青少年的性行为及性知识进行 Meta 分析发现，中国青少年性知识匮乏，尤其是在生殖问题和性传播疾病方面，他建议学校、社区和家庭要进行更加全面的性健康教育，促使青少年获得正确的性知识、养成良好的性行为习惯。另外一项针对健康教育干预效果的 Meta 分析发现，通过健康教育干预可以有效降低性行为风险，尤其是避孕套使用增加，这样可以降低 HPV 的感染风险，从而减少宫颈癌的发病率。在 HPV 疫苗接种上，人群对 HPV 疫苗的认知度直接影响着 HPV 疫苗的接种率，青少年女性的接种率较低的首要原因就是青少年及家长对 HPV 疫苗的认知度较低，相关知识缺乏。通过不同形式的健康教育可以提高 HPV 疫苗认知度，进而提高接种率。

宫颈癌的二级预防就是定期参加宫颈癌筛查，早筛查、早诊断、早治疗，以降低宫颈癌的发病率和死亡率。宫颈癌筛查包括政府组织的普查以及机会性筛查。我国在宫颈癌筛查上的工作起步相对较晚，2009 年才启动针对农村女性的国家"两癌"检查项目，至 2019 年，约 1 亿农村女性接受了免费筛查。目前普查主要针对的是农村女性，城市女性更多的是在医院就诊时参加机会性筛查，但不论是普查，还是机会性筛查，目前的覆盖率都非常有限。数据显示，我国女性宫颈癌筛查覆盖率不超过 30%。除了资源有限，另外一个重要的原因就是我国女性对宫颈癌预防相关知识匮乏，导致宫颈癌筛查参与度低。Carolyn Y. Fang 等人发现，通过以社区为基础的健康教育可以提高女性对宫颈癌筛查的认知度，促进女性对宫颈癌筛查可以获益的信念，同时可以减少对筛查的感知障碍，这些都有助于增加女性宫颈癌筛查的参与度。

综上所述，健康教育在宫颈癌的预防中可以发挥重要作用。

第二节　健康教育的形式与内容

健康教育要根据不同年龄、性别、职业、文化程度、对保健知识的求知欲等采取不同的教育形式。可采取单一形式，也可采取多种形式进行，使受教育者易于接受，同时也能产生良好的效果。

一、健康教育的形式

健康教育的形式非常多样化，具体可以分为以下几类。

1. 语言教育法　是通过面对面的口头语言进行直接教育的方法。主要通过讲课、谈话、讨论、咨询、鼓励等形式。

2. 文字教育法　是以文字或者图片为工具，将疾病知识制作成报纸、宣传卡或者宣传手册，通过简明、形象、生动的文字描述使人们易于接受和掌握，从而达到健康教育目的的一种方法。

3. 形象化教育法　是以各种形式的艺术造型直接作用于人的视觉器官，以及生动的文字说明或口头解释，通过人的视觉而作用于人的大脑的教育方法，如标本、模型、图画、照片等。通过形象化教育可以使人们更加直观地认识疾病，从而更配合治疗。

4. 视听教育法　是利用现代化的视听系统（声、光、电）来进行的健康教育，主要包括录音、幻灯、电视、电影等。

5. 综合传播法　如通过行政立法、展览、文艺演出、卫生宣传日活动来进行健康宣教。

随着互联网技术的快速发展，新媒体传播成为健康教育的一种重要方法，通过现代化互联网手段，借助微博、微信公众号、抖音、快手等新媒体平台进行宣传，向用户提供科普文章、视频、语音等健康教育服务。这种方式因为受众人数之多、影响面广、传播速度快，正在或已经成为广大女性接受并传播健康知识的主要平台。

二、健康教育的内容

在宫颈癌的预防上，健康教育的主要内容是为女性普及科学的宫颈癌防治相关知识。

宫颈癌的一级预防，也就是病因学预防，预防 HPV 感染。健康教育的主要内容是告知女性减少 HPV 感染的科学方法。首先应从杜绝不良性行为做起：注意个人经期及性卫生；避免过早的性生活；对多个性伴侣的男性说"NO"；采用避孕套作为避孕方式，将病毒阻隔于屏障之外。此外，接种 HPV 疫苗也是积极有效的预防手段。

宫颈癌的二级预防，即早筛查、早诊断、早治疗。健康教育的主要内容是告知女性定期参加宫颈癌筛查的重要性和必要性，目的是增加女性宫颈癌筛查参与度。

宫颈癌的三级预防，又称作临床预防，主要目的是通过综合治疗以及康复指导提高患者治愈率，防止或减轻伤残，改善患者生活质量，预防复发和转移。健康教育的对象是宫颈癌患者，健康教育的主要内容是对患者进行康复指导，告知患者术后注意事项，尤其需要注意的是定期到医院复查。

第三节　湖北省宫颈癌防治中心的经验

湖北省宫颈癌防治中心是在世界卫生组织推荐的宫颈癌三级预防体系的理念下建立的，通过多种健康教育形式相结合的方式，推进宫颈癌三级预防的融合发展。

目前湖北省宫颈癌防治中心健康教育工作主要通过以下几个方面推进。

1. 医务人员一对一的健康宣教　患者在候诊大厅等待时，负责流行病学调查的护士鼓励患者参与湖北省女性 HPV 感染流行病学调查问卷，同时发放宫颈癌预防宣传册进行一对一宣教。患者就诊后，接诊医生也会简单宣教 HPV 疫苗和宫颈癌预防相关知识。

2. 公众号宣传　2017 年，为了更好地开展健康教育工作，湖北省宫颈癌防治中心开通了微信公众号。公众号是湖北省宫颈癌防治中心对外服务窗口，主要承担着四大功能：科普宣传、疫苗预约、就医指南、在线咨询。就诊指南包括科室简介、专家介绍、专家排班表查询、预约挂号、就诊流程、HPV 疫苗预约以及来院导航等功能，科普宣传包括 HPV 疫苗、宫颈疾病、妇科炎症、妇科肿瘤以及女性健康，公众号每周推送 1～2 篇科普文章。

2017 年开通以来，受到广大女性朋友的欢迎，关注人数一路上升，截至 2021 年 12 月份，关注人数达 65 万余人。完成相关科普推文及通知 300 余篇，推文平均阅读量达 3 万人/篇，单篇推文最高阅读量超过 10 万人。每天回复患者留言及消息数千条。2019 年 4 月，公众号开通 HPV 疫苗网上预约，受到广泛关注。2019 年 11 月，因网上代约现象严重，为了保证预约更加公平、公正，中心启动了 HPV 九价疫苗摇号预约，广受网友好评，每轮参与摇号患者人数超过 2 万人。截至 2021 年 8 月，公众号开展国产二价疫苗预约 55 期，进口二价疫苗预约 89 期，进口四价疫苗预约 48 期，进口九价疫苗预约 14 期。

3. 电话和短信随访　为了更好地进行患者管理及随访工作，湖北省宫颈癌防治中心开发了中心信息管理平台，信息平台实现了门诊与住院部信息一体化，按照病种分为宫颈癌、宫体癌、卵巢癌三个板块。每个板块又包含个人信息、流行病学调查问卷、检查登记、手术记录、术后化疗、术后放疗、术后检查、生物标本库、术后电话随访九个部分。信息平台对不同患者实施分层管理，通过定期发送短信提醒患者复查时间和复查项目。除了定期的短信随访，对 CIN、宫颈癌、宫体癌、卵巢癌患者，每年会定期进行电话随访，了解患者复查情况及生存状况，提醒患者注意事项。

4. 举办培训班　自 2016 年开始，每年举办全省宫颈癌筛查培训班及宫颈癌新技术推广会，参会代表主要来自全省各级医院的业务骨干，培训人次累计达 3 000 余人。连续 5 年的培训班，其影响面大，覆盖面广，受到业内好评。每次办会，我们克服重重困难，免交培训费、免食宿、免费发放教材，教材均是我们组织专家为会议"量身定做"的，由出版社发行，既是教材，也是专著。此外，中心还多次开展视频培训、多次下基层检查指导工作及会诊。

5. 电视台讲座　在一些重要的时间点，比如世界抗癌日、全国肿瘤防治宣传周、"三八"妇女节等，进行电视台讲座，为公众普及宫颈癌预防相关知识。2021 年"三八"妇女节，吴绪峰参加湖北广播电视台科普讲座《远离宫颈癌，从认识 HPV 开始》，通过长江云直播，观看人数 30 余万人。2021 年 4 月 19 日，吴绪峰参加全国肿瘤防治宣传周，特别策划讲座《一招教你远离宫颈癌》，通过长江云直播，观看人数 30 余万人。

6. 出版科普专著　吴绪峰及其团队出版多本科普读物，2006 年出版的科普书《警惕妇科疾病》至今已再版 7 次，2015 年主编的科普书《宫颈疾病知多少》《保卫子宫》十分畅销，深受女性读者青睐。此外，还出版多本专著，《妇科肿瘤临床病例精选》《宫颈腺癌》《宫颈病变的诊断与治疗》《宫颈病变的三阶梯诊断》，其中，《宫颈病变的三阶梯诊断》是湖北省"两癌"筛查指定教材。

7. 成立分中心　指导地市州医院成立宫颈癌防治分中心。目前已成立宜昌市宫颈癌防治中心、鄂州市宫颈癌防治中心、黄石市宫颈癌防治中心、襄阳市宫颈癌防治中心。

让人人知晓宫颈癌及其防控知识，还有很多工作要做，我们一直在路上！

郭玉琳　汪莹　吴绪峰

参考文献

［1］ Ma QF,Guo YL,Gao H,et al. Prevalence anddeterminants of high-risk HPV infection among 11 549 women from an opportunistic screening in hubei province［J］. Current Medical Science,2019,39(4):622-630.

［2］ Zhao F,Lewkowitz AK,Hu S,et al. Prevalence of human papillomavirus and cervical intraepithelial neoplasia in China: a pooled analysis of 17 population-based studies［J］. Int J Cancer 2012,131(12):2929-2938.

［3］ Juping Yu. Teenage sexual attitudes and behaviour in China:a literature review ［J］. Health and Social Care in the Community，2012,20(6),561-582.

［4］ Shephred J，Peersman Greet，Weston R. cervical cancer and sexual lifestyle:a systematic review of health education interventions targeted as women ［J］. Health Education Research，2000,6(15):681-694.

［5］ Wang B,He M,Chao A,et al. Cervical cancer screening among adult women in China,2010［J］.Oncologist,2015,20(6):627-634.

第六章

HPV 疫苗知晓率与普及

第一节 公众对 HPV 疫苗知晓率的现状分析

提高公众对 HPV 疫苗的知晓率对于促进接种率至关重要。近年来，通过媒体宣传，我国公众对 HPV 疫苗有了初步了解，但从现有情况来看，公众对 HPV 疫苗知识依旧相对匮乏。有学者对中国大学生 HPV 疫苗知晓率进行了荟萃分析，结果显示，只有 40.27％的中国大学生听说过 HPV 疫苗。考虑到大学生受过高等教育，可以合理推断出在普通人群中，HPV 疫苗的知晓率更低。2019 年，有学者开展了一项全国性调查，调查对象是来自全国不同地区 18～45 岁的 3 000 名女性和 1 000 名男性，最终的调查结果显示，只有不超过 1/3 的调查对象听说过 HPV（女性：31％；男性：22％）以及 HPV 疫苗（女性：34％；男性：23％）。

HPV 疫苗知晓率的影响是多方面的。有学者对中国大学生 HPV 疫苗知晓率进行荟萃分析，对性别、专业、地区、时间等因素进行分层分析，发现大学生中，女性和男性对 HPV 疫苗的知晓率分别为 44.17％ 和 31.93％；医学相关专业和非医学专业大学生对 HPV 疫苗的知晓率分别为 44.47％ 和 12.02％；东部地区和中西部地区大学生对 HPV 疫苗的知晓率分别为 44.47％和 41.16％；一线城市和二三线城市大学生对 HPV 疫苗的知晓率分别是 48.86％ 和 33.19％。有学者进行多因素分析，发现本科及以上学历、在医疗保健行业工作、在政府单位工作、居住在城市地区，有孩子且家庭月收入超过 20 000 元人民币是知晓 HPV 疫苗的促进因素。综上所述，我们可以看到 HPV 疫苗知晓率的影响因素主要是受教育程度、工作性质以及收入水平。

此外，还有一个非常重要的因素是媒体的宣传效应。2016 年，进口二价 HPV 疫苗获得中国食品药品监督管理局（CFDA）批准上市，随后进口四价疫苗和进口九价疫苗也分别于 2017 年、2018 年获批上市。2019 年 12 月，我国自主研发的国产二价 HPV 疫苗"馨可宁"上市。自 2016 年进口二价 HPV 疫苗上市至今，HPV 疫苗一直被媒体广泛报道，成为"网红疫苗"。

有学者通过荟萃分析，对 HPV 疫苗上市前后大学生 HPV 疫苗知晓率进行对比，发现 2016 年 HPV 疫苗在中国上市前后，大学生对 HPV 疫苗的知晓率分别是 29.67％和 38.81％。湖北省宫颈癌防治中心高度关注这一问题，对 2016 年 HPV 疫苗在中国上市前后女性对宫颈癌、HPV、HPV 疫苗相关知识的知晓率进行了对比分析，发现 2016 年 HPV 疫苗上市后，女性对宫颈癌、HPV、HPV 疫苗的知晓率都明显提高，其中 HPV 疫苗知晓率从 19.51％提高到 38.05％（表 6-1）。从上述的研究可以看到，从群体效应角度，媒体的影响作用是非常巨大的。这也进一步论证了从政府层面开展健康宣教的重要性和必要性。

表 6-1 HPV 疫苗在中国上市前后女性对宫颈癌预防相关知识知晓率的对比

条目	2016 年 1 月—2017 年 5 月		2017 年 5 月—2018 年 5 月		合计	
	知晓人数（人）	知晓率（%）	知晓人数（人）	知晓率（%）	知晓人数（人）	知晓率（%）
是否听说过宫颈癌	4 691	43.29	2 619	56.24[①]	7 310	47.18
宫颈癌能在早期诊断	4 093	37.77	2 286	49.09[①]	6 379	41.17
早期宫颈癌可以治愈	3 651	33.69	1 984	42.60[①]	5 635	36.37
是否听说过 HPV	2 661	24.55	1 320	28.34[①]	3 981	25.69
高危型 HPV 感染是宫颈癌的主要病因	1 905	17.58	1 036	22.25[①]	2 941	18.98
HPV 主要通过性接触传播	2 103	19.41	1 114	23.92[①]	3 217	20.76
HPV 感染可以清除	1 337	12.34	736	15.80[①]	2 073	13.38
HPV 感染不一定会发展为宫颈癌	990	9.14	624	13.40[①]	1 614	10.42
细胞学＋HPV 筛查可以预防宫颈癌	2 023	18.67	1 088	23.36[①]	3 111	20.08
是否听说过 HPV 疫苗（预防宫颈癌）	2 114	19.51	1 772	38.05[①]	3 886	25.08
HPV 疫苗可以预防宫颈癌、CIN、阴茎癌等	1 701	15.70	1 580	33.93[①]	3 281	21.18
接种了 HPV 疫苗，依旧需要定期参加宫颈癌筛查	1 609	14.85	1 419	30.47[①]	3 028	19.54
HPV 疫苗接种的最佳时期是初次性生活之前	856	7.90	862	18.51[①]	1 718	11.09

[①] $P < 0.01$

第二节 存在的问题

虽然公众对 HPV 疫苗的知晓率有所提升，但是距离发达国家还有很大的差距。此外，还存在两个重要问题。第一个问题是首要目标人群接种率过低，另一个问题是公众对 HPV 疫苗认知不全面，盲目追求高价疫苗。

2017 年 WHO 立场文件推荐的首要目标人群：9～14 岁未发生性行为的女性；次要目标人群：≥15 岁的女性或男性。《宫颈癌综合防控指南》建议将 13～15 岁未发生性行为的女孩作为 HPV 疫苗的重点接种对象。我们可以看到，不论是 WHO 指南，还是我国的《宫颈癌综合防控指南》，强调的首要目标人群都是小年龄段未发生性行为的女孩。但是 HPV 疫苗在我国上市后，实际接种的对象主要为 25 岁以上女性，真正最需要接种 HPV 疫苗并且效果也是最佳的未成年女性，接种率几乎可以忽略不计。主要的原因就是 25 岁以上女性往往比较注重自身健康，并且也有经济能力和自我接种决策权。青少年专注于自身学业，对 HPV 疫苗认知较低、相关知识匮乏，且接种决策权往往取决于家长的意愿。

有学者开展的一项全国青少年对 HPV 疫苗知晓率以及接种意愿的调查结果显示，1/3 的调查对象（32.8%）表示他们听说过宫颈癌，68.2% 的人认为自己没有患上宫颈癌或其他 HPV 相关癌症的风险。

此外，只有 12.9％ 和 17.1％ 的学生在调查之前听说过 HPV 和 HPV 疫苗。尽管大多数学生没有听说过 HPV 疫苗，但是 67.3％ 的调查对象仍然愿意接种疫苗。对接种意愿的影响因素进一步分析发现，既往有听说过宫颈癌和 HPV 疫苗者更愿意接受 HPV 疫苗接种。重视父母或者老师意见的学生更愿意接受 HPV 疫苗。调查显示，家长对 HPV 疫苗接种犹豫的原因主要有 3 点：怀疑 HPV 疫苗的安全性；对 HPV 疫苗缺乏正确认知，认为 HPV 疫苗是成年女性需要接种的，小女生不需要接种；价格太高。

综上所述，为了促进青少年 HPV 疫苗的接种率，一方面可以通过学校开展健康教育干预，同时加强对学生家长的宣教，提高学生及家长对 HPV 疫苗的认知，进而提高 HPV 疫苗接种意愿。有学者开展了一项针对初中生的健康教育干预，发现经过一年的干预，学生对 HPV 疫苗相关的知识以及 HPV 疫苗的接种意愿都明显提高。

另一方面，针对目标人群，将 HPV 疫苗纳入国家免疫规划，政府承担接种费用。2020 年的全国两会上，有多位代表委员提交建议和提案，呼吁尽快实现我国适龄女孩 HPV 疫苗国家计划免疫接种（免费接种）。2021 年 2 月，国家卫生健康委员会公开了对相关建议提案的答复。国家卫健委称，将针对 HPV 疫苗接种相关情况继续加强监测，在科学论证的基础上，对疫苗接种纳入国家免疫规划进行统筹研究。同时，国家卫健委在答复中透露，将推动试点先行，鼓励有条件的地区积极采用多种筹资模式，逐步开展 HPV 疫苗免费接种，为推广 HPV 疫苗接种探索适宜经验。

HPV 疫苗认知的另一个问题就是公众对 HPV 疫苗了解不全面，盲目追求高价疫苗。公众普遍认为价数越高、价格越贵越好，九价＞四价＞二价。我国九价和四价疫苗自上市后一直处于供应短缺状态，一苗难求，为了打上预期的疫苗，"翻山越岭打四价、漂洋过海打九价"的情况屡见不鲜。

事实上，3 种疫苗对于预防宫颈癌都有很好的效果。从适用年龄来看，九价仅适用于 16～26 岁，而二价和四价适用于 9～45 岁。不论国产还是进口，二价和四价疫苗在预防 HPV 16 和 HPV 18 导致的宫颈癌的效果上几乎是一样的，也就是说都可以预防大部分宫颈癌的发生。四价比二价多涵盖的两个低危型，是预防尖锐湿疣的。九价比二价覆盖了更多的亚型，适用的年龄范围是 16～26 岁，且目前在我国一直处于一针难求的状态。

根据 2017 年 WHO 立场文件，从公众卫生角度而言，二价、四价和九价 HPV 疫苗在预防 HPV 16、HPV 18 导致的宫颈癌方面可以提供相同的免疫原性和保护效力。盲目的追求昂贵的疫苗，盲目的排斥某些疫苗都是不可取的。虽然 HPV 传染以性传播为主，但是被间接感染的可能依然存在。

因此，在后续的健康教育中，要继续提高接种疫苗的目标人群知晓率以及推进早接种、早受益的理念。

附　HPV 常见问题解答

1. 目前我国共有几种 HPV 疫苗？

目前我国共有 4 种 HPV 疫苗，分别是国产二价、进口二价、四价和九价疫苗，"价"代表疫苗覆盖的病毒型别，价越高，覆盖的 HPV 亚型种类越多。

二价疫苗主要是预防 HPV 16 和 HPV 18 两个高危型，全世界超过 70％ 的宫颈癌都与持续感染这两型有关，中国约 84.5％ 的宫颈鳞癌由 HPV 16、HPV 18 引起。

进口四价疫苗是在上面两个型别的基础上，增加了 HPV 6 和 HPV 11 两种低危型，后两种亚型与生殖器疣有关。

进口九价疫苗可预防高危型 HPV 16、HPV 18、HPV 31、HPV 33、HPV 45、HPV 52 和 HPV 58 以及低危型 HPV 6 和 HPV 11。

2. 如何按年龄选择疫苗？

所有疫苗接种都具有明确的年龄，具体如下。

国产二价、进口二价：9～45 岁女性。

进口四价：9～45 岁女性。

进口九价：16～26 岁女性。

超过 45 岁女性请定期参加宫颈癌筛查。

国内还未批准男性接种。

3. 4 种 HPV 疫苗的免疫程序有哪些？

国产二价：第一针打完后，1 个月后接种第二针，6 个月后接种第三针（其中 9～14 岁女生可选择在第一针打完后，6 个月后接种第二针）。

进口二价：第一针打完后，1 个月后接种第二针，6 个月后接种第三针。

进口四价、进口九价：第一针打完后，2 个月后接种第二针，6 个月后接种第三针。

4. 接种疫苗的禁忌证有哪些？

对疫苗的活性成分或任何辅料成分有严重过敏反应者。

5. 孕期能否接种疫苗？

虽然未观察到妊娠期 HPV 疫苗接种对母亲和子代有不良反应，但由于安全性数据有限，所以妊娠期间应避免接种本品。若女性已经妊娠，建议中断接种程序，妊娠期结束后再补接剩余针次。

目前尚无完全采用对照设计的孕妇人群接种 HPV 疫苗的研究数据。临床试验中意外怀孕女性的数据和上市后监测也均不能证明 HPV 疫苗接种与不良妊娠结局（自发流产、死胎、出生缺陷等）有关。动物实验中没有发现接种本品对生殖、妊娠、胚胎/胎儿发育、分娩或出生后发育造成直接或间接的不良影响。

6. 哺乳期能否接种疫苗？

在临床试验中，尚未观察到疫苗诱导的抗体经母乳分泌的情况。由于许多药物可经母乳分泌，因此，哺乳期女性应慎用。

7. 接种后有什么不良反应？

临床研究发现 HPV 疫苗组与对照组各项不良反应发生率类似，大部分受试者没有或仅有轻微的不良反应，一般短期内会自行缓解，不会影响受试者后续针次的依从性；严重的全身或局部不良反应很少发生。

8. 感染了 HPV 还有必要再接种吗？

有必要，接种宫颈癌疫苗可以预防其他相关 HPV 型别的感染。

9. 接种疫苗后需要做宫颈癌筛查吗？

接种疫苗后，也是需要定期做宫颈癌筛查，不论接种哪种疫苗，均不能预防全部的宫颈癌。

10. 三针疫苗打完后多长时间能怀孕？

2014 年美国免疫规划咨询委员会（ACIP）在宫颈癌疫苗推荐意见中建议，在完成最后一针 HPV 疫苗接种后至少间隔 2 个月以上可以怀孕，我国尚无这方面的资料，中国专家推荐 HPV 疫苗三剂接种后 3 个月可以怀孕。

11. 如何知道接种 HPV 疫苗后有没有产生保护效果，是否需要检测抗体水平？

目前并没有权威机构发布对接种后抗体检测的推荐建议。对于宫颈癌预防而言，也尚未确定各 HPV 型别的最低保护性抗体水平，国内外也暂无检测 HPV 抗体的标准试剂和标准方法。所以接种后难以进行 HPV 抗体检测。

12. 接种完 HPV 疫苗后能保护多久？需要补种吗？

目前二价、四价和九价疫苗的最长随访报道分别是 11 年、10 年 和 5.6 年，在以上随访时间点仍具有免疫原性和有效性，并再继续观察。二价疫苗采用数学统计模型预测 HPV 疫苗的保护作用可达 50 年。HPV 疫苗在全球的使用至今仅有 14 年，对于最终 HPV 疫苗接种后可以保护多少年，有待继续观察总结，由时间得出更有意义的结论。

不建议补种。

郭玉琳　汪莹　彭秋子

参考文献

［1］ Hu S，Xu X，Zhang Y，et al. A nationwide post-marketing survey of knowledge，attitude and practice toward human papillomavirus vaccine in general population：Implications for vaccine roll-out in mainland China[J]. Vaccine，2021，39（1）：35-44.

［2］　Ma QF,Guo YL,Wu XF. The changes in the awareness of cervical cancer prevention and the acceptability of HPV vaccines among women after their introduction in China［J］. Biomedical and Environmental Sciences,2019,32（11）：864-868.

［3］　Zhang X,Wang ZZ,Ren ZF. HPV vaccine acceptability and willingness-related factors among Chinese adolescents：a nation-wide study［J］. Human Vaccines and Immunotherapeutics,2020,17（4）：1-8.

［4］　Chen H,Zhang X,Wang W. Effect of an educational intervention on human papillomavirus （HPV） knowledge and attitudes towards HPV vaccines among healthcare workers （HCWs） in Western China［J］. Human Vaccines and Immunotherapeutics,2020,（2）：1-8.

第七章

疫苗接种中心的建立与管理

HPV 疫苗目前在我国属于非免疫规划疫苗（二类疫苗），由公民自愿自费接种。HPV 疫苗接种中心的建立应遵循属地卫生行政部门的区域卫生发展规划和工作要求。

根据《中华人民共和国疫苗管理法》第四十四条规定，接种单位应当具备下列条件：①取得医疗机构执业许可证；②具有经过县级人民政府卫生健康主管部门组织的预防接种专业培训并考核合格的医师、护士或者乡村医生；③具有符合疫苗储存、运输管理规范的冷藏设施、设备和冷藏保管制度。符合条件的医疗机构可以承担非免疫规划疫苗接种工作。

拟开展 HPV 疫苗预防接种服务的医疗卫生机构，可向区/县卫健委提出接种门诊的申请；区卫健委根据辖区传染病防控需求、结合卫生资源配置等情况确定是否同意申请。区卫健委受理申请后，组织技术专家对门诊进行验收审核；验收合格后，由区卫健委登记备案并颁发相应的标牌，接种门诊方可开展预防接种服务（图 7-1）。

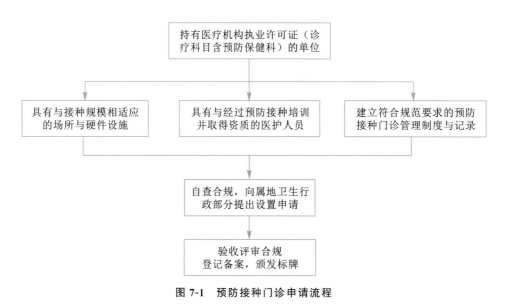

图 7-1　预防接种门诊申请流程

第一节　疫苗接种中心的硬件建设

一、房屋配备和功能分区

接种门诊总面积应有不少于 40 m² 的专用房，要设有醒目的引导标志，室内地面硬化、清洁明亮、空气流通。

接种场所应科学合理地分区、分室，要设有候种室（宣传教育、反应观察）、预诊室（登记、询问、体检）、接种室（疫苗接种应分室或分区）、办公区/室（含资料和冷链管理区/室）、应急处置室等，各室（区）要有明显的标志牌，确保现场有序顺畅。受种者在接种时有专门的出入口。候诊区和留观区应该分开设置，以避免受种对象混杂拥挤。接种门诊与普通门诊、注射室、病房、放射科和实验室分开，避免交叉感染。

在接种场所显著位置（特别是候诊区和留观区）以海报、宣传折页、宣传册及动态显示屏、视听材料等方式，公示预防接种相关内容，主要包括预防接种工作流程，疫苗的品种、免疫程序、接种方法、作用、禁忌证、不良反应以及注意事项、价格、接种服务价格，咨询、监督投诉电话，科普宣传材料等。

二、设备器械配置

接种场所应安装取暖、防暑降温设备；配备足够的座椅供服务对象候诊和休息，有条件的地区可配置电脑、电视、电子显示屏和取号器等信息化设备；桌椅、接种工作台、资料柜、网络及其辅助设施、计算机、打印机、条形码识别器、储存介质等设备应满足办公需求。

疫苗接种中心根据实际需求配备疫苗储存冰箱，疫苗储存冰箱总容积至少满足1个月的疫苗用量，使用专用的安全电源，有条件者配备自动温度监控系统；每个接种台至少有一个小冰箱或冷藏包，每个冷藏包应配备足够冰排，接种台清洁、无杂物；按最高门诊接种预约人数的120％配备接种器材。药品器械齐全，配备消毒器材（75％酒精、镊子、无菌干棉球或棉签、治疗盘等）、体检器材（体温表、听诊器、血压计、压舌板等）、常用急救药械、防刺容器、污物桶等。

配备高压消毒锅、紫外线灯等消毒设备，定期按照消毒程序对各种接种器材进行消毒，对接种台面进行常规消毒，对接种室进行紫外线消毒。

第二节　疫苗接种中心的软件建设

一、接种人员及资质

疫苗接种中心应结合服务人口、服务面积和地理条件等因素，合理配置相应的专业技术人员，接种时应有工作人员具体负责登记、体检、接种等各项工作。

承担预防接种服务的人员必须具有良好的职业道德和工作责任心，熟悉业务知识，有应急处理能力，具备执业医师、执业助理医师、护士或者乡村医生资格，并经过区级卫生行政部门组织的预防接种专业培训，考核合格后方可上岗。

操作信息化系统的人员必须经过专门培训后方可上岗。

二、公众健康教育

开展公众健康教育是疫苗接种中心的重要工作内容之一，通过健康教育的手段，提高人们对预防接种的认识，取得他们的支持，是保证免疫规划工作开展的重要措施。

疫苗接种中心应利用综合的健康教育方法，对群众进行最为广泛的宣传。宣传内容应当简单明了，传达的信息真实、专业、实用。内容应包括免疫规划政策、预防接种的目的和意义、疫苗免疫程序、疫苗针对疾病防治知识以及疫苗接种注意事项和不良反应，发生反应后如何处置等。

宣传形式应多样、灵活，充分利用现有资源，因地制宜，既可以利用宣传册、宣传栏、横幅、标语、板报、多媒体载体等营造良好的健康教育氛围，也可以结合各种宣传日（如免疫规划日、肿瘤防治周、HPV日等），或者根据疫苗接种中心工作计划，定期或不定期开展健康讲座、义诊、免疫咨询等活动，宣传活动应做好记录和总结。随着公众号、短视频等新媒体的兴起，健康教育宣传也应该与时俱进，疫苗接种中心应该积极发掘和培养新媒体运营的人才，在实际工作中不断积累影响力，扩大宣传面。

在健康教育活动中，除了充分利用上级下发的现有健康教育资料外，可自行设计和使用文字及形象化的健康教育资料，口号、传单、墙报、小册子、公众号推文、宣传视频等，用于广泛宣传教育和健康信息的普及，健康教育资料的制作在满足科学客观性的前提下，应可能满足可理解性、可接受性、可行性的要求。

三、信息化建设

将计算机技术引入预防接种信息和疫苗管理，实行资源共享，建立高效、快速、畅通的预防接种信息网络，是疫苗接种中心适应免疫预防信息化建设的要求。信息数字化接种门诊是将传统预防接种的各个工作环节以数字化电子信息的形式表现出来，包括疫苗计划、接收、出入库及使用时条码扫描，冷链温度实时监控，接种门诊视频监控，疫苗预约、候诊和观察自助服务，预防接种全流程数据采集和服务质量评估、控制等系统。通过优化接种门诊服务流程，营造安全有序的接种环境，改善候诊条件，简化数据统计、分析，从而提高工作效率、服务质量和管理水平，减少预防接种纠纷的发生。

（一）疫苗信息管理系统

疫苗信息管理系统是集疫苗计划、出入库管理、库存管理、效期管理、信息预警等一系列功能于一体，对疫苗存储、使用全过程管理，也是疫苗全过程信息化追溯体系必不可少的一环。通过疫苗信息管理系统可以解决传统手工管理处理信息混乱、账目管理困难、效率低下、浪费严重等问题，方便管理者对疫苗计划、出入库、储存和报废等信息进行集中查询和管理，提升工作效率和服务质量，减少资源浪费和流失。

疫苗接种中心应由专人负责疫苗计划、接收、出入库登记、储存和报废等工作，并如实记录在疫苗信息管理系统中。

（二）预防接种个案信息化管理系统

预防接种个案信息化管理系统一般采用客户端＋平台的技术架构。客户端安装在接种单位的接种现场，为工作人员提供接种过程管理和数据统计分析的自动化服务；平台通常安装在省或市级疾控机构。预防接种个案信息化管理系统不仅可以实现平台信息交互，还可以提供数据统计分析服务。

《中华人民共和国疫苗管理法》第四十六条规定：医疗卫生人员应当按照国务院卫生健康主管部门的规定，真实、准确、完整记录疫苗的品种、上市许可持有人、最小包装单位的识别信息、有效期、接种时间、实施接种的医疗卫生人员、受种者等接种信息，确保接种信息可追溯、可查询。接种记录应当保存至疫苗有效期满后不少于5年备查。这对预防接种工作提出了更高的要求，采用传统的人工登记，不仅工作量大，而且容易出现错误，资料也不易保存、查阅，因此疫苗接种中心应建立预防接种个案信息化管理，将各类信息记录在案。主要内容应包括：受种者基本信息档案（编码、身份证号、姓名、性别、出生日期、居住地址、联系人姓名等）、接种登记信息（接种登记、接种登记明细表、知情同意书）；重要提示（过敏史记录、禁忌证记录、接种后不良反应记录、可预防疾病发病记录等）；疫苗信息（疫苗品名、厂家、产品编码、疫苗批号、有效期、价格、规格、剂量、接种部位、接种途径等）；接种单位信息（处方、接种医生档案、疫苗接种单位名称、地址等）。

（三）预约及摇号系统

通过网上疫苗预约系统，接种工作人员可以根据接种中心服务能力和疫苗供应情况合理分配预约资源，并根据后台调取的预约数据，采取不同的管理策略，实现接种流程的优化。当预约人数较多时，可以有效避免人员扎堆、混乱引起服务质量下降；当预约人数较少时，也可以重新规划，调配资源。对于受种者来说，通过网上预约可以减少无意义的往返以及现场排队时间，大大节约了时间成本，提升接种体验满意度。

摇号则是在疫苗严重供不应求的情况下，保证卫生资源分配公平性的一种手段。虽然我国已有 4 种 HPV 疫苗获得上市，但是在中国庞大的人口基数的需求下，HPV 疫苗供应不足仍是普遍存在的现象。另外，加之公众普遍存在着 HPV 疫苗价数越高、保护效果越好的错误认知，因而盲目追求高价疫苗，导致高价 HPV 更是供不应求。很多地方，高价 HPV 疫苗预约到几个月甚至几年之后，在这种情况下，预约接种便显现出明显的弊端：一是预约长期管理的难度大，二是未来受种者以及疫苗供应等不确定因素较多，容易引起纠纷，而且漫长的等待也增加了受种者暴露感染的风险。因此，这时就需要通过摇号系统决定疫苗的接种权，在保证公平性的前提下，简化了疫苗管理难度，公众接受度往往也较高。

第三节　疫苗接种中心的相关管理制度

疫苗接种中心应制定包括但不仅限于预防接种工作人员资质管理规范、疫苗管理、冷链管理、安全接种、消毒管理、疫苗接种信息管理、疑似预防接种异常反应监测和处置、资料和档案管理、系统安全与管理、服务公示和健康教育等管理制度。

一、免疫预防服务人员资质管理制度

（1）免疫预防服务人员必须具有良好的职业道德和工作责任心，严格遵守岗位职责，严格执行操作规程。

（2）免疫预防服务人员须至少有中专及以上学历。

（3）免疫预防服务人员必须持有相关行医执业证书，即医师执业证书、护士执业证书、助理医师执业证书等。

（4）免疫预防服务人员应参加区疾病预防控制中心等相关机构组织的免疫预防业务培训并完成免疫预防服务相关理论知识和技能考核，人员考试合格后在区卫健委备案并获取培训合格证。在取得培训合格证之前，不得独立从事预防接种工作。

（5）预防接种人员培训合格证的有效期为 2 年，每 2 年需重新考核备案。

（6）培训合格证遗失或损坏的，应立即申请补办；遗失或损坏的培训合格证同时作废。

二、疫苗管理制度

（1）专人负责疫苗计划、接收、出入库登记、储存和报废等工作。

（2）按照"保证需求，适当储备，避免浪费"的原则，编制科学、合理的疫苗需求计划，每月向区级疾病预防控制中心上报次月疫苗的需求计划。

（3）接收疫苗时，应符合以下要求：①按规定索取由药品检验机构依法签发的生物制品每批检验合格或者审核批准证明复印件，进口疫苗还应索取进口药品通关单复印件；②应索要疫苗运输全过程

的温度监控记录；③对不能提供温度监测记录或者温度控制不符合要求的，不得接收或者购进，并应当立即向属地药品监管部门、卫生行政部门报告；④对采用冷藏箱或冷藏包运送的，要查看冰排状况及冷藏箱包内的温度记录仪器，并做好记录；⑤疫苗的收货、入库通常应在 30 min 内完成；⑥索取的证明文件和温度记录应保存至超过疫苗有效期满后 5 年备查。

（4）应建立真实、完整的疫苗出入库记录，记录应当注明疫苗的通用名称、生产企业、剂型、规格、批号、有效期、批准文号、购销或分发单位、数量、价格、运输方式、购销或分发日期、产品包装以及外观质量、储存温度、运输条件、批签发合格证明编号或者合格证明、验收结论、验收人签名等。记录应保存至疫苗有效期满后不少于 5 年备查。

（5）疫苗的储存应按照以下要求执行：①应按照品种、批号分类码放；②疫苗与箱壁，疫苗与疫苗之间应留有 1～2 cm 的空隙；③疫苗不应放置在冰箱门内阁架上，冰箱中不能存放与疫苗无关的物品；④疫苗库存管理做到日清月结、账物相符；⑤定期检查储存的疫苗，对存在包装无法识别、储存温度不符合要求、超过有效期等问题的疫苗，采取隔离存放、设置警示标志等措施，并按照国务院药品监督管理部门、卫生健康主管部门、生态环境主管部门的规定处置。

（6）需报废的疫苗应按规范要求统一回收至区疾病预防控制中心，不得擅自销毁处理，如实记录处置情况，记录应当保存至疫苗有效期满后不少于 5 年备查。

三、冷链管理制度

（1）根据疫苗接种工作需要，配备数量足够、储存容积合适的医用冰箱、冷藏箱（包）、冰排和温度监测器材或设备等冷链设施设备。

（2）冷链设备要有专门房屋安置，指定专人管理和维护，正确使用，做到专物专用，不得存放其他物品。

（3）建立冷链设备需求更新计划和冷链设施设备档案（包括说明书、合格证、保修单、到货通知单及验收报告书等），定期检查、维护和及时更新，记录设备启用、停用、维修和年检记录，以保证设备的良好状态。

（4）应采用温度计对存放疫苗的冰箱进行温度监测，每天分上午、下午各测温不少于 1 次，间隔时间不少于 6 h，每次应测量冰箱内存放疫苗的各室温度；冰箱冷藏室温度应控制在 2～8℃；真实、完整、规范地填写《冷链设备温度记录表》。

（5）条件允许的应该使用自动温度监测设备对所有储存疫苗的冰箱进行实时温度监控，并安装自动报警程序或装置。

四、安全接种操作规程

（1）预防接种工作人员必须穿戴工作衣帽及口罩，持证、佩戴标志牌上岗。

（2）应当告知受种者或者其监护人所接种疫苗的品种、作用、禁忌、可能出现的不良反应以及注意事项、疫苗价格和预防接种服务价格、现场留观要求。

（3）应详细询问受种者的健康状况以及是否有接种禁忌等情况，并如实记录告知和询问情况。受种者或者其监护人应当如实提供受种者的健康状况和接种禁忌等情况。有接种禁忌不能接种的，医疗卫生人员应当向受种者或者其监护人提出医学建议，并如实记录提出医学建议情况。

（4）受种者签署知情同意书后方可接种疫苗。

（5）医疗卫生人员在实施接种前，应当按照预防接种工作规范的要求，检查受种者健康状况，核查接种禁忌，查对预防接种证，检查疫苗、注射器的外观、批号、有效期，核对受种者的姓名、年龄和疫苗的品名、规格、剂量、接种部位、接种途径，做到受种者、预防接种证和疫苗信息相一致，确认无误后方可实施接种。

（6）应按照疫苗说明书、预防接种工作规范和疫苗使用指导原则及接种方案的要求进行接种。

（7）应告知受种者接种后注意事项以及留观 30 min 后方可离开。一旦发生疑似预防接种异常反应，及时采取救治等措施；发现属于报告范围的疑似预防接种异常反应，应按照《全国疑似预防接种异常反应监测方案》要求上报处置。

（8）如有后续针次，应协助受种者预约并告知下一次接种时间。

（9）接种完成后，在预防接种信息化管理系统中真实、准确、完整记录疫苗的品种、上市许可持有人、最小包装单位的识别信息、有效期、接种时间、实施接种的医疗卫生人员、受种者等接种信息，确保接种信息可追溯、可查询。接种记录应当保存至疫苗有效期满后不少于 5 年备查（图 7-2）。

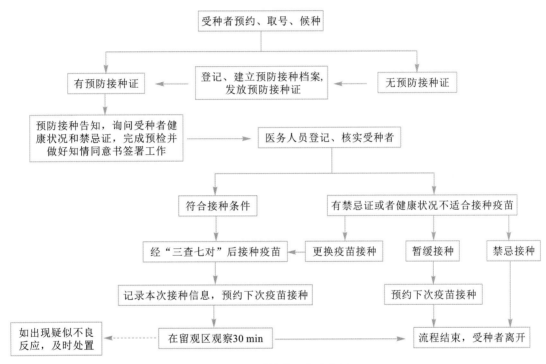

图 7-2 预防接种工作流程图

五、疑似预防接种不良反应监测、处置及报告

（1）应开展疑似预防接种异常反应监测，记录所有发现的疑似预防接种异常反应。

（2）备足一定数量的体检器材及应急处理药品，当接种或留观期间发生疑似预防接种不良反应时，按照《预防接种工作规范——常见疑似预防接种异常反应的诊治原则》积极开展救治；必要时及时送医院观察治疗。

（3）对发现属于报告范围的疑似预防接种异常反应，需按照《全国疑似预防接种异常反应监测方案》要求进行报告，具备网络直报能力的预防接种门诊应同时进行网络报告。

（4）积极配合相关部门开展疑似预防接种异常反应调查工作，向调查人员提供需要的相关疑似预防接种异常反应临床资料和疫苗接种等情况。

六、系统安全与数据管理

（1）建立标准、规范的计算机信息管理系统，为预防接种门诊各种资料提供存储、管理、数据传输和服务。

（2）装有信息管理系统的计算机由专人管理，经信息管理系统培训后上岗。

（3）预防接种服务和管理人员不得利用安装有信息管理系统的计算机浏览与工作无关的网页或做其他与工作无关的事情。

（4）信息管理系统使用人员未经许可，不得转让或泄露系统操作账号和密码。发现账号、密码已泄露或被盗用时，应立即采取措施，更改密码，同时向上级疾控机构报告。

（5）对安装信息管理系统的计算机，同时安装能及时网络升级的正版杀毒软件。

（6）做好档案和预防接种个案信息安全管理，配备专用的数据备份设备，接种日结束后，应将门诊预防接种信息进行本地备份和其他储存介质的备份。

叶林　汪莹　吴绪峰

参考文献

刁连东,孙晓冬.实用疫苗学[M].上海:上海科学技术出版社,2014.

第八章

HPV 疫苗临床应用的中国专家共识

HPV 疫苗接种是预防 HPV 感染的有效方法，是防控 HPV 感染相关疾病的一级预防措施。对于一般人群的 HPV 疫苗接种已有规范性指南，但对于高危、特殊人群如何接种 HPV 疫苗，尚未达成共识。中华医学会妇科肿瘤学分会与中国优生科学协会阴道镜和宫颈病理学分会组织专家，依循医学证据，结合我国国情和临床实际，达成以下共识。

第一节　HPV 及其流行病学

HPV 是双链 DNA 病毒，可引起人体皮肤黏膜上皮增生。HPV 主要通过性生活或密切接触传播。80％以上的女性一生中至少有过一次 HPV 感染，90％以上的 HPV 感染可在 2 年内自然清除，仅不足 1％的患者发展至宫颈癌前病变和宫颈癌。

高危型 HPV 持续性感染是下生殖道高级别上皮内病变和癌发生的必要因素，已成为严重威胁女性健康的公共卫生问题。

一、HPV 基因型别和分类

目前已确定的 HPV 型别有 200 余种，根据有无致癌性将 HPV 分为高危型和低危型。国家药品监督管理局根据世界卫生组织（WHO）国际癌症研究机构（IARC）的建议，将 HPV 16、HPV 18、HPV 31、HPV 33、HPV 35、HPV 39、HPV 45、HPV 51、HPV 52、HPV 56、HPV 58、HPV 59、HPV 68 定义为高危型，而将 HPV 26、HPV 53、HPV 66、HPV 73、HPV 82 定义为中危型，其中以 HPV 16、HPV 18 诱发癌变的风险最高。

二、HPV 感染率和基因型分布

全球范围内，IARC 和加泰罗尼亚肿瘤研究所（catalan institute of oncology，ICO）的研究数据显示，宫颈细胞学正常的女性，高危型 HPV 感染率为 11.7％。随着病变级别的加重，HPV 感染率明显上升，在宫颈细胞学结果为无明确意义的 ASC-US 改变的女性中为 52.5％，在 LSIL 的女性中为 74.8％，在 HSIL 的女性中高达 88.9％。宫颈癌患者中 HPV 16 感染率为 55.2％，HPV 18 感染率为 14.2％，其他型别按感染率排序依次为 HPV 45、HPV 33、HPV 58、HPV 31、HPV 52、HPV 35、HPV 39、HPV 59。此外，HPV 16 的感染率，鳞癌（61.7％）高于腺癌（50.0％）；而 HPV 18、HPV 45 的感染率，腺癌（32.3％、11.9％）高于鳞癌（8.3％、5.4％）。

在中国 170 万一般人群中开展的 HPV 流行病学研究发现，最常见的 5 种 HPV 型别分别为 HPV 16（3.52％）、HPV 52（2.20％）、HPV 58（2.10％）、HPV 18（1.20％）和 HPV 33（1.02％）。我国宫颈细胞学正常女性高危型 HPV 的感染率约为 7.1％，而 ASC-US 女性感染率为 37.1％，LSIL 女

性感染率为 90.9％，HSIL 女性感染率为 93.06％。69.1％的宫颈浸润癌归因于 HPV 16、HPV 18 感染。宫颈鳞癌中，HPV 16（76.7％）和 HPV 18（7.8％）感染最常见，其次是 HPV 31（3.2％）、HPV 52（2.2％）、HPV 58（2.2％）和 HPV 33（1.0％）；宫颈腺癌中 HPV 16 和 HPV 18 的感染率分别为 35.1％和 30.6％。

三、HPV 感染相关疾病情况

HPV 感染所致癌症比例存在显著地域差异，在澳大利亚、新西兰和美国，不足 3％的女性癌症归因于 HPV 感染；在印度和撒哈拉以南非洲地区，超过 30％的女性癌症归因于 HPV 感染。高危型 HPV 感染与全球约 4.5％的癌症新发病例相关（约 63 万例），其中女性约 57 万例（8.6％），男性约 6 万例（0.8％）。

据报道，2018 年全球范围内宫颈癌新发病例约 57.0 万例，死亡病例约 31.1 万例，已成为 15～44 岁女性第 2 位常见肿瘤和第 3 位死亡原因。我国宫颈癌新发病例约 10.6 万例，每年死亡病例约 4.8 万例。几乎 100％的宫颈癌、88％的肛门癌、50％的阴茎癌、43％的外阴癌以及口咽癌等肿瘤均与高危型 HPV 持续性感染有关。

低危型 HPV 感染引起生殖器疣等良性病变，约 90％的生殖器疣由 HPV 6、HPV 11 感染引起。全球生殖器疣患病率（包括新发和复发病例）为（160～289）/10 万（中位数为 194.51/10 万）。其中男性新发生殖器疣发病率为（103～168）/10 万（中位数为 137/10 万），女性发病率为（76～191）/10 万（中位数为 120.5/10 万）。

第二节　HPV 疫苗

一、HPV 疫苗免疫机制

HPV 疫苗主要诱导机体体液免疫反应，产生的中和性抗体在 HPV 进入机体时即可与病毒抗原结合，从而防止 HPV 感染。通过预防初次 HPV 感染和减少持续性 HPV 感染来阻断宫颈癌前病变的发生和发展。疫苗产生的抗体可透过血管壁，在局部上皮组织形成较高浓度。当 HPV 通过黏膜上皮的细微伤口接触基底层细胞时，位于上皮组织中的抗体即可与病毒结合，发挥中和作用。

二、HPV 疫苗免疫原性

国内外研究显示，二价、四价和九价 HPV 疫苗在完成全程免疫接种后，均可观察到较高的疫苗相关型别抗体阳转率和血清学抗体滴度（96％～100％）。我国临床研究结果显示，9～17 岁女性接种二价和四价 HPV 疫苗后免疫应答较强，血清学抗体滴度是 18～26 岁女性的 1.42～3.00 倍，而 18～25 岁女性与 26～45 岁女性抗体滴度相似。目前关于国内九价 HPV 疫苗免疫原性的数据有限。一项国外Ⅲ期临床试验显示，16～17 岁女性接种九价 HPV 疫苗后，HPV 6、HPV 11、HPV 16、HPV 18 的抗体滴度均高于 18～26 岁女性，免疫应答与接种四价 HPV 疫苗相当。东亚女性的随机对照试验（RCT）也显示：接种四价和九价 HPV 疫苗后，抗 HPV 6、HPV 11、HPV 16、HPV 18 的抗体阳转率均＞96％。

三、HPV 疫苗保护效力

HPV 疫苗在预防 HPV 型别相关疾病的临床试验中显示出 87.3％～100.0％的保护效力。

（一）二价 HPV 吸附疫苗

一项针对 18～25 岁中国女性的临床研究随访 72 个月的结果显示，二价 HPV 吸附疫苗对 HPV 16、HPV 18 相关的 CIN 2～3 或 AIS 的保护效力为 87.3%。

（二）国产二价 HPV 疫苗（大肠杆菌）

国产二价 HPV 疫苗（大肠杆菌）对 18～45 岁中国女性的 HPV 16、HPV 18 相关 CIN 2～3、AIS 或宫颈癌的保护效力为 100%。

（三）四价 HPV 疫苗

四价 HPV 疫苗对 18～25 岁女性有很好的保护作用。一项针对 20～45 岁中国女性的临床研究随访 78 个月的结果显示，四价 HPV 疫苗对 HPV 16、HPV 18 相关 CIN 2～3、AIS 和宫颈癌的保护效力为 100%。在完成针对小年龄组的免疫桥接和安全性试验后，2020 年 11 月国家药品监督管理局批准四价 HPV 疫苗应用于 9～19 岁女性。全球针对 16～26 岁女性的 Ⅲ 期临床研究显示，四价 HPV 疫苗对 HPV 16、HPV 18 相关的 CIN 2＋的保护效力为 98.2%。2020 年的一项研究显示，至少接种 1 剂四价 HPV 疫苗即可大幅降低浸润性宫颈癌患病风险；17 岁之前接种的女性获益更显著，浸润性宫颈癌发病率降低达 88%。

（四）九价 HPV 疫苗

目前尚无中国临床研究数据。国外临床研究显示，九价 HPV 疫苗对 16～26 岁女性的 HPV 6、HPV 11、HPV 16、HPV 18 相关持续性感染和宫颈癌的保护效力与四价 HPV 疫苗相当。九价 HPV 疫苗对 16～26 岁东亚女性亚组的 HPV 31、HPV 33、HPV 45、HPV 52、HPV 58 相关 CIN 1＋的保护效力为 100%，对 HPV 31、HPV 33、HPV 45、HPV 52、HPV 58 相关的 6 个月及以上宫颈、阴道、外阴、肛门持续性感染的保护效力为 95.8%。目前全球尚无关于 26～45 岁女性的九价 HPV 疫苗相关免疫原性和保护效力的数据。

四、HPV 疫苗安全性

2017 年 WHO 发布的 HPV 疫苗立场文件指出，现有证据表明，目前已上市的 HPV 疫苗安全性良好，不良反应与其他疫苗相似。

第三节　一般人群 HPV 疫苗接种

一、国内现有 HPV 疫苗

2019 年《宫颈癌等人乳头瘤病毒相关疾病免疫预防专家共识（简版）》指出：接种 HPV 疫苗是宫颈癌防控工作的重要组成部分。目前，HPV 疫苗在我国属于非免疫规划疫苗（第二类疫苗），接种单位应遵照《疫苗流通和预防接种管理条例》和《预防接种工作规范》的要求，按照疫苗说明书和"知情同意、自愿自费"原则，科学告知受种者或其家长后，为受种者及时提供疫苗接种。目前，国家药品监督管理局已批准上市 4 种 HPV 疫苗：国产二价 HPV 疫苗（大肠杆菌）、二价 HPV 吸附疫苗、四价和九价 HPV 疫苗（表 8-1）。

表 8-1　国内现有 HPV 疫苗

项目	国产二价 HPV 疫苗（大肠杆菌）	二价 HPV 吸附疫苗	四价 HPV 疫苗	九价 HPV 疫苗
全球/中国境内上市时间	—/2019 年	2007 年/2016 年	2006 年/2017 年	2014 年/2018 年
表达系统	大肠杆菌	杆状病毒	酿酒酵母	酿酒酵母
预防 HPV 型别	16、18	16、18	6、11、16、18	6、11、16、18、31、33、45、52、58
中国女性适宜接种年龄	9～45 岁	9～45 岁	9～45 岁	16～26 岁
免疫程序（接种方案）	第 0 个月，第 1 个月，第 6 个月，9～14 岁接种 2 剂	第 0 个月、第 1 个月、第 6 个月	第 0 个月、第 2 个月、第 6 个月	第 0 个月、第 2 个月、第 6 个月
预防 HPV 感染相关疾病（中国境内批准）	宫颈癌、CIN 1、CIN 2～3、AIS、HPV 16、HPV 18 持续性感染	宫颈癌、CIN 1、CIN 2～3、AIS	宫颈癌、CIN 1、CIN 2～3、AIS	宫颈癌、CIN 1、CIN 2～3、AIS、9 种 HPV 相关亚型感染

二、一般人群 HPV 疫苗接种

（一）国外权威指南对于成年女性接种 HPV 疫苗的推荐

WHO 建议主要目标接种人群为未暴露于疫苗相关 HPV 基因型的青春期女性。2019 年美国疫苗免疫实践咨询委员会（advisory committee on immunization practices，ACIP）和美国疾病预防控制中心均建议在 11 岁或 12 岁开始接种 HPV 疫苗，也可从 9 岁开始接种。HPV 疫苗可对尚未感染的 HPV 型别提供保护，即使感染了 1 种或多种 HPV 型别的受种者仍可从疫苗接种中获得保护。2017 年美国妇产科医师协会（ACOG）提出，不论有无性行为或既往暴露于 HPV，均推荐接种 HPV 疫苗。

2019 年《人乳头瘤病毒：加拿大免疫指南》提出，在性行为开始后进行 HPV 疫苗接种也是有益的。

2020 年美国癌症协会（American cancer society，ACS）发布了《人乳头瘤病毒疫苗接种指南更新》，其中最重要的变化是，不再建议＞26 岁人群补种 HPV 疫苗。主要原因是：①此年龄段人群通过接种 HPV 疫苗预防癌症的获益很低；②患者与医生沟通过程中的不同观点可能干扰常规人群接种；③对于究竟哪些人群接种 HPV 疫苗能获益缺乏充分指引。

2019 年 ACIP 也明确指出：不建议所有＞26 岁人群补种 HPV 疫苗；HPV 疫苗未批准用于＞45 岁人群。

（二）我国 HPV 疫苗接种背景

我国城市女性初次性行为中位年龄为 22 岁，农村为 21 岁，超过 10％的 15～19 岁女性已有性生活。国产二价 HPV 疫苗（大肠杆菌）研究显示，9～14 岁女性接种 2 剂次可获得与接种 3 剂次相同的免疫效果。因此，13～15 岁女性在首次性行为前接种 HPV 疫苗的获益可最大化。

纳入约 5.1 万例中国女性的 198 项研究的汇总数据显示，25～45 岁女性高危型 HPV 感染率高达

19.9％，随着年龄变化，高危型 HPV 感染呈现 17～24 岁和 40～44 岁双峰分布，且中国女性以单一 HPV 型别感染为主（73.6％）。结合我国女性高危型 HPV 感染流行病学特点和 HPV 疫苗在 27～45 岁女性中的保护效力，加之我国接种政策和宫颈癌筛查覆盖率低等国情，个体化接种策略是必要的，不应完全否定 27～45 岁女性接种 HPV 疫苗的意义。

推荐意见：依据以上证据，优先推荐 9～26 岁女性接种 HPV 疫苗，特别是 17 岁之前的女性；同时推荐 27～45 岁有条件的女性接种 HPV 疫苗。

第四节　高危、特殊人群 HPV 疫苗接种

一、HPV 感染/细胞学异常女性

因免疫原性过低，HPV 自然感染所产生的抗体难以预防相同型别 HPV 再次感染。然而，HPV 疫苗对既往疫苗型别 HPV 再感染（一过性或持续性 HPV 感染）的女性具有显著保护效力。在 16～26 岁既往感染疫苗型别 HPV（血清 HPV 抗体阳性而宫颈 HPV-DNA 阴性）的女性中，四价 HPV 疫苗对疫苗型别 HPV 再感染或其他未感染疫苗型别 HPV 所致 CIN 1＋的保护效力达 100％。对 24～45 岁既往感染疫苗型别 HPV 的女性，四价 HPV 疫苗对 HPV 16、HPV 18 相关 CIN 1＋的保护效力为 66.9％。对 16～26 岁已感染疫苗型别 HPV 的女性，九价 HPV 疫苗对覆盖型别中其他未感染型别所致的 CIN 2＋的保护效力为 91.1％。HPV 疫苗对细胞学异常女性同样具有较高保护效力。一项针对约 1.4 万例 16～26 岁年轻女性的国际多中心随机对照试验（RCT）显示：接种九价 HPV 疫苗 6 个月后，初始细胞学异常者 HPV 31、HPV 33、HPV 45、HPV 52、HPV 58 持续性感染率在 HPV 疫苗组和对照组分别为 8/639 和 138/649，高危型 HPV 持续性感染风险在疫苗组下降 94.6％。

推荐意见：依据以上证据，无论是否存在 HPV 感染或细胞学异常，对适龄女性均推荐接种 HPV 疫苗（接种之前无须常规行细胞学及 HPV 检测）。

二、妊娠期与哺乳期女性

（一）妊娠期女性

妊娠期女性接种 HPV 疫苗的研究数据有限。虽然动物实验未发现接种 HPV 疫苗对母体和子代造成直接或间接不良影响，然而囿于伦理，不可能实施临床研究评估 HPV 疫苗接种对妊娠期女性及其子代预后的影响。

二价 HPV 疫苗在动物实验中未见不良妊娠和子代结局，但缺乏人类研究数据。一项 2015 年长期随访研究发现，与未接种 HPV 疫苗的女性相比，接种二价 HPV 疫苗且 3 个月内受孕女性的流产风险无明显增加。国际相关机构曾对妊娠期间意外接种二价 HPV 疫苗的女性进行注册随访，发现此人群中胎儿先天畸形和自然流产的发生率与普通人群相比并无差异。

四价 HPV 疫苗在动物实验中亦未发现不良妊娠和子代结局。国际相关机构同样对妊娠期间意外接种四价 HPV 疫苗的女性进行了注册随访。一项纳入 5 项 15～45 岁女性Ⅲ期临床试验的联合分析显示，接种四价 HPV 疫苗组和安慰剂组女性妊娠后自然流产率和胎儿先天发育异常率均无显著差异，胎儿晚期死亡率均低于 1％。丹麦对近 65 万例妊娠女性进行的为期 7 年的四价 HPV 疫苗接种的安全性观察研究未发现接种 HPV 疫苗会增加不良妊娠结局。

接种九价 HPV 疫苗是否会导致不良妊娠结局同样尚无定论。2014—2017 年美国疫苗不良事件报

告系统（VEARS）记录了 82 例接种九价 HPV 疫苗的妊娠女性信息，自然流产 3 例（3.7%），阴道出血 2 例（2.4%），提示接种九价 HPV 疫苗不会增加不良妊娠结局风险。然而，也有研究发现，受孕前或受孕后 30 d 内接种九价 HPV 疫苗者自然流产风险有所增加（RR＝2.04）。

2014 年美国 ACIP 和 2017 年 WHO 发表的 HPV 疫苗立场文件声明，基于妊娠期 HPV 疫苗接种数据有限，不推荐妊娠期女性预防性接种 HPV 疫苗，应将疫苗接种推迟至妊娠结束后。近期计划妊娠者不推荐接种 HPV 疫苗，且在完成最后一剂接种 2 个月内应尽量避免受孕。若疫苗接种后发现已怀孕，应将未完成接种剂次推迟至分娩后再行补充接种。接种 HPV 疫苗前无须妊娠检测。若妊娠期间完成接种，则无须干预。

推荐意见：依据以上证据，不推荐妊娠期女性预防性接种 HPV 疫苗。若近期准备妊娠，建议推迟至哺乳期后再行接种。若接种后意外妊娠，应停止未完成剂次的接种；已完成接种者，无须干预。

（二）哺乳期女性

哺乳期女性接种 HPV 疫苗研究数据尤为缺乏。2017 年 ACOG 指出哺乳期女性可接种 HPV 疫苗，该重组疫苗不影响母乳喂养的安全性。韩国妇科肿瘤学会也认为哺乳期女性可接种九价 HPV 疫苗。

推荐意见：虽然目前临床试验尚未观察到血清 HPV 抗体经母乳分泌，但鉴于多种药物可经母乳分泌，且缺乏哺乳期女性接种 HPV 疫苗的安全性研究数据，因此，慎重推荐哺乳期女性接种 HPV 疫苗。

三、HPV 相关病变治疗史人群

（一）下生殖道癌前病变/癌治疗史人群

既往下生殖道 HSIL 的女性是一类特殊群体，治疗后可能再次发生 HPV 感染或感染持续存在。HSIL 经局部保守治疗后，CIN 2＋复发率高达 5%～10%，浸润癌风险较普通人群高 2～4 倍。一项在韩国开展的 20～45 岁既往 HSIL 行 Leep 锥切术治疗后接种四价 HPV 疫苗的回顾性分析显示，与未接种者相比，接种四价 HPV 疫苗可显著降低 HPV 16、HPV 18 相关 HSIL（CIN 2～3）复发风险（P＜0.05），治疗后未接种 HPV 疫苗是 CIN 2＋复发的独立危险因素。

有研究显示，对于 15～25 岁女性在接种二价 HPV 疫苗前，不论 HPV-DNA、HPV 16、HPV 18 血清学或宫颈细胞学状态如何，随访 4 年中发生 HSIL、接受切除性治疗、术前接种 HPV 疫苗可使术后 CIN 2＋复发风险降低 88.2%。这表明接种 HPV 疫苗后接受 Leep 锥切术的 HSIL 患者可能继续受益，从而降低术后 CIN 2＋复发风险。2018 年意大利前瞻性病例对照研究表明，宫颈病变术后接种四价 HPV 疫苗对于预防 CIN 2＋复发的保护效力达 81.2%。一项 2018 年意大利前瞻性随机对照试验（RCT）研究结果显示，接种四价 HPV 疫苗显著减低 HSIL 者接受 Leep 锥切术后的 LSIL 复发率（P＜0.05）。既往 HSIL 患者手术治疗后立即接种 HPV 疫苗，可诱导宫颈基底层细胞内产生大量抗体，阻止再生组织自身感染，避免 HPV 进入未感染的基底层细胞，从而避免 CIN 2＋复发。

推荐意见：依据以上证据，推荐既往 HSIL 接受过消融或切除性治疗的适龄女性接种 HPV 疫苗。对于宫颈癌治疗后接种 HPV 疫苗是否获益尚需进一步研究证实。

（二）肛门癌前病变/癌治疗史人群

目前针对女性肛门上皮内瘤变（AIN）/癌治疗史的临床研究有限，研究多以男性为主。临床研究发现，与未接种疫苗的男性相比，四价 HPV 疫苗可显著降低男男性交（MSM）患者 AIN 2＋复发。对 27 岁以上既往 AIN 2＋的人类免疫缺陷病毒（HIV）阳性的 MSM 患者，接种四价 HPV 疫苗可使肛门癌的终身风险降低 60.77%。

推荐意见：依据以上证据，推荐既往 AIN 2＋适龄女性，特别是肛门鳞状上皮性癌高风险人群接种 HPV 疫苗。

四、遗传易感人群、高危生活方式人群

(一) 遗传易感人群

遗传易感因素可能影响 HPV 感染的敏感性、持续性以及宫颈癌的发展速度。环境因素是肿瘤发生的始动因素，而个体遗传特征决定了肿瘤的易感性。瑞典国家癌症数据库登记了约 12.5 万例宫颈原位癌和 1.4 万例宫颈浸润癌，以此评估的宫颈癌家族相关危险度 (familial relative risk，FRR) 分别为 1.8 和 2.3，共有基因遗传度占宫颈癌易感性总变异的 27%。宫颈癌遗传度估计值明显高于结直肠癌、肺癌和黑色素瘤。宫颈癌的全基因组遗传变异关联性研究 (genome-wide association study，GWAS) 分析已识别的多个遗传易感变异位点，发现其多与免疫反应基因有关。瑞典人群 GWAS 发现 HLA 基因突变与宫颈癌易感性显著相关，可能通过免疫应答影响宫颈癌的发生。中国人群 GWAS 除证实了先前报道的 6P21.32 位点突变外，还新发现了 2 个位于 EXOC1 和 GSDMB 基因 (4Q12 和 17Q12) 区段的遗传易感变异位点，其编码的蛋白分别与固有免疫和肿瘤细胞增殖有关。

推荐意见：依据以上证据，优先推荐遗传易感位点变异的适龄女性接种 HPV 疫苗。建议遗传易感人群在首次性行为之前接种，即使性暴露后亦应尽早接种。

(二) 高危生活方式人群

性生活过早、多性伴侣、多次妊娠、多产、吸烟、长期口服避孕药、性传播疾病者等是宫颈癌的高危因素。50% 以上的年轻女性在开始性行为后的 3 年内就会发生 HPV 感染。

青春期女孩下生殖道发育尚未成熟，过早性生活会使宫颈上皮多次重复暴露于某些细菌或病毒，产生潜在细胞变异。性生活过早、多性伴侣等因素是 HPV 感染的重要协同因素。口服避孕药与 HPV 感染明显相关，用药时间长 (5 年以上) 者，HPV 感染风险增加。

推荐意见：依据以上证据，优先推荐高危生活方式的适龄女性尽早接种 HPV 疫苗，即使已知 HPV 感染/细胞学异常及既往接受过 HSIL 治疗者也推荐接种。

五、免疫功能低下人群

免疫功能低下人群包括：HIV 感染者；自身免疫性疾病患者，如自身免疫炎性风湿病 (autoimmune inflammatory rheumatic diseases，AIRD)、桥本甲状腺炎等；肥胖、糖尿病、肾衰竭血液透析者；器官/骨髓移植后长期服用免疫抑制剂患者。

(一) HIV 感染者

HIV 以人体免疫系统 CD_4^+ T 细胞为攻击目标，没有 CD_4^+ T 细胞辅助的免疫系统将难以杀灭入侵的病原体及体内癌细胞，导致继发感染或恶性肿瘤。CD_4^+ T 细胞计数低于 200 cells/mm³ 时，细胞免疫几乎完全失去功能。

18~25 岁 HIV 感染女性接种二价 HPV 疫苗后，免疫反应不受 CD_4^+ T 细胞计数和 HIV 病毒载量的影响。13~45 岁 HIV 感染女性接种四价 HPV 疫苗是安全的，且具有免疫原性，其中 CD_4^+ T 细胞＞200 cells/mm³ 者的抗体应答率为 85%~100%，CD_4^+ T 细胞≤200 cells/mm³ 者的抗体应答率为 75%~93%。

四价 HPV 疫苗可有效减少 HIV 感染女性的 HPV 疫苗相关型别的持续性感染，接种组 HIV 感染女性 HPV 6、HPV 11、HPV 16、HPV 18 持续性感染比例低于未接种组。

推荐意见：依据以上证据，优先推荐 HIV 感染的适龄女性接种 HPV 疫苗。

(二) 自身免疫性疾病患者

包括 AIRD、桥本甲状腺炎等。AIRD 指系统性红斑狼疮 (systemic lupus erythematosus，SLE)、

风湿性关节炎、幼年特发性关节炎、结缔组织病、干燥综合征、抗磷脂综合征、系统性硬化、大细胞动脉炎、多发性结节性动脉炎、白塞综合征、复发性多软骨炎、周期性发热综合征等。针对 AIRD 患者的 HPV 疫苗接种证据主要源于 SLE 的研究。18～35 岁 SLE 女性接种四价 HPV 疫苗后安全性良好，疫苗相关型别的抗体应答率可达 76%～95%。

推荐意见：依据以上证据，推荐患有自身免疫性疾病的适龄女性接种 HPV 疫苗。

（三）糖尿病、肾衰竭接受血液透析者等

糖尿病是一种代谢性疾病。1 型糖尿病属于自身免疫性疾病；2 型糖尿病因体重过重或缺乏运动，随病情进展，胰岛素分泌逐渐不足。糖尿病患者免疫力随血糖升高而下降。

推荐意见：推荐患有 1 型和 2 型糖尿病的适龄女性接种 HPV 疫苗。

一项纳入 57 例 9～21 岁慢性肾脏病（chronic kidney disease，CKD）、血液透析和肾移植患者的四价 HPV 疫苗研究显示，CKD 组和透析组患者的 4 种抗体应答率均为 100%；肾移植组患者抗体应答率为 50%～75%。另一项纳入 60 例Ⅳ期、Ⅴ期 CKD 患者的四价 HPV 疫苗研究显示，接种后抗体应答率为 98.2%～100.0%。

推荐意见：依据以上证据，推荐肾功能衰竭接受血液透析的适龄女性在病情允许时接种 HPV 疫苗。对全身脏器功能差、预期寿命有限者不推荐接种。

（四）器官/骨髓移植后长期服用免疫抑制剂患者

器官/骨髓移植后长期服用免疫抑制剂者在 HPV 疫苗领域的临床试验样本量小，与正常人群相比，此类人群接种 HPV 疫苗的抗体应答率低。肾移植者发生肛门生殖区癌前病变/癌的风险显著升高（HR：2.1～51.1）。18～35 岁接受过器官（包括肾、肺、心、肝）移植的女性接种四价 HPV 疫苗安全性好，接种后疫苗相关型别抗体应答率为 52%～68%；与移植 1 年后接种相比，移植 1 年内接种 HPV 疫苗呈低免疫反应（85.2%：54.5%），因此，移植 1 年后接种 HPV 疫苗更为有利。

推荐意见：依据以上证据，建议临床医生与患者共同探讨，根据疾病轻重差别给予个体化建议。对于预期寿命长的适龄女性，推荐移植 1 年后接种 HPV 疫苗；对于预期寿命有限者，不推荐接种。

第五节　不良反应和不良事件及其处理

疫苗不良反应指合格疫苗在正常用法用量下出现与疫苗接种有明确因果关系的有害反应，一般可预见，与剂量相关。疫苗所含外来抗原和佐剂均可引起不良反应。疫苗不良事件指疫苗接种过程中或之后出现的不良临床事件，但该事件未必与疫苗接种有因果关系。严重不良事件包括死亡、危及生命、残疾或丧失劳动力等。不良反应和不良事件均可发生在临床试验中和上市后两个阶段。

按国际医学科学组织委员会（council for international organization of medical sciences，CIOMS）的推荐描述不良反应和不良事件频率，分为十分常见（≥10%）、常见（1%～10%，含 1%）、偶见（0.1%～1.0%，含 0.1%）、罕见（0.01%～0.10%，含 0.01%）和十分罕见（<0.01%）。

一、临床试验中的不良反应和不良事件

与其他疫苗一样，HPV 疫苗在临床试验中出现的不良反应包括接种部位不良反应和全身不良反应，接种部位不良反应更为常见。

十分常见的接种部位不良反应依次为局部疼痛、肿胀和红斑；常见的接种部位不良反应有瘙痒和硬结。在四价 HPV 疫苗的安慰剂对照临床试验中，接种部位不良反应包括疼痛（84%）、肿胀（25%）和红斑（<25%）；疫苗组疼痛较安慰剂组更常见；生理盐水对照组疼痛发生率为 49%，铝佐剂对照组

疼痛发生率为 75%。

九价 HPV 疫苗组接种者局部不良反应发生率略高于四价 HPV 疫苗组；二价 HPV 疫苗组接种者局部不良反应发生率也高于四价 HPV 疫苗组。二价 HPV 疫苗组接种者局部疼痛、肿胀、红斑发生率分别为 92.9%、36.5% 和 44.3%，四价 HPV 疫苗组分别为 71.6%、21.8% 和 25.6%。约 6% 的接种者报告了严重疼痛。接种部位不良反应多发生于接种后 15 d 内，多为轻度、中度，大多可自然缓解，一般无须特殊处理。

全身不良反应有发热、头痛、眩晕、疲劳、肌肉痛、关节痛和胃肠道症状（恶心、呕吐、腹痛）等。四价 HPV 疫苗临床试验中仅发热十分常见，为 10.1%，对照组为 8.4%，其他不良反应的发生率均 <0.5%。九价和四价 HPV 疫苗组接种者全身不良反应发生率相近，分别为 29.5% 和 27.3%；常见的全身不良反应为头痛，分别为 14.6% 和 13.7%，发热分别为 5.0% 和 4.3%。二价和四价 HPV 疫苗的全身不良反应发生率也相似，但二价 HPV 疫苗组接种者疲劳和肌肉痛较四价 HPV 疫苗组多见，分别为 49.8%：39.8% 和 27.6%：19.6%。眩晕或晕厥在青少年中更明显。这些全身不良反应常很轻微，有自限性，一般无须特殊处理。

中国二价 HPV 疫苗临床试验显示总体耐受性良好，尚无严重不良反应。一项随访长达 90 个月的中国Ⅲ期随机对照试验（RCT）显示：四价 HPV 疫苗在成年女性中耐受性良好，安全性结果与全球临床试验和安全性监测研究所得结果一致。临床试验中四价和二价 HPV 疫苗未报告疫苗相关严重不良事件，九价疫苗相关的严重不良事件发生率 <0.1%。死亡报告率极低，且未证实与 HPV 疫苗接种相关。

二、上市后的不良反应与不良事件

全球已有超过 2 亿支 HPV 疫苗被使用，迄今收集到的数据显示，局部和全身不良反应与临床试验结果基本一致。

随着大规模人群接种，也监测到一些罕见不良事件，如吉兰-巴雷综合征（Guillain-Barré syndrome，GBS）、复杂性区域疼痛综合征、体位性心动过速综合征、静脉血栓栓塞、卵巢功能早衰、肌痛性脑脊髓炎、慢性疲劳综合征等，各国报道发生率不同，但基本不超过 3/100 万剂次。一项美国多中心研究显示，2006—2013 年 9～26 岁女性共接种四价 HPV 疫苗 1 423 399 剂，接种后 77 d 内 53 例确诊静脉血栓栓塞，其中 30 例接种前有静脉血栓栓塞风险，发生率为 0.2/100 万。目前尚无证据证明接种 HPV 疫苗会增加这些疾病或症状的风险，也尚无证据证明其影响女性生殖功能。由于现有 HPV 疫苗均由抗原蛋白与佐剂组成，因此不能完全排除部分不良事件可能与佐剂有关，需要加强监测予以排除。

第六节　注意事项

一、HPV 疫苗接种注意事项

对疫苗的活性成分或任何辅料成分有超敏反应者禁止接种 HPV 疫苗，注射本品后有超敏反应症状者，不应再次接种本品。对于以下人群，需慎用 HPV 疫苗：①有血小板减少症或其他可成为肌内注射禁忌证的凝血功能障碍者不宜接种；②妊娠期女性或备孕女性推迟至妊娠期结束后再接种，哺乳期女性接种时应谨慎；③急性疾病常伴有发热等全身症状，接种疫苗可能会加重症状，建议在痊愈后接种；④因部分女性有不同程度的经期不适，建议非经期接种。

二、接种 HPV 疫苗后仍应进行宫颈癌筛查

（1）HPV 疫苗对未暴露于疫苗相关 HPV 型别的人群保护效力较好，但对于存在 HPV 感染或相关

疾病危险因素（如多个性伴侣、既往感染过疫苗相关 HPV 型别、免疫缺陷等）的人群有效性降低。

（2）HPV 疫苗是预防性疫苗，不能治疗已感染的 HPV 及相关疾病，不能预防所有 HPV 型别感染，也不能阻止 HPV 感染至疾病进展。

（3）少数宫颈癌可能与 HPV 感染无关，特别是 HPV 阴性的特殊类型癌。

（4）自 2006 年 HPV 疫苗上市以来，长期随访研究证实了 HPV 疫苗 14 年的保护效力，但目前尚无证据证实 HPV 疫苗有终身保护效力。

（5）HPV 疫苗所含型别有限，即使接种了 HPV 疫苗，机体仍处于非疫苗型别 HPV 的感染风险中，因此，接种 HPV 疫苗后仍需继续进行宫颈癌筛查。

HPV 疫苗接种是预防 HPV 感染和相关疾病的有效的、安全的方法。低龄人群接种效果优于高龄人群，性暴露前接种免疫效果最佳。HPV 疫苗不仅适用于一般普通人群，同样推荐用于高危、特殊人群（表 8-2）。

表 8-2　普通人群和特殊人群（女性）HPV 疫苗接种的推荐

人群人类	不同特征		推荐级别
普通人群	9～26 岁女性		优先推荐
	27～45 岁女性		推荐
特殊人群	HPV 感染/细胞学异常的适龄女性		推荐
	妊娠期女性		不推荐
	哺乳期女性		谨慎推荐
	有 HPV 相关病变治疗史的适龄女性		推荐
	有遗传易感和宫颈癌发病高危因素的适龄女性 *		优先推荐
	免疫功能低下的适龄女性♯	HIV 感染者	优先推荐
		自身免疫性疾病：系统性红斑狼疮、风湿性关节炎、结缔组织病、干燥综合征、桥本甲状腺炎等	推荐
		1 型和 2 型糖尿病	推荐
		肾衰竭血液透析者	与临床医生共同探讨
		器官/骨髓移植后长期服用免疫抑制剂患者	与临床医生共同探讨

　　HPV 为人乳头瘤病毒；HIV 为人类免疫缺陷病毒；♯全身脏器功能差、病情不乐观、预期寿命有限者，不推荐；* 建议首次性暴露前或尽早接种。

对遗传易感人群、高危生活方式人群、免疫功能低下人群应优先推荐接种 HPV 疫苗。不论是否有 HPV 感染、细胞学是否异常，均可接种 HPV 疫苗。有 HPV 相关病变治疗史的患者，接种 HPV 疫苗可能降低复发率。近期有妊娠计划和妊娠期、哺乳期女性不宜接种 HPV 疫苗。接种 HPV 疫苗后仍应进行宫颈癌筛查。

吴绪峰

参考文献

中华医学会妇科肿瘤学分会,中国优生科学协会中国阴道镜和宫颈病理学分会.人乳头瘤病毒疫苗临床应用中国专家共识[J].中国医学前沿杂志(电子版),2021,13(2):1-12.

第九章

宫颈病变的筛查

第一节 筛查的介绍

一、筛查的概念

筛查是用于危险人群和目标人群的一种公共卫生干预手段，不是用来诊断疾病，而是用于识别很可能患有或将会患有某种疾病的个体。

参加宫颈癌筛查的妇女可能确实感觉非常健康，看上去没有理由去医疗机构进行健康检查。

并非所有疾病都能进行筛查，所有可以进行计划性筛查的疾病应满足下列条件：①对公共健康有严重影响的疾病；②在临床前期（无症状期）可以检测的疾病；③筛查实验必须简单、无创、敏感、特异、经济和易于被目标人群接受；④临床前期的治疗对长期病程和疾病进展有积极作用；⑤筛查实验阳性的人群所需的进一步检查和治疗，应当能够得到、易于接受且经济上负担得起。

宫颈癌筛查应满足上述条件。

我们已经明确，只有具备以下因素时，筛查计划才能成功：①对危险人群的高覆盖率（80%）；覆盖率是指在特定时间内按推荐间隔期进行筛查的妇女占目标妇女人群的比例。筛查实验的次数不是覆盖率，因为筛查实验次数可能包括目标人群以外的妇女和多于推荐次数重复进行筛查的妇女。②对筛查阳性的人群进行相应的随访和治疗。如果阳性结果患者不能正确随访，那么增加覆盖率的努力是徒劳的。③疾病控制计划中各组成部分之间的有效联系（如从筛查到诊断和治疗）。④高质量的人群覆盖、筛查实验、诊断、治疗和随访。⑤充足的资源。

宫颈癌筛查的目的是最大限度地对有患病危险的妇女进行检查，并确保对阳性或异常结果的人群进行相应的随访。这些妇女需要诊断性检查、随访或治疗。筛查结果阳性的妇女通常需要进行阴道镜检查和组织活检作为特异性诊断，以明确异常的程度、范围。

二、筛查的种类及意义

筛查包括有组织的和机会性宫颈癌筛查两种。

（一）有组织的筛查

有组织的筛查是用现有资源最大限度地对宫颈癌高危妇女进行检查。通常在国家和地区水平制定计划。有组织的筛查应特别注意：①目标人群；②筛查间隔；③覆盖的目标；④鼓励妇女加入筛查计划的机制；⑤用于筛查的检查；⑥确保所有筛查结果阳性的妇女能够得到通知；⑦对阳性妇女进一步诊断和治疗的转诊机制；⑧提供治疗建议；⑨监测和评价筛查计划的指标。

（二）机会性筛查

机会性筛查是指当一个妇女由于其他原因来到健康服务机构时进行的检查，独立于有组织的或以某人群为基础的项目外。医务人员可以在咨询中推荐进行筛查或由妇女自己提出。机会性筛查侧重于面对进行产前、儿童健康和计划生育保健的低危年轻妇女。

（三）意义

现普遍认为组织性筛查比机会性筛查花费少、效率高，能更有效利用现有资源和确保绝大多数的妇女受益。如果出现质量控制差、危险人群的覆盖率低、对低危人群的过度筛查、失访率高，组织性筛查和机会性筛查都有可能失败。

三、筛查的益处和风险

作为一般性健康教育的一部分和在筛查前获得知情同意时，均应与妇女一起讨论筛查的益处与风险。正如所有面向健康人群的项目一样，宫颈癌的筛查也会出现一些意想不到的结果。例如：①心理影响——担心害怕被检查出癌症；②错误地认为阳性筛查结果就是癌症诊断；③假阳性结果（正常宫颈被认为异常）可能导致不必要的焦虑和处理；④出现假阴性结果（异常宫颈被报告为正常）；⑤发现其他无法治疗的疾病。

一般来说，遵循特定指南中的建议，可以减少出现这些不良结果。

四、筛查目标人群和频率

通常在国家水平，根据当地宫颈癌的患病率和发病率，以及 HPV 流行情况、现有资源和设施等相关因素，决定筛查目标人群的年龄和筛查频率。

推荐的筛查年龄和筛查频率是从细胞学筛查的经验中得到的。截至目前，还没有相应的以 HPV 检查和以肉眼观察为基础的筛查数据。

在决定筛查目标的年龄和筛查频率时，制订计划者应考虑下述问题：①HPV 感染在年轻妇女中很常见，但大多为一过性；②只有少部分 HPV 感染会导致浸润癌；③宫颈癌发展很慢，从早期癌前病变到浸润癌通常需要 10～20 年的时间；④宫颈癌在 30 岁之前很少见，筛查年轻妇女会发现许多永远不会发展为癌的病变，导致过度治疗，效价比差；⑤3 年一次筛查与 1 年一次筛查同样有效，如果资源有限，5～10 年筛查一次甚至仅在 35～45 岁筛查一次也会明显降低宫颈癌的死亡率。

第二节　筛查方案和流程

一、筛查的起始年龄和终止年龄

筛查的起始年龄应根据各国、各地区宫颈癌发病的年龄特点来确定，各国略有不同。美国癌症协会（ACS）、美国阴道镜及宫颈病理协会（ASCCP）、美国临床病理协会（ASCP）建议对 21 岁以上有性生活史的女性开始进行筛查。欧洲定位在 25 岁以上。WHO 建议在 30 岁或以上的女性中筛查；对于 HIV 感染或在 HIV 感染高发区居住、机体免疫功能低下的女性，筛查起始年龄需适当提前。鉴于我国目前宫颈癌发病的年龄特点，推荐筛查起始年龄为 25～30 岁。若 65 岁及以上女性在过去 10 年内每 3 年一次连续 3 次细胞学检查无异常或每 5 年一次连续 2 次 HPV 检测阴性，无 CIN 病史，则不需要继续筛查。

二、推荐的筛查及管理方案和流程

（一）宫颈癌筛查及管理方案

我国地域广阔，不同地区的经济和医疗技术水平、宫颈癌的疾病负担差异较大，单一的某种筛查方法不能满足不同地区多元化的筛查需求，需要因地制宜选择适宜本地人力和经济资源条件的筛查方案，以提高筛查的覆盖率和效率。综合国内外宫颈癌筛查的最新进展和我国国情，目前我国宫颈癌筛查方案推荐以下 4 种：细胞学、醋酸白试验（VIA）、HPV 检测以及 HPV 和细胞学联合筛查，筛查和管理方案详见表 9-1。

表 9-1　我国推荐的宫颈癌筛查和管理方案

年龄	推荐筛查方案	筛查结果的管理
＜25 岁	不筛查	
25～29 岁	细胞学检查	1. 细胞学阴性：每 3 年重复筛查 2. 细胞学 ASC-US 1）首选 HPV 检测分流，若 HPV 阳性，阴道镜检查；HPV 阴性，每 3 年重复筛查[注1] 2）每 12 个月复查细胞学，若无随访条件，阴道镜检查 3. 细胞学＞ASC-US：阴道镜检查
30～64 岁	细胞学检查	1. 细胞学阴性：每 3 年重复筛查 2. 细胞学 ASC-US 1）首选 HPV 检测分流，若 HPV 阳性，阴道镜检查；HPV 阴性，每 3 年重复筛查[注1] 2）每 12 个月复查细胞学，若无随访条件，阴道镜检查 3. 细胞学＞ASC-US：阴道镜检查
	HR-HPV 检测	1. HPV 阴性：每 3～5 年重复筛查 2. HPV 阳性 1）选择 1：细胞学分流 （1）细胞学阴性：每 12 个月复查 （2）细胞学≥ASC-US：阴道镜检查 2）选择 2：HPV 16、HPV 18 分型检测分流 （1）HPV 16、HPV 18 阴性，其他高危型阳性，细胞学阴性：每 12 个月复查；细胞学≥ASC-US 行阴道镜检查 （2）HPV 16、HPV 18 阳性：阴道镜检查 3）选择 3：进行 VIA 检测分流 （1）VIA 阴性：每 12 个月复查 （2）VIA 阳性：阴道镜检查
	HPV 和细胞学联合筛查	1. HPV 阴性和细胞学阴性：每 5 年重复筛查[注2] 2. HPV 阳性，细胞学阴性 1）选择 1：HPV 高危亚型阳性，每 12 个月复查 2）选择 2：HPV 16、HPV 18 阳性，阴道镜检查；其余高危型阳性：每 12 个月复查 3. 细胞学和 HPV 均阳性：细胞学≥ASC-US，阴道镜检查 4. 细胞学阳性，HPV 阴性 1）细胞学 ASC-US：每 3 年复查细胞学，HPV 检测[注1] 2）细胞学≥LSIL：阴道镜检查
	VIA 检查	1. VIA 阴性：每 2 年重复筛查[注3] 2. VIA 阳性：阴道镜检查

续表

年龄	推荐筛查方案	筛查结果的管理
≥65 岁	若过去 10 年筛查结果阴性（连续 3 次细胞学检测阴性或 2 次联合筛查阴性），无 CIN 病史，终止筛查	
子宫切除术后女性（因良性病变切除）	不筛查	

［注 1］如果是高质量的细胞学，HPV 阴性的 ASC-US 妇女患 CIN 2＋的风险低于细胞学检测阴性的妇女，推荐筛查间隔为 3 年，对于细胞学医师以及细胞学质控相对不足地区，复查间隔可为每 12 个月，没有随访条件的可直接转诊阴道镜。

［注 2］HPV 和细胞学双阴性妇女患 CIN 2＋的风险极低，推荐重复筛查间隔至少为 5 年。

［注 3］VIA 阴性妇女患 CIN 2＋风险高于细胞学阴性妇女，略低于 HPV 阳性且细胞学阴性妇女，推荐每 2 年重复筛查。绝经期妇女因宫颈萎缩严重影响 VIA 的筛查效果，不推荐使用 VIA 进行筛查。

（二）宫颈癌筛查流程

根据国内外关于宫颈癌筛查的循证依据，《宫颈癌综合防治指南》推荐的宫颈癌筛查流程（针对有组织的筛查人群）见图 9-1～图 9-4。

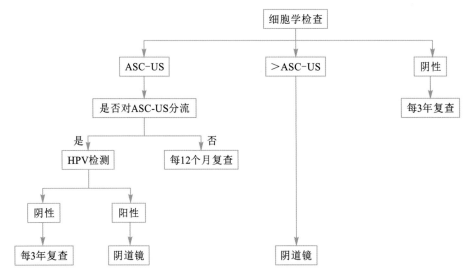

图 9-1　细胞学为初筛的筛查流程

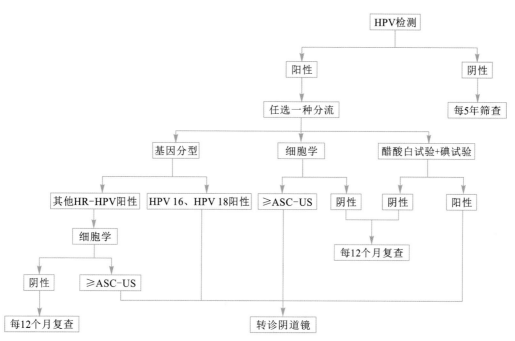

图 9-2　HPV 为初筛的筛查流程

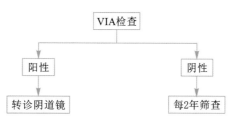

图 9-3　VIA 为初筛的筛查流程

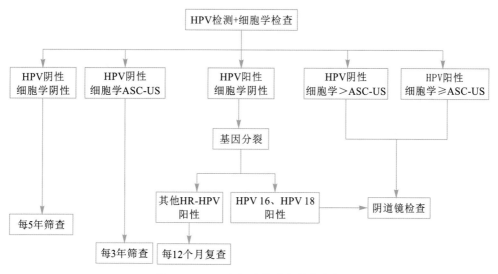

图 9-4　HPV 和细胞学联合筛查流程

三、特殊人群的筛查建议

（1）HPV 疫苗接种后，根据特定年龄的推荐方案同非疫苗接种者一样定期接受宫颈癌筛查。

（2）妊娠妇女：对有妊娠意愿的女性，应在孕前检查时询问近 1 年内是否进行过宫颈癌筛查，如没有，应建议进行宫颈癌筛查，或在第一次产检时进行。

（3）高危妇女：存在高危因素的妇女，如 HIV 感染妇女、免疫抑制妇女（如接受了器官移植妇女）、宫内己烯雌酚暴露妇女，既往因 CIN 2、CIN 3、AIS、宫颈浸润癌接受过治疗的妇女应缩短宫颈癌筛查间隔。

四、宫颈癌筛查的利弊

通过早期发现、诊断和治疗癌前病变和早期宫颈癌，从而降低宫颈癌的发病率和死亡率，是宫颈癌筛查的目标和意义所在。发达国家宫颈癌发病率的下降，主要与实施的全国范围的宫颈癌筛查计划有关。然而任何筛查方法的灵敏度、特异度不可能同时达到 100%，均存在不同程度的漏诊即假阴性（异常宫颈报告为正常），失去早期发现和治疗的机会，以及误诊即假阳性（正常宫颈被认为异常），导致不必要的焦虑、过度的检查或治疗。此外，检查本身也会给一些妇女带来心理上的负担和紧张。因此，应尽力加大妇女人群筛查的覆盖面，根据当地资源和能力状况计划和实施好宫颈癌筛查工作，选择适宜的筛查方法；开展大众宫颈癌防控的宣传教育，并针对性地做好咨询和心理疏导工作。

第三节　筛查结果异常的管理

关于宫颈癌筛查异常管理相关问题的专家共识，由中国优生科学协会阴道镜和宫颈病理学分会（CSCCP）专家委员会于 2018 年 3 月编写出版。在此之前，共识的主要来源是美国阴道镜和宫颈病理学会（ASCCP）2001 年、2006 年、2012 年专家共识。共识基本观点一致，但 CSCCP 更具有中国特色，指导性更强，正在被广大的、从事相关工作的医护人员接受和应用。

根据我国宫颈癌防治现状，CSCCP 与中华医学会病理学分会、国家卫健委病理质控中心专家组多次讨论，对于细胞病理学质控管理及筛查结果异常者的管理达成以下共识。

一、中国宫颈癌的疾病负担和筛查管理现状

世界卫生组织/国际癌症研究机构（WHO/IARC）发布的数据显示，2012 年我国宫颈癌新发病例约为 62 000 例，占全球新发病例的 12%，死亡病例约为 30 000 例，占全球死亡病例的 11%。根据国家癌症中心公布的最新数据估计，2015 年我国宫颈癌新发病例约为 98 900 例，死亡病例约为 30 500 例。目前总体人群筛查率处于低水平，2010 年，全国城市平均宫颈癌筛查率为 29.1%，东部经济发达地区约为 31.3%，农村约为 16.9%。我国面临着严峻的宫颈癌防治形势。

目前我国拥有国际上常用的宫颈癌筛查、分流、转诊技术，例如宫颈脱落细胞学、人乳头瘤病毒（HPV）检测、肉眼观察（VIA/VILI）、p16、Ki-67 双染和阴道镜检查等，还有一些我国自主研发的技术方法。我国宫颈癌筛查面临的主要问题是覆盖率不足，无全国性宫颈癌筛查指南和管理规范，筛查诊治不规范、过度医疗、诊疗不足或缺乏随访等情况屡有发生。中国地域辽阔、资源分布不均，更需要采取多元化的筛查策略。目前适宜中国的筛查技术和策略缺乏数据支撑；HPV 检测产品众多，缺乏

充分的临床验证数据；细胞学、组织病理学、阴道镜医师缺乏规范化培训。现有条件下，宫颈癌筛查及病变的临床管理多参考欧美国家的指南进行。

二、宫颈癌筛查中细胞病理学的质控管理

（一）关于设立筛查机构的原则

宫颈细胞病理学实验室应隶属于医疗机构的病理科或在国家认定的独立实验室。尚未具备条件或未设立独立细胞病理学实验室的医疗机构，其细胞病理学诊断任务应由具备相应资质的病理科医师，或二级以上医院或独立医学实验室的相关部门承担完成。工作中按医疗管理条例规定签订协议，确保送检资料安全，诊断报告正确及时。

（二）宫颈细胞及组织病理学相关人员

诊断医师应由具有医师执业资质、接受过细胞及组织病理学专门培训，且考试合格，并取得岗位培训合格证书者担任。筛查员应由具有医学大专及以上学历，且经过细胞病理学培训基地专业培训6个月以上，考试合格后获得细胞病理学筛查合格证者担任。细胞及组织病理学技术员由具备医学大专及以上学历，从事相应技术者担任。

（三）筛查工作量及人员配比

每位细胞病理学工作人员（包括诊断医师和筛查员）每工作日（8 h）妇科细胞学涂片阅片量不超过100张；采用电脑辅助阅片的部门允许每人每工作日（8 h）阅片量不超过200张。原则上每位技术人员每天阅片量不超过250张。

（四）细胞学及组织病理人员培训

采用现场和网络培训相结合方式，设置国家及省市培训基地和网络培训机构。CSCCP联合中华医学会病理学分会细胞学组、卫健委临床病理质控中心及各省级临床病理质控中心建立培训基地。拥有高级职称的细胞病理学专科医师、具备教研工作能力和条件、年细胞学检查量＞10 000例、已开展传统巴氏涂片（Papsmear）、液基细胞学、细胞蜡块制作、HPV检测等项目的三级甲等医院病理科和（或）独立医学实验检测机构，具备申请培训基地的资格，经专家评审确定诊断质量和质控优秀的单位可以被认定具有培训基地资格并给予授牌，行使培训任务。已授牌基地接受CSCCP每两年一次的基地考核，对不能达到要求的单位，取消培训基地资格。

（五）质量控制及方案

质量控制方案包括实验室标准、人员资质、整体诊治流程质控、SOP文件、室内质控及室间质控记录等一系列评价体系。通过数据库及相关文档回顾性评价以下指标：①TBS各级判读的阳性检出率（＞5 000例样本统计量）。②非典型鳞状上皮细胞/鳞状上皮内病变（ASC/SIL）比值。③TBS分级判读为不能明确诊断意义的非典型鳞状上皮细胞（ASC-US）、非典型鳞状上皮细胞不排除高度鳞状上皮内病变（ASC-H）、低度鳞状上皮内病变（LSIL）、高度鳞状上皮内病变（HSIL）、鳞状细胞癌（SCC）的高危型HPV阳性率等。以上各项指标应达相应检查要求。④＞100例细胞学阳性标本，包括ASC-US、ASC-H、LSIL、HSIL、SCC、非典型腺细胞（AGC）、腺癌（AC），组织学最终确认结果（即宫颈切除术或子宫切除术后的宫颈组织病理学诊断）的符合率。⑤阳性病例的随访登记制度和随访比例。⑥现场督察随机抽取连续10～20例阳性病例、20～30例阴性病例、20例室间质控标准片做现场考核。

三、宫颈癌筛查结果异常的管理

宫颈癌筛查结果异常包括宫颈细胞学异常、高危型 HPV 阳性（包括 HPV 16、HPV 18 阳性及其他 12 型阳性）。

（一）高危型 HPV 阳性作为初筛时的处理

高危型 HPV 阳性处理见图 9-5。

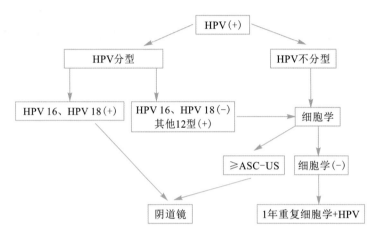

图 9-5　高危型 HPV 阳性的处理流程

因年轻女性是 HPV 感染的高峰年龄，建议高危型 HPV 检测用于 30 岁以上女性。

（二）宫颈细胞学异常的处理

宫颈细胞学是以形态学的变化评估肿瘤的发生发展。宫颈涂片取材自宫颈鳞柱交接部位的脱落细胞，脱落细胞的特征与活体细胞的特征不完全相同，且无组织结构。因此，宫颈细胞学结果作为筛查结果，不能作为疾病的确定诊断，不能以此作为临床处理的依据。宫颈细胞学异常的处理是指以细胞学作为初筛方法的异常细胞学的处理，见图 9-6。

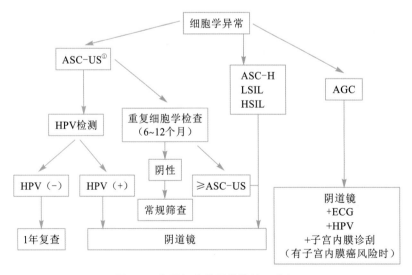

图 9-6　宫颈细胞学异常的处理流程

①不能行高危型 HPV 检测或分型时，可行阴道镜检查

1. 细胞学 ASC-US 处理　在异常细胞涂片中，ASC-US 占 50％以上，是最常见的细胞学异常类型。人群中 ASC-US 的发病率为 5％ 左右。ASC-US 女性中 HR-HPV 感染率为 31％～60％，可反映不同病理变化过程，包括高危型 HPV 感染、CIN、癌、炎症及萎缩等。ASC-US 的可重复性差。细胞学 ASC-US 中经宫颈活检诊断 CIN 2～3 的概率在 10％ 以下，浸润癌风险低，为 0.1％～0.2％。由于造成 ASC-US 的原因诸多，容易发生诊断不足或过度诊断是临床处理中的难题。

特殊人群的 ASC-US 处理：妊娠期可以按照图 9-6 处理，也可以延迟至产后处理。21～24 岁女性可选择细胞学随访。

2. 细胞学 ASC-H 的处理　ASC-H 在人群中的平均检出率为 0.42％。在 ASC 中，ASC-US 约 占 90％，ASC-H 约占 10％。ASC-H 的细胞改变具有 HSIL 的特征，但诊断 HSIL 的证据不足，多与高危型 HPV 感染有关。宫颈活检诊断 CIN 2～3 的概率为 24％～94％，不同医疗机构或医师之间变化较大。对于细胞学 ASC-H，不论 HR-HPV 是阳性或阴性，均应直接转诊阴道镜检查。

3. 细胞学 LSIL 处理　LSIL 在人群中平均检出率为 0.9％，LSIL 大多预示 HPV 感染。Meta 分析显示，LSIL 的高危型 HPV 阳性率为 83％。初次阴道镜发现≥CIN 2 的概率为 12％～16％。

特殊人群的 LSIL 处理：①妊娠期 LSIL。可以按照图 9-6 处理，若孕妇不接受阴道镜检查，也可以延迟至产后处理。②21～24 岁。可选择细胞学随访，如随访中细胞学异常，则转诊阴道镜。③老年妇女。若年龄＞60 岁，建议选择高危型 HPV 检测，也可按照图 9-6 处理。

4. 细胞学 HSIL 处理　细胞学 HSIL 并不常见，国外有报道细胞学 HSIL 在人群中平均检出率为 0.45％。阴道镜指导下宫颈活检诊断≥CIN 2 的概率为 70％～75％，Leep 锥切术切除标本诊断≥CIN 2 的概率为 84％～97％，浸润癌为 1％～2％。当细胞学为 HSIL 应立即转诊阴道镜检查。

5. 细胞学 AGC 处理　细胞学 AGC 约占受检人群的 0.5％，其中高危型 HPV 感染率约为 20％。细胞学 AGC 往往与宫颈癌、子宫内膜癌、卵巢癌、输卵管腺癌等一系列肿瘤性病变相关，但也可由反应性细胞改变、息肉等良性病变造成。有研究报道细胞学 AGC 经组织病理学诊断 CIN 2～3 的概率为 9％～54％，AIS 为 0～8％，宫颈浸润癌为 1％～9％，不同医疗机构和医师之间差别较大。如果细胞学考虑为子宫内膜来源的 AGC，可以选择先做分段诊刮，如未见异常，再做阴道镜检查。

（三）细胞学联合高危型 HPV 检测结果异常的处理

近 50 年来，宫颈细胞学对于降低宫颈癌发病率和死亡率的有效性得到了时间的检验。国际上宫颈癌筛查和管理指南主要基于单独细胞学筛查结果所提示的风险而定。随着 HPV 检测技术的出现，数据显示其可以显著提高细胞学的敏感性，细胞学和高危型 HPV 联合检测成为宫颈癌筛查的策略之一。对于联合筛查结果异常者的管理以单独细胞学筛查发生 CIN 3＋的风险为参考依据，采用同等风险同等管理的方案指导临床。

美国一家健康机构在 2014 年进行的一项汇总研究发现，对于 30～64 岁的 965 360 例女性，细胞学 LSIL 的 5 年 CIN 3＋的累积风险为 5.2％，临床处理为直接转诊阴道镜。

高危型 HPV 阳性/ASC-US 的 5 年 CIN 3＋的累积风险为 6.8％，高于 LSIL 风险，依据同等风险同等管理，支持直接转诊阴道镜。单独细胞学阴性者的风险为 0.26％，3 年重复宫颈癌筛查。高危型 HPV 阴性/细胞学阴性风险为 0.08％，远低于 0.26％ 的阈值，提示可以选择更长时间的筛查间隔（例如 5 年）。结合我国目前 HPV 检测现状及细胞学质量参差不齐的实际情况，提出图 9-7 所示的流程。

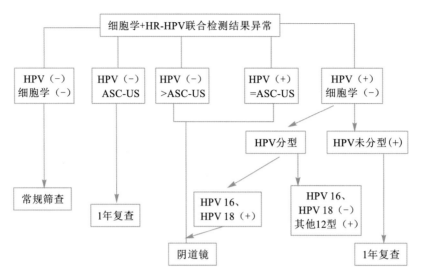

图 9-7　宫颈细胞学＋HR-HPV 联合检测结果异常的处理流程

四、宫颈癌筛查结果异常处理中应注意的问题

在宫颈癌筛查结果异常的处理中要遵循规范化的原则，但规范化不能覆盖全部女性的具体情况，应在规范化的基础上进行个体化处理，可以参考患者年龄、临床表现、细胞学检查质量、HPV 检测、患者意愿、随访依从性、经济条件、医疗资源、医生经验、医疗水平，以及妇科医师、细胞学医师、组织病理学医师的水平等因素进行个体化处理，其目的是最大限度地避免漏诊和处理过度的问题。

五、结语

在宫颈癌筛查异常管理方案中，该共识意见适用于健康筛查人群，并不一定完全适合临床患者的管理。前者是健康人群，而后者是有症状的个体。前者是在无症状人群中寻找可能的患者，后者是在有症状个体中明确疾病来源。不同人群的检查目标不同，选择的方法不尽相同。对于医院就诊的有症状患者，推荐采用细胞学和 HPV 联合筛查。目前全国范围内细胞学检查质量有限，高危型 HPV 检测方法众多，在没有获得中国国内临床验证数据之前，建议参考既往有充分临床数据验证研究的文献报道。建议临床医师根据该共识意见进行管理的同时，一定结合当地实际情况对患者进行诊疗，以免漏诊。

第四节　DNA 倍体检测

一、概述

DNA 倍体分析主要利用对细胞核内染色体中 DNA 含量的检测来判定细胞的生理状态及病理改变，是现有宫颈癌早期筛查中的重要一环。通过对样本内细胞进行 DNA 倍体的检测，就可以知道样本内是否存在突变的细胞，以及突变细胞的数量。检测方法是通过对样本进行特异性染色，利用性能强大的计算机系统，将显微图像数字化，使用全自动显微镜对样本实现连续图像采集，并利用相应的软件进行图像分析，可快速得到图像几何学、形态学、光学等多种参数。其检测结果的可靠性、准确性和检测劳动强度都会大大降低。

二、原 理

（一）细胞周期（cell cycle）

细胞周期是指细胞从一次分裂完成开始到下一次分裂结束所经历的全过程，分为间期与分裂期两个阶段（图 9-8）。在这一过程中，细胞的遗传物质复制并均等地分配给两个子细胞。间期又细分为三期：即 DNA 合成前期（G1 期）、DNA 合成期（S 期）与 DNA 合成后期（G2 期）。

1. G1 期（first gap）　从有丝分裂到 DNA 复制前的一段时期，又称合成前期，一般持续时间在 10 h 左右，此期主要合成 RNA 和核糖体。该期特点是物质代谢活跃，细胞体积显著增大，但核内染色体数量无改变，均为 23 对染色体。

2. S 期（synthesis）　即 DNA 合成期，一般持续时间在 9 h 左右，在此期，主要完成 DNA 染色体的合成复制，同时还要合成组蛋白。此时期内染色体数量会由 23 对过渡至 46 对。

3. G2 期（second gap）　即 DNA 合成后期，一般持续时间在 4 h 左右，是有丝分裂前的最后一个时期。在这一时期，DNA 合成终止，染色体数量保持在 46 对。

分裂期，即 M 期，一般持续时间在 1 h 左右，是整个细胞周期中最短的一个环节，由一个母细胞分裂成为两个子细胞。46 对染色体会平均分配至两个子细胞内，各含有 23 对染色体。

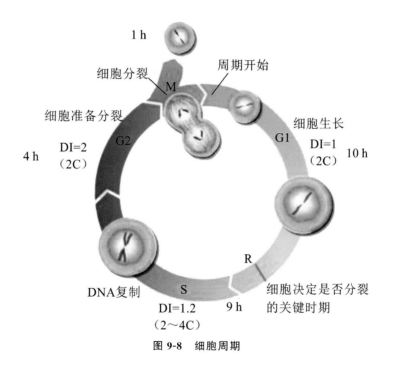

图 9-8　细胞周期

在一个增殖的细胞群中，所有细胞并非是同步增殖的，它们在细胞周期运行中，可能有 4 种命运：①细胞经 M 期又开始第 2 次周期；②停止于 G2 期，称为 G2 期细胞（R2），它受某种刺激后可进入周期；③停止在 G1 期，称为休止细胞或 G₀ 期细胞，这类细胞受某种刺激后仍能进入周期，继续进行有丝分裂，正常情况下，机体内超过 90% 以上的细胞处在这个时期；④丧失生命力近于死亡的细胞，称为丢失细胞，或称不再分裂的细胞。继续分裂的细胞沿着细胞周期从一个有丝分裂期到下一个分裂期。不再分裂的细胞离开了细胞周期不再分裂，最终死亡。

（二）DNA 指数

正常二倍体细胞核内 DNA 含量基本恒定，23 对染色体约 7.18pg，目前常用的单位包括倍体（content）及 DNA 指数（DNA index，DI）。在进行 DNA 定量分析时，并不直接测定细胞核内的 DNA

含量，而是利用系统测量到的染色细胞核的积分光密度（integrated optical density，IOD）来判断细胞核内 DNA 的含量。

$$DI = \frac{被测细胞\ DNA\ 的\ IOD\ 值}{正常细胞\ DNA\ （G0/G1\ 期）\ IOD\ 平均值}$$

如果测量的细胞刚好处于 G0/G1 期，其 IOD 的含量就与正常参照细胞的 IOD 平均值很接近，故计算出来的 DI 值就在 1 的附近。而正常情况下，机体内大部分细胞均处于这个时期，所以计算出来的大部分细胞核 DI 值会集中在 1 的附近。如果被测量的细胞处于 G2 期，其核内染色体组数为 46 对，即 4 倍体细胞，为正常二倍体细胞的两倍，故计算出来的 DI 值就在 2 的附近。处于 S 期的细胞，DI 值的范围在 1～2。

DI 值是一个相对的比值，而不是一个 DNA 含量的绝对数值，所以它是没有单位的。而软件选择作为参照的正常细胞，部分软件会选择细胞核形态及核内 DNA 含量相对稳定的固缩核细胞，部分软件会选择根据参数优化出来的样本本身的二倍体细胞对为参照。

（三）检测系统

目前国内外使用的 DNA 倍体检测系统有很多，但基本都由几个大块构成，在肿瘤早期诊断中显示了明显的优势。现在市场上广泛使用的生物显微镜主要是根据光学成像原理设计的，把光学显微镜加上 CCD 自动摄像即可以实现对细胞图像的全自动采集，通过对采集图像的识别和分类，即可实现上述目标（图 9-9）。

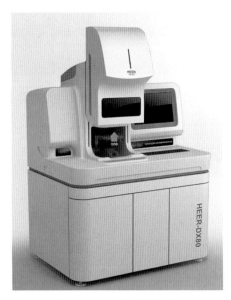

图 9-9　DNA 倍体检测仪

（四）质量控制

DNA 倍体检测作为自动化检测设备，其质控是非常有必要的，通常会影响到其检测的 DNA 含量，主要包括以下两个方面：被检测的玻片的染色的稳定性和检测设备的稳定性，可以选择如下方式进行质量的管控。

1. 染色的稳定性　软件对检测样本扫描分类完成后，会基于分类得到的二倍体正常细胞计算一个 IOD 平均数值，根据不同的设备和软件，会有标准的 IOD 数值的范围，记录同批次染色完成的玻片 IOD 数值，观察是否均在要求的数值范围内，可以用于评估染色的稳定性。如果均在数值范围内，则证明该批次染色相对稳定；如大部分样本检测得到的 IOD 数值均高于或低于设定的阈值，则染色效果不佳，稳定性较差；如仅有少量样本不在数值范围内，经重复制片染色后，数值均不能达到正常范围，则考虑样本的问题，如保存液固定是否合格、样本内是否混入了其他外源性杂质。

2. 检测设备的稳定性　作为基于光密度原理使用的自动化显微镜，对于整体显微镜的光源稳定性和整个照明系统的稳定性要求非常高，所以需要定期来检测确认检测设备是否稳定。可以选择使用标准玻片对设备重复扫描，观察设备的稳定性。频次根据实验室环境及设备使用时限，可选择每周 1 次至每月 1 次。检测之前，需要对设备进行显微镜科勒照明系统进行调整，保障照明系统标准化，然后将标准玻片进行扫描，扫描完成后，观察二倍体细胞的 DI 值、IOD 值、CV 值及分析细胞总数是否在范围内来评估设备的稳定性：①每次扫描完成后，相同二倍体细胞图像的 DI 值偏差＜10％；②二倍体细胞平均 IOD 值偏差＜10％；③二倍体细胞 CV 值偏差＜10％；④分析细胞总数偏差＜10％。

三、检测技术

要保障 DNA 倍体检测结果的准确性，前期的制片染色流程非常关键，必须严格地按照相关操作的标准流程来进行，才能保证制片染色的标准化及准确性。

（一）制片

目前国内常见的细胞学制片方式包括手工涂片、直接甩片、膜式液基薄层制片术（TCT）、比重离心沉降式制片术（LCT）等方式。手工涂片速度快，但需要及时的固定，否则细胞容易退变，影响 DNA 含量的检测，同时对于涂片的医生要求高，区域范围不固定，很容易出现涂片厚薄不均匀导致检测结果不准确，目前实际使用较少。直接甩片的区域范围相对固定，制片速度较快，制片孔径多集中在 15～20 mm 直径范围，但对于黏液、血液、炎性样本前处理少，制片效果一般。TCT 技术进入国内较早，制片速度快，可单张制片，制片孔径为约 18 mm 的圆形区域，样本有预处理，制片效果佳。LCT 制片技术进入相对较晚，批量制片，为 13 mm 直径的圆形区域，较 TCT 小，制片密度均匀，阳性细胞收集更为集中。

（二）Feulgen 染色

为了更精准地进行 DNA 倍体的定量检测，检测的样本通常会选择使用 Feulgen 染色的方法来进行细胞核内 DNA 的染色。DNA-Feulgen 染色方法由 Feulgen 等人在 1924 年建立，这种方法至今仍然是 DNA 定量测定的主要染色方法之一。其作用机制也久经研究和讨论，现已取得一致意见。其具体反应原理是，标本经稀盐酸水解后，DNA 分子中的嘌呤碱基被解离，从而在核糖的一端出现了醛基。Schiff 试剂中的无色品红可与醛基反应，形成含有醌基的化合物分子，因醌基为发色团，故可呈现出紫红色。也就是说，DNA 经稀盐酸水解后产生的醛基具有还原作用，可与无色品红结合形成紫红色化合物（图 9-10），故 Schiff 试剂与 DNA 上暴露出来的醛基是一个定量的结合，其显色的深浅与核内 DNA 的含量呈正相关，从而可以显示出 DNA 的含量及分布情况。与 Schiff 试剂具有相同功能的还有硫堇试剂，不同的是硫堇试剂本身就具有颜色，且染色后细胞核实际显色效果为紫蓝色，更贴近苏木素的细胞核染色，同时具有显色颜色深、不易褪色的优势，所以目前进行 DNA 倍体检测多会选择硫堇染色。

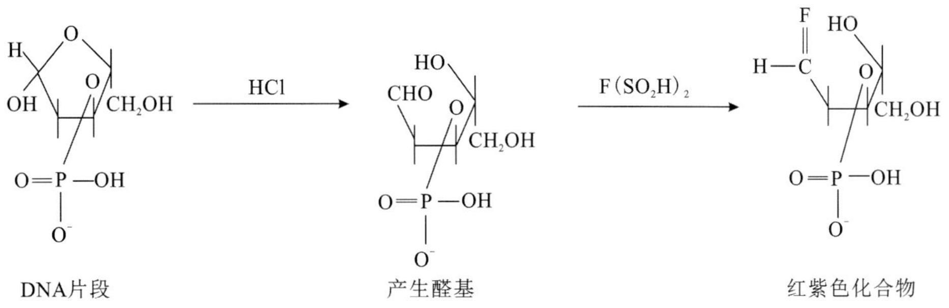

DNA片段　　　　产生醛基　　　　红紫色化合物

图 9-10　Feulgen 染色原理

Feulgen 染色的方法流程比较多，选择一种进行介绍：①切片置于 95% 酒精固定 30 min；②流水洗涤 4～5 次；③固定液固定 60 min；④流水洗涤 4～5 次；⑤分化液分化 45 min［温度（25±2）℃］；⑥流水洗涤 4～5 次；⑦置于染液中染色 60 min［温度（25±2）℃］；⑧流水洗涤 4～5 次，洗涤完成后在水中浸泡 5～10 min；⑨酒精中梯度脱水，封片。

（三）染色影响

Feulgen 染色的流程中，很多因素均可影响到染色的效果，如实验室的温度、湿度、试剂的浓度、pH 值等，但主要影响的还是固定、分化及染色的过程，下面分别对几种影响的因素进行说明。

1. 固定　样本在分化前必须经过固定，固定液可以更好地固定细胞核，确保胞核面积大小在后续分化的过程中不会受到影响，同时可以固定核内 DNA，使得核内 DNA 不会在水解的过程中丢失，从而影响核内 DNA 含量的测定（图 9-11、图 9-12）。

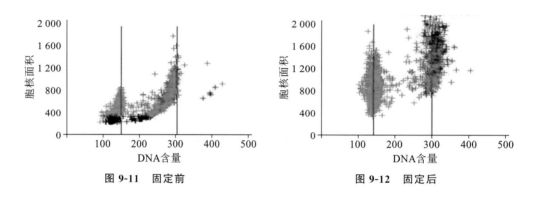

图 9-11　固定前　　　　　　　　　　　图 9-12　固定后

2. 分化　从前面的 Feulgen 染色原理中可以了解到，硫堇染色液之所以可以与核内 DNA 结合染色，是因为硫堇染色液与醛基结合显色，而醛基的产生则来源于分化。利用盐酸将 DNA 螺旋结构上的脱氧核糖核苷酸与碱基分开，水解成为含有醛基的核苷酸，从而与硫堇染色液相互结合显色。如果分化不充分，则醛基暴露不充分，显色后测量得到的 IOD 数值则偏低，随着分化程度的增加，IOD 数值会随之增加。但如果分化过度，DNA 分子在酸性水解的过程中会被裂解成小片段，这些小片段会在后续水洗的过程中脱落，也会造成 IOD 数值偏低。同时温度也会影响整个分化的过程，温度越高，分化速度越快，分化时间越短，温度越低，分化速度越慢，分化时间越长。在高温下分化，虽然时间短，但曲线平台期短，人工操作时很难控制，故适合于机械自动化染色。选择人工操作染色时，依然建议选择室温下分化，平台期长，染色稳定性好（图 9-13）。

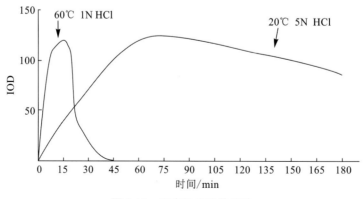

图 9-13　温度及 HCl 的影响

3. 硫堇染色　在 Feulgen 染色的过程中，分化后得到的脱氧核糖乙醛结构是一个不稳定的结构式，它和脱氧核糖半缩醛是一个可逆的过程，所以硫堇染色液与醛基结合并显色的过程也是一个缓慢进行的过程，也会有一个IOD数值逐步上升并到达一个平台期的过程（图9-14）。所以在硫堇染色的过程中一定要保证整体染色的时间达到标准所要求的时间，同时注意不要让固定液污染到硫堇染色液内，因为其内含有醛基，会造成硫堇染色液染色效果降低。

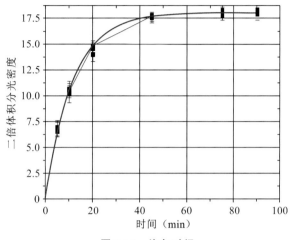

图 9-14 染色时间

4. 水洗 作为Feulgen染色的最后一个流程，硫堇完成后需要一个水洗浸泡的过程，这一步的目的是去除掉一些非特异性的硫堇着色。因DNA双螺旋结构的特征性，容易发生嵌入式的非特异性染色（图9-15），通过水洗和浸泡可以去除这种非特异性染色。水洗浸泡的时间通常是15～30 min，流水缓慢洗涤的效果优于浸泡，温水效果优于冷水，特别是在室温过低的情况下，直接使用冷水水洗浸泡，可能会导致硫堇染液析出硫堇结晶，直接影响DNA倍体检测。

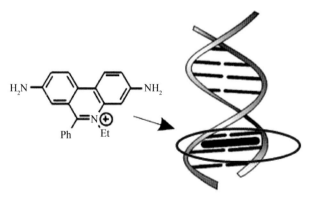

图 9-15 嵌入式染色

四、临床应用

DNA倍体检测在国内应用已比较广泛，目前的定位是作为宫颈癌的二级筛查方法，可以作为常规的细胞学诊断的一个很好的补充。在保障了前期的制片及染色的标准化后，DNA倍体检测具有设备自动扫描全视野图像，扫描速度快，可挑选出可疑的细胞核图像，方便细胞病理医生镜下复核的优势，比起传统的人工镜下阅片，可以找到更多的阳性细胞。所以对比传统的宫颈癌筛查技术，DNA倍体检测具有以下优势。

（一）更高的阳性检出率

目前，作为一级筛查技术的细胞学检测技术是建立在宫颈组织已经发生间变或恶变的基础上，通过脱落细胞取得形态学的支撑性资料来获得诊断，而DNA倍体检测技术是通过倍体检测间接判读宫颈组织的状态，可能是处于代谢水平异常的组织，也可能是处于间变或恶变的组织，由于它的检测结果客观，受人为因素的影响较小，又正好弥补了我国细胞学人员的严重不足，因此，从它进入中国就受到青睐。由于该技术的特点，提高了筛查的敏感性，当然，同时也降低了其特异性。

过去几年，我们对武汉市 101 408 名患者进行了 DNA 倍体检测＋常规细胞学检测，结果显示，DNA 倍体检测发现的阳性人群样本比例在 8.42％，而常规细胞学检测发现的比例为 5.95％，二者存在显著性差别。我们进一步分析了 974 例患者的病理结果，常规细胞学以 LSIL 及以上来计算阳性检出率，对 CIN 2 及以上病变的检出率为 55.5％，而 DNA 倍体检测以 3 个及以上倍体异常细胞为标准，其阳性检出率为 84.5％，明显高于常规细胞学检测，且对于 CIN 2 及以上病变，在常规细胞学检测中，仅 91 例报道了 HSIL 及以上，仅占病变比例的 23.8％，而 DNA 倍体检测对于 CIN 2 及以上的病变，检出的比例则达到了 84.5％，DNA 完全阴性的病例仅 3 例，也低于常规细胞学 8 例。所以，DNA 倍体检测可以辅助常规细胞学提升细胞学检出的阳性率（表 9-2）。

表 9-2　两种方法的阳性率与病理结果对照

组织病理结果	常规细胞学检测							DNA 倍体检测			
	正常	ASC-US	ASC-H	L-SIL	H-SIL	恶性肿瘤	AGC	0	1~2个	3~9个	≥10个
宫颈炎（424）	28	246	20	117	7	2	4	45	122	202	55
CIN 1（168）	3	79	4	77	4	0	1	7	48	50	63
CIN 2（129）	2	58	8	40	18	1	2	2	16	55	56
CIN 3（145）	4	57	23	25	36	0	0	0	16	61	68
肿瘤（108）	2	47	8	13	30	6	2	1	24	47	36

（二）对 ASC-US 病例进行分流

在传统的细胞学检查中，细胞病理学医生很难对 ASC-US 的病变进行判读，很多疑似病变的细胞，更多的是偏向于反应性改变，DNA 倍体检测是检测核内 DNA 含量的变化，如果观察到形态学有变化，同时伴随 DNA 倍体的改变，再去进行阴道镜检查，可以大大地减少过度阴道镜检查及活检的人群数。

（三）评估宫颈病变的严重程度

DNA 倍体检测可根据细胞核内染色体倍体数量的改变及分布来判断宫颈 CIN 病变的严重程度，在 CIN 1、CIN 2、CIN 3 及宫颈癌的病例中，出现非整倍体细胞的比例分别为 66％、70％、89％及 88％，非整倍体的细胞数量越多，其形成的非整倍体细胞峰越多，病变越严重（图 9-16、图 9-17）。

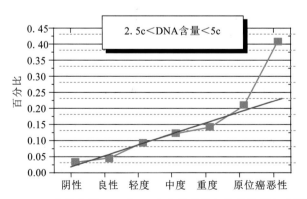

图 9-16　DNA 含量介于 2.5c 和 5c 中非整倍体细胞的比例与宫颈病变

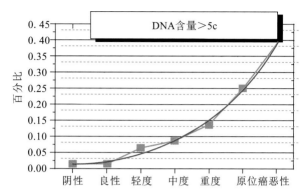

图 9-17　DNA 含量大于 5c 时非整倍体细胞的比例与宫颈病变

（四）对治疗后的效果进行评估

宫颈病变经过治疗后，病变部分被清除，用细胞学进行随访及监测时，容易出现修复性反应的细胞改变，判读困难。而利用 DNA 倍体检测，对比治疗前后非倍体细胞比率，可以对治疗后的效果进行评估。

五、技术进展

DNA 倍体检测技术从进入国内发展到现在已经历了 10 多年的时间，技术不断发展成熟，但也有一些不足之处。前期的 DNA 倍体分析都在液基细胞学的基础上制两张玻片，一张进行 Feulgen 染色，一张进行巴氏染色。若出现两张玻片上的细胞分布不同，阳性细胞不一致的情况，且 DNA 倍体检测出现阳性细胞，医生需要镜下复核时，单染胞核的 Feulgen 染色会造成细胞病理医生识别困难。所以现有的 DNA 倍体检测技术在往复合型染色发展，利用 Feulgen 染色对胞核进行染色，再对胞浆进行巴氏染色，只需要一张玻片即可完成两张诊断（图 9-18、图 9-19）。

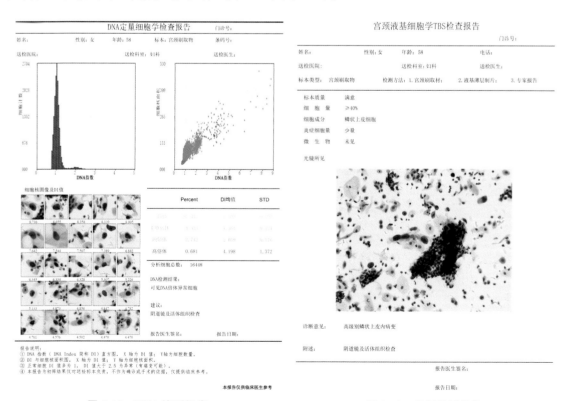

图 9-18　DNA 检测报告　　　　　　　图 9-19　常规检测报告

第五节　应用与评价

一、细胞学发展简史及作用

我们简要回顾一下细胞学发展史上的主要时间节点：1943 年巴氏细胞学问世，1951 年由杨大望教授首先引入国内，1978 年中国提出改良巴氏细胞学诊断标准，1996 年 TCT 获得美国食品与药物管理局（FDA）通过，1999 年 LCT 获得 FDA 认证通过，2001 年 TBS 系统问世。

液基细胞学检测技术产生后便投入到临床实践中，并被越来越多的病理学专家所认可，在发达国家已成为宫颈细胞学的一种常规筛查手段。目前，国内也基本上是"遍地开花"，涵盖县级以上人民医院和妇幼保健院。

液基薄层细胞技术在取材、固定及制片等环节改进了常规涂片的操作方法，对宫颈病变的检出率及所取标本的满意率均高于巴氏细胞学技术，这一点是公认的。

TBS 报告系统采用统一的术语，报告方法直观、具体和易懂，有利于细胞病理学医生与临床医生之间相互沟通，有利于指导临床医生对患者的治疗，同时也方便了医学界同行的国际交流。

二、HPV 发展简史及作用

我们简要回顾一下 HPV 发展史上的几个主要节点。1949 年 Strauss 在电镜下发现 HPV，1974 年 Zur Hausen 首次提出人乳头瘤病毒感染与宫颈肿瘤密切相关，1983 年 Durse 和 Zur Hausen 发现了 HPV 16，2004 年国际癌症研究署发布一致性声明：HPV 感染是宫颈上皮内瘤变及宫颈癌发生的必要因素，2008 年 Zur Hausen 发现了 HPV 是宫颈癌的致癌病毒，并把某些高危的 HPV 感染和宫颈癌联系起来而获得了诺贝尔生理医学奖。

此后，HPV 在宫颈癌筛查及诊断中的作用受到重视，多种检测方法应运而生。21 世纪初，TCT ＋ HPV 联合初筛被称为最佳筛查方案。2015 年，有学者提出将 HPV 作为初筛，阳性者用细胞学分流。

三、阴道镜发展简史及作用

1925 年，Hans Hinselmann 设计了第一台阴道镜。20 世纪 50 年代引入中国。20 世纪 80 年代，大量有学术价值的论文发表。20 世纪 90 年代，美国首推电子阴道镜。2001 年，我国首次采用国产电子阴道镜进行宫颈癌的筛查。2005 年，全国范围内大面积使用阴道镜。2020 年，AI 电子阴道镜问世。

阴道镜诞生的初衷，是对"临床前"宫颈病变的进一步识别，是对初筛方法阳性病例的确诊，使检查者能够借助这个"放大的眼睛"准确瞄准病变部位，判断可能的病变程度并直接活组织切片检查。后来，随着阴道镜设备的普及，一些没有细胞学及 HPV 检查条件的医疗机构开始将其用于门诊患者的机会性筛查，结果如何，目前还缺乏数据支撑。"替代"终归是"替代"，组织性的筛查和普查还是会选择细胞学检测。但是，为了保证筛查的高效，WHO 于 2021 年 6 月建议以 FDA 批准的 HPV 作为初筛。

阴道镜检查是一种直观技术，对图像的解释带有一定的主观性。阴道镜检查的准确性主要与能否看到整个转化区和全部病变及专业人员的经验有关。有经验的阴道镜专家可以立即判断宫颈病变部位及性质。掌握阴道镜技术不仅需要经过专门培训，而且还需要足够的工作量来保持工作者的临床技能。因此，用于普查受到限制。宫颈癌常发生在宫颈上皮的移行区，妇女绝经期前后，12％～15％宫颈上皮鳞柱交界上移至颈管内，而阴道镜难以观察到宫颈管内的病变，常造成假阴性，其假阴性率达 14％。阴道镜检也不易鉴别有无间质浸润，30％～50％的微小浸润癌被漏诊。颈管诊刮术有可能可以减少诊断性锥切术的应用。研究表明，阴道镜检查对 CIN 的诊断准确性接近 80％，敏感性与阴性预测值高，特异性较低，但是，在诊断 HSIL 和宫颈癌时，其特异性明显升高。

　　总之，对宫颈癌前病变筛查的程序应遵循"三阶梯"诊断程序，阴道镜检查是筛查程序的第二步，承担着极其重要的"承前启后"的作用，对于诊断 CIN 和宫颈癌是一项很有价值的辅助诊断方法。

四、三阶梯诊断法

　　所谓的"三阶梯诊断法"中的第一步是细胞学筛查；第二步是阴道镜检查；第三步是病理组织学诊断。三阶梯诊断法的引入与推广对我国宫颈癌筛查与诊断工作起到了积极而又肯定的作用，随之而来的是多种细胞学检测方法的引入、阴道镜的普及，CIN 及早期病例显著增加。

　　三阶梯诊断法最初的简易示意图如下（图 9-20）。

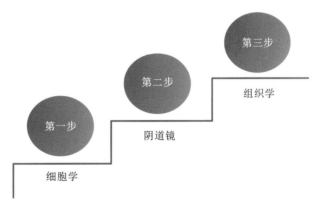

图 9-20　三阶梯诊断法示意图

五、四步法的诞生及应用

　　伴随细胞学筛查方法的广泛接受、阴道镜应用的普及、新的 TBS 细胞学诊断系统的中国应用，细胞学与阴道镜的作用与地位越来越清晰，并提出了以细胞学筛查－阴道镜检查－病理组织学诊断为内容的三阶梯诊断程序。今天看来，这个诊断程序的提出，对于无症状人群的机会性筛查和组织性的宫颈癌筛查，具有积极的意义，并在早期筛查工作中做出了卓越的贡献。但是，在实际临床工作中，这个诊断程序被泛用了，大有代替一切诊断方法的趋势。我们说，筛查是用于危险人群和目标人群的一种公共卫生干预手段，不是用来诊断疾病，而是用于识别很可能患有或将会患有某种疾病的个体。只有筛查"阳性"的人群，才有可能进入"确诊"即阴道镜检查程序及可能的活检程序。如果这个初筛技术非高效，或者理论上是高效，但实际上并未达到高效，就有部分甚至很多病例被"阴性"，结果就是漏诊了。最终我们看到的是什么呢？从政府两癌筛查项目来讲，年年筛查，年年新发局部晚期宫颈癌，发病率并没有下降（甚至还在上升）。从机会性筛查来讲，常常有患者讲，自己年年都在检查，为什么一查就是 HSIL 了？这是问题的一方面。

　　另一方面，对于一些临床型宫颈癌患者，接诊医生还要做细胞学筛查-阴道镜检查，是否有必要？肉眼病灶直接取活检，不就解决问题了？实际上，如果此时取细胞学标本，很有可能因为大量的红细胞影响涂片（制片）质量，细胞学报告出现假阴性，导致漏诊。这样的病例在临床上并不少见。

对于筛查阳性的人群才有可能进入"确诊"程序，至于如何确诊，主要涉及的是如何取材的问题，可以是镜检指导下活检（colposcopy directed biopsy），可以是宫颈管搔刮术（endocervical curettage，ECC），也可以是四点活检（multiple biopsy），个别情况下还要使用诊断性 Leep。如何选择，取决于病情、病史及医生的经验。

再来分解讨论一下三阶梯诊断程序。我们说，以细胞学筛查－阴道镜检查－病理组织学诊断为内容的三阶梯诊断程序，前提是只有细胞学检查阳性的患者才会纳入下一个诊断程序，因此，当细胞学检查出现假阴性时，患者将不会被纳入阴道镜诊断程序，患者在细胞学筛查这个环节就会被漏诊。此外，即便是细胞学阳性病例纳入阴道镜检，镜检漏诊的概率也不低，其原因是：①阴道镜自身的限制，阴道镜下宫颈管无法完全暴露，使深部病变未被检出；②阴道镜检医师的水平因素；③阴道镜下难以鉴别原位癌和早期浸润癌；④对于腺上皮内瘤变及腺癌病例（目前占宫颈癌发病率的 25%～30%，且呈逐年增加趋势），阴道镜下缺乏特异性的改变及公认的诊断标准，漏诊率高。而如果在阴道镜检这个环节被阴性或拿不到正确的病变组织，病理医生自然就不可能拿出接近疾病本质的判断了。

此外，"三阶梯"诊断法忽略了详细的病史询问及细致的妇科检查在宫颈疾病筛查和诊断中的作用。一部分伴非特异性症状的早期宫颈癌患者和隐匿型宫颈癌（如宫颈腺癌、结节型宫颈癌等）患者面临漏诊的风险。

鉴于上述原因，仅靠"细胞学－阴道镜－组织学"的"三阶梯"诊断方法，理论上，在细胞学筛查环节中，至少 20%～50% 被"阴性"，即使阳性的病例进入阴道镜检查环节，也只有 60%～80% 的病例在镜下被识别（图 9-21）。

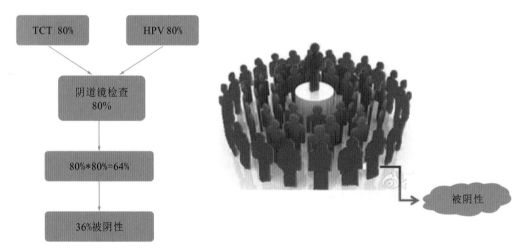

图 9-21　三阶梯诊断法小结示意图

因此，经过多年的临床实践，我们总结出了一套诊断法，将其称之为宫颈疾病的"四步诊断法"，其主要内容是："一问"，仔细询问病史，从病史中获得疾病的基本判断；"二看"，看宫颈的外形、糜烂的程度和类型、化生区的大小及初步判断转化区的类型等；"三摸"，摸宫颈的质地、初步测量宫颈的大小等；"四诊断"，借助细胞学检查（和/或 HPV 检测）及阴道镜检查。"四步诊断法"的运用明显提高了 CIN、早期宫颈癌及隐匿型宫颈癌的诊断率，受到业内高度评价并在多家三甲医院推广应用。

吴绪峰　毛海湛

参考文献

［1］　中国癌症基金会组.宫颈癌综合防治基本实践指南［M］.北京：北京大学出版社,2008.

［2］　中华预防医学会妇女保健分会.宫颈癌综合防控指南［M］.北京：人民卫生出版社,2017.

［3］　魏丽惠,赵昀,沈丹华,等.中国宫颈癌筛查及异常管理相关问题专家共识(一)［J］.中国妇产科临床杂志,2017,(2)：190-192.

［4］　Naumann RW,Cripens MA,Alvarez RP,et al.Treatment of cervical dysphasia with large loop excision of the transformation zone［J］. Southern Med,1996,80:961-967.

［5］　孙定样.阴道镜图谱［M］.北京：人民卫生出版社,1983.

［6］　宋学红.三阶梯技术诊治管理女性下生殖道癌前期病变［J］.实用妇产科杂志,2004,20(2):69-70.

［7］　魏丽惠.宫颈病变三阶梯式诊断程序(临床医师实用手册)［M］.北京：北京科学技术出版社,2005.

［8］　魏丽惠,吴绪峰.宫颈病变的三阶梯诊断［M］.武汉：湖北科学技术出版社,2018.

第十章

宫颈病变的诊断

本书的前一章节介绍了宫颈病变的筛查及方法，筛查结果阳性或异常的妇女需接受进一步检查以明确诊断。而诊断宫颈病变尤其是癌前病变的标准方法是阴道镜指导下活检的病理学诊断。这就涉及3个关键词：筛查、阴道镜检、病理学诊断。本章重点介绍阴道镜检。

第一节　阴道镜检

一、阴道镜检查的目的

阴道镜检查的目的在于发现病变、拟诊及活检、指导治疗。

（一）发现病变

在强光源的照射下并放大3.75～30倍的情况下，医师可以观察宫颈、阴道、外阴的上皮及血管的形态。同时借助醋酸及碘液等试剂，可以发现肉眼不能识别的病变。

（二）拟诊及活检

阴道镜检查时，上皮病变及血管的特征变得清晰，结合细胞学及HPV检查，对病变进行评估及拟诊，并对可疑处做活检，避免盲目活检。

（三）指导治疗

对于已经诊断的拟行手术的患者，术前再次评估有助于更加精细和精准地确定手术范围。而术后随访中，阴道镜也具有不可替代的作用和地位。

二、阴道镜检的注意事项

在阴道镜检十分普及的今天，我们认为有必要重申以下注意事项。

第一，我们必须熟知转诊阴道镜门诊的原因，对前期筛查方法及结果有充分的认识和了解。

第二，肉眼视诊和阴道镜检相结合。虽然阴道镜检最常见的部位是宫颈，但由于生殖道HPV感染的特性，存在外阴、阴道病变的可能，我们不能忽视外阴和阴道的肉眼检查。

第三，生理盐水、醋酸与高碘检查相结合。镜检过程中，生理盐水对宫颈表面的清洁作用为后续检查提供了基础，而醋酸的作用是否可以显示精美的图片，除了之前生理盐水的作用外，还必须满足以下3个条件：①5%的醋酸要有浓度上的保证。通常的处理方法是将其储存在密封性良好的棕色玻璃瓶内备用，然后在应用当日从大容器转入小容器，次日即更换。也有建议用独立分装，操作完即弃之。②大棉球覆盖整个宫颈。使用小棉球上、下、左、右来回滚动的做法不可取。③作用1 min，之后再观察至少 3～4 min。最后一步才是使用高碘。

第四，不断学习，提高阴道镜检的技巧和正确率。阴道镜检是一个从理论到实践都需要不断学习和提高的过程，我们应该力求做到最好，避免或减少漏诊率。

那么，如何评判一个医生或中心的阴道镜的质量呢？魏丽惠、吴久玲教授主编的《宫颈癌检查质量保障及质量控制指南》有明确的描述，主要质控指标包括：①阴道镜流程规范率应≥90%；②阴道镜报告内容的规范率≥90%；③阴道镜检查结果符合率≥80%；④阴道镜检查诊断 HSIL 与活检病理结果符合率≥60%；⑤阴道镜下活检或锥切术后用于病理检查的标本符合病理检查要求的比例≥90%。

第二节　活检及方法

阴道镜检查能够帮助临床医生更好地识别宫颈病变部位，从而指导活检，但前提是基于正确的取材部位。这就要求实施阴道镜检查的医生能够识别异常和正常的阴道镜征象，但是这个过程需要反复训练，在一定的积累后才能够达到"快、准、狠"的要求。

影响阴道镜准确性的因素较多，2020 年相关专家共识谈到下列因素：①受检者的年龄及雌激素水平；②转诊阴道镜检查时宫颈细胞学和 HR-HPV 型别的检查结果；③宫颈病变累及的范围；④宫颈癌前病变的病理类型；⑤阴道镜检查的充分性；⑥活检部位的数量；⑦阴道镜医师的经验和操作流程的规范性。

当受检者年龄较大以及低雌激素水平时，影响宫颈的暴露，给检查造成困难。当病变位于宫颈管的时候，即使在阴道镜下也很难直接观察到病变的部位，因此增加了宫颈病变诊断的困难和漏诊，这也就是临床上会出现假阴性病例。另外，阴道镜检查医生的经验和规范操作对于病变的诊断很重要。初学者无法识别病变，也会增加漏诊的风险。

因此，在阴道镜的质量控制中，对阴道镜专业人员的要求如下：①具有执业医师资格；②从事妇产科临床工作 3 年及以上；③具有 1 年以上从事阴道镜专业技术工作的实践经验（宫颈癌筛查结果异常的新诊断病例不少于 100 例/年）；④接受至少 3 个月阴道镜专业医师培训基地的专业培训并获得资格证书。

临床实践中，应该尽量减少这些因素的干扰，获得满意的检查结果。

阴道镜下活检如何做？我们总结了活检的方式，具体如下。

一、阴道镜指示下宫颈活检

阴道镜指示下宫颈活检是采用醋酸和碘染色后，对于薄、厚醋白上皮、白斑、粗细点状血管、粗细镶嵌、异性血管及碘不着色的区域进行活检。阴道镜的准确性受患者的年龄、宫颈局部的激素水平、病变范围的大小、病变的隐匿程度、阴道镜检查医生的培训程度及活检数目等影响。研究证明，阴道镜诊断 CIN 2、CIN 3 的敏感性随着平均宫颈上皮病变厚度的变化而变化，其敏感性从上皮厚度为 0～139 μm 时的 31.3% 上升到上皮厚度为 291～441 μm 时的 94.4%。而阴道镜检查发现 AIS 的敏感度仅为 9.8%，阴性预测值为 12.5%。阴道镜的准确性和阴道镜检查医生的经验和规范性有关。有学者前瞻性研究了初级和高级阴道镜医生对 HSIL 的诊断能力，发现具有明显差异性。2017 年 ASCCP 阴道镜检查标准推荐，在明显醋白区域进行有目标的 2～4 点定位活检优于单点活检和随机活检，且不会明显增加出血率和感染率。有研究表明，宫颈单点活检可导致 HSIL＋漏诊。单点活检 HSIL＋的检出率为 60.6%～68.3%，2 点活检为 81.8%～85.6%，3 点活检为 83.3%～95.6%，4 点活检为 100%。阴道镜指示下活检随着宫颈活检取材由 1 点增加到 2 点、3 点，发现 HSIL＋敏感性明显增加，但额外的随机活检对提高 HSIL＋检出率无明显获益。

二、四点活检

经验不足者或阴道镜检不满意者，可以采取 3、6、9、12 点四点活检，这主要基于笔者前期的回顾性研究，对宫颈原位癌患者宫颈锥切组织全部取材，采用亚连续切片，对病变部位进行研究，结果发现，宫颈原位癌可发生于宫颈的 1～12 点的任意点，但 12 点最多见，约占 60％，其次是 6 点和 9 点，均占 56％。基于此，建议当不能明确病变部位时，四点活检选取 3、6、9、12 点四点。

三、ECC

阴道镜检查的不足之处在于无法见到宫颈管内病变，尤其是绝经后妇女或治疗后的宫颈，鳞柱交界上移至宫颈管内，或病变伸入宫颈管内，超过阴道镜检查的视野，可能造成假阴性。我国宫颈筛查及异常管理相关问题专家共识建议，对于内生性病变需要 ECC 才能够被发现。转化区为 3 型或 AGC 时，可酌情行 ECC。回顾性研究发现，全面阴道镜评估及多点活检下 ECC 额外检出作用有限，建议对阴道镜检查未见异常或异常程度低于筛查异常级别时，对转化区不完全可见的女性，尤其 45 岁以上女性行 ECC，可额外增加 HSIL＋的检出。

四、内膜诊刮

2019 年宫颈癌筛查及管理指南中关于 AGC 的处理如下：不论 HPV 结果如何，AGC 只要排除妊娠，应该行阴道镜检查联合 ECC，对于大于 35 岁的或者小于 35 岁 EIN 高风险者，应该进行内膜诊刮。如果异常腺细胞来源考虑非典型子宫内膜细胞，则应该进行内膜诊刮和 ECC。

五、诊断性锥切术

诊断性锥切术用于宫颈病变的诊断，其标本的代表性最强，同时也是可能对宫颈功能带来潜在影响的一种活检方式，因此，仅用于上述方式的活检病理与初筛不符、或与临床不符、原位鳞癌与 IA1 期和 IA2 期微小浸润癌的鉴别诊断、AIS 与早期浸润性腺癌的鉴别诊断。

为了简化工作流程，我们在实际工作中制定了一个简化的活检流程图，将宫颈病变分为临床前和临床型两大类，再按初筛的结果进行分类管理（图 10-1）。

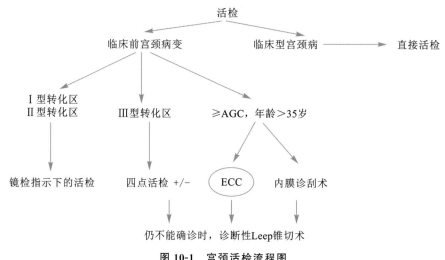

图 10-1　宫颈活检流程图

　　总之，宫颈疾病诊断是一个整体过程，要重视患者的主诉和病史，重视妇科检查的作用，再来借助实验室检查，并采用合理的取材方式，为病理诊断提供足够的标本，最大限度地降低宫颈病变及宫颈癌的漏诊率。

蔡鸿宁　吴绪峰

参考文献

［1］　中华预防医学会妇女保健分会.宫颈癌综合防控指南［M］.北京：人民卫生出版社,2017.

［2］　张志胜,刘毅智,刘凤英.阴道镜图谱［M］.3 版.北京：人民卫生出版社,2016.

［3］　魏丽惠,吴久玲.宫颈癌检查质量保障及质量控制指南［M］.北京：人民卫生出版社,2015.

［4］　陈飞,尤志学,隋龙,等.阴道镜应用的中国专家共识［J］.中华妇产科杂志,2020,55(7):443-449.

［5］　Yang B,Pretorius RG,Belinson JL,et al. False negative colposcopy is associated with thinner cervical intraepithelial neoplasia 2 and 3［J］. Gynecologic Oncology,2008,110(1):32-36.

［6］　Ullal A,Roberts M,Bulmer JN,et al. The role of cervical cytology and colposcopy in detecting cervical glandular neoplasia［J］. Cytopathology,2009,20(6):359-366.

［7］　ASC-US-LSIL Traige Study (ALTS) Group. Results of a randomized trial on the management of cytology interpretations of atypical squamous cells of undetermined significance［J］. American Journal of Obstetrics and Gynecology,2003,188(6):1383-1392.

［8］　Wentzensen N,Schiffman M,Silver MI,et al. ASCCP Colposcopy Standards：Risk-Based Colposcopy Practice［J］. Journal of lower genital tract disease,2017,21(4):230-234.

［9］　Gage JC,Hanson VW,Abbey K,et al. Number of cervical biopsies and sensitivity of colposcopy［J］. Obstetrics and gynecology,2006,108(2):264-272.

［10］　Wentzensen N,Walker JL,Gold MA,et al. Multiple biopsies and detection of cervical cancer precursors at colposcopy［J］. Journal of Clinical Oncology, 2015,33(1):83-89.

［11］　Van der Marel J,van Baars R,Rodriguez A,et al. The increased detection of cervical intraepithelial neoplasia when using a second biopsy at colposcopy［J］. Gynecologic Oncology,2014,135(2):201-207.

［12］　魏丽惠,沈丹华,赵方辉,等.中国宫颈癌筛查及异常管理相关问题专家共识(二)［J］.中国妇产科临床杂志,2017,18(3):286-288.

［13］　米兰,颜佳,张岱,等.阴道镜下宫颈管搔刮术对宫颈高级别病变检出的作用［J］.中国妇产科临床杂志,2019,20(2):128-131.

［14］　王琦,涂开家,巢金珍,等.宫颈管搔刮术对宫颈高级别鳞状上皮内病变的检出价值［J］.肿瘤防治研究,2021,48(2):178-181.

［15］　Perkins RB,Guido RS,Castle PE,et al. 2019 ASCCP Risk-Based Management Consensus Guidelines for Abnormal Cervical Cancer Screening Tests and Cancer Precursors［J］. Journal of Lower Genital Tract Disease,2020,24(2):102-131.

第十一章

组织病理学

宫颈组织病理学是宫颈病变诊断的金标准，是对宫颈病变进一步治疗的"判决书"，所以，正确诊断非常关键。同时，需要注意的是，这个病理诊断只对本标本负责，如果临床医生没有拿到代表疾病本质性的标本（即取材方法不正确或经验不足），"金标准"的诊断就成了一句空话。

第一节 组织学分类

《WHO 分类（2014）》第 7 章介绍宫颈肿瘤 WHO 分类包括宫颈上皮肿瘤、间叶肿瘤和瘤样病变、混合性上皮-间叶肿瘤、黑色素性肿瘤、生殖细胞肿瘤、淋巴和髓系肿瘤，以及继发性肿瘤七部分内容（表 11-1）。

表 11-1　宫颈癌组织学分类及编码（WHO，2014）

上皮肿瘤	ICD-O 编码
鳞癌和前驱病变	
鳞状上皮内病变	
低级别鳞状上皮内病变	8077/0
高级别鳞状上皮内病变	8077/2
鳞状细胞癌，非特殊型（NOS）	8070/3
角化型癌	8071/3
非角化型癌	8072/3
乳头状鳞癌	8052/3
基底样癌	8083/3
湿疣性癌	8051/3
疣状癌	8051/3
鳞状-移行细胞癌	8120/3
淋巴上皮瘤样癌	8082/3
良性鳞状上皮病变	
鳞状化生	
尖锐湿疣	
鳞状上皮乳头状瘤	8052/0
移行细胞化生	

上皮肿瘤	ICD-O 编码
腺癌和前驱病变	
原位腺癌	8140/2
腺癌	8140/3
宫颈腺癌，普通型	8140/3
黏液性癌，非特殊型（NOS）	8480/3
胃型	8482/3
肠型	8144/3
印戒细胞型	8490/3
绒毛管状腺癌	8263/3
子宫内膜样癌	8380/3
透明细胞癌	8310/3
浆液性癌	8441/3
中肾管癌	9110/3
混合性腺癌-神经内分泌癌	8574/3
良性腺上皮肿瘤和瘤样病变	
宫颈息肉	
苗勒上皮乳头状瘤	
纳氏囊肿	
隧道样腺丛	
微腺体增生	
小叶状宫颈腺体增生	
弥漫性层状宫颈管腺体增生	
中肾管残余和增生	
阿斯反应（Arias-Stell reaction）	
宫颈管内膜异位	
子宫内膜异位	
输卵管子宫内膜样化生	
异位前列腺组织	
其他上皮肿瘤	
腺鳞癌	8560/3
毛玻璃细胞癌	8015/3
腺样基底细胞癌	8098/3
腺样囊性癌	8200/3
未分化癌	8020/3

上皮肿瘤	ICD-O 编码
神经内分泌肿瘤	
低级别神经内分泌肿瘤	
类癌	8240/3
非典型类癌	8249/3
高级别神经内分泌癌	
小细胞神经内分泌癌（小细胞癌）	8041/3
大细胞神经内分泌癌	8013/3
间叶肿瘤和瘤样病变	
良性	
平滑肌瘤	8890/0
横纹肌瘤	8905/0
其他	
恶性	
平滑肌肉瘤	8890/3
横纹肌肉瘤	8910/3
腺泡状软组织肉瘤	9581/3
血管肉瘤	9120/3
恶性外周神经鞘瘤	9540/3
其他肉瘤	
脂肪肉瘤	8850/3
未分化宫颈肉瘤	8805/3
尤因肉瘤（Ewing sarcoma）	9364/3
瘤样病变	
手术后梭形细胞结节	
淋巴瘤样病变	
混合性上皮-间叶肿瘤	
腺肌瘤	8932/0
腺肉瘤	8933/3
癌肉瘤	8980/3
黑色素肿瘤	
蓝痣	8780/0
恶性黑色素瘤	8720/3
生殖细胞瘤	
卵黄囊瘤	

续表

上皮肿瘤	ICD-O 编码
淋巴和髓系肿瘤	
淋巴瘤	
髓系肿瘤	
继发性肿瘤	

第二节 分类变化及解读

《WHO 分类（2014）》对宫颈腺上皮病变进行了修改，并做了详尽的描述，具体如下。

1. 前驱病变 前驱病变仅为原位腺癌，删除腺体非典型增生，并将原位腺癌定义为一种具有恶性表现的腺上皮内病变，如果不治疗，具有明显进展为浸润性腺癌的风险，与之同义的名称是高级别宫颈腺上皮内瘤变（HG-CGIN）。病理形态学标准：①宫颈腺体结构仍保持正常，但黏膜或腺腔被覆的上皮呈不同程度的复层化。②细胞呈现明确恶性细胞特征，核增大、深染，胞质黏液稀少，可见核仁。③细胞核分裂活性增加。④可见细胞凋亡（图 11-1）。免疫组化 AIS 呈现 p16 弥漫阳性。

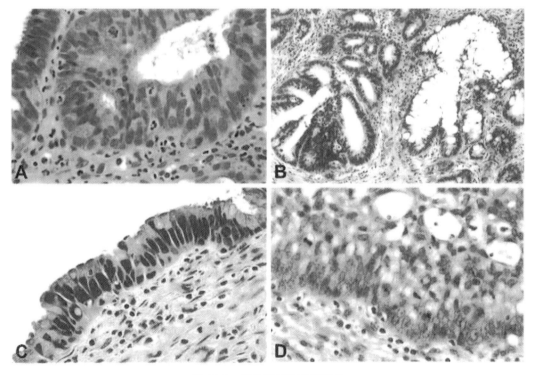

图 11-1 原位腺癌病理形态学

A. 宫颈管型原位腺癌；B. 原位腺癌；C. 原位腺癌伴轻微假复层；D. 产生黏液的复层上皮内病变（SMILE）

我们在临床病理诊断中会看到一些腺性病变，黏膜或腺体上皮细胞具有一定的异型性，但又达不到原位腺癌的标准，此时应该如何诊断及处理呢？《WHO 分类（2014）》中指出，如果在病理活检中见到这类病变，可以加做 p16、Ki-67、ER 和 PR 免疫组化染色，当病变显示明确的 p16 弥漫阳性，Ki-67

增殖指数高，且缺乏雌激素、孕激素受体的表达时，支持判读为取材欠佳或形态学不完整的 AIS/HG-CGIN。

此外，第 4 版《WHO 分类（2014）》提出了一个 AIS 的变异型病变：产生黏液的复层上皮内病变（stratified mucin-producing intraepithelial lesion，SMILE）常出现在 HSIL 或 AIS/HG-CGIN 病变中，有时也可见于浸润性鳞状细胞癌或腺癌周围。病变由复层上皮组成，全层细胞内含有黏液，表现为细胞的散在空泡或透明胞质，核异型、深染，核分裂和凋亡小体常见。病理诊断中要与不成熟鳞状化生鉴别，免疫组化染色对于鉴别该病变有帮助，SMILE 呈现 p16 阳性、Ki-67 增殖指数高。有学者认为，这一病变可能是一种储备细胞高度异型增生的表现，也有人认为是原位型的腺鳞癌。因此，SMILE 单独出现或伴有 SIL 病变时，不应被忽视，临床处理上应该按照 AIS 处理。

2. 删除早期浸润性腺癌，只保留原位腺癌和浸润性腺癌　《WHO 分类（2014）》中微浸润性腺癌不再单独列出，主要的考虑是理论上，腺上皮病变可能存在与鳞状上皮病变一样的微小浸润性阶段，但实际上，这种微小浸润性腺癌的诊断标准比较模糊、缺乏统一性、腺癌细胞突破基底膜不易识别、无法测量浸润深度、只能测量肿瘤厚度及各诊断室之间及之内重复性差等，推行的意义不大。

在我们日常工作中，不只是湖北省妇幼保健院病理科一家，全省各三甲医院（及全国绝大多数）都不曾有过这样的病理诊断。

3. 修改与调整组织学类型　将腺癌分为普通型宫颈腺癌、黏液性癌、绒毛管状腺癌、子宫内膜样癌、透明细胞癌、浆液性癌、中肾管癌、混合性腺癌-神经内分泌癌八种类型，而黏液性腺癌分为胃型、肠型、印戒细胞型及非特殊型（NOS）四个亚型，无宫颈管型、微小偏离型。其中，微偏腺癌大多显示胃型分化，归入胃型黏液性腺癌，属于分化极好的亚型；宫颈管型黏液性腺癌组织学形态归属普通型宫颈腺癌，不再单列；绒毛管状腺癌因其好发于年轻妇女，高分化、预后较好，故从黏液性腺癌中分出，单列。

4. 增加良性腺上皮肿瘤及瘤样病变　良性腺上皮肿瘤及瘤样病变包括宫颈息肉、苗勒上皮乳头状瘤、纳氏囊肿等 13 种病变。

全书的编写顺序及具体内容：每一种病变按照定义、ICD-O 编码、同义词、临床特征、大体检查、组织病理学、组织起源、预后和预测因素的顺序进行编写。相比第 3 版内容，大部分病变及肿瘤追溯了组织起源及病因，增加了大体检查的描述，部分疾病增加了分子遗传学特征改变。

5. 与 HPV 相关的分类法　第 3 版及第 4 版分类明确提出，宫颈腺上皮病变与 HPV 感染有关。宫颈腺癌患者高危型 HPV 感染阳性率达 90% 以上，以 HPV 18、HPV 16 和 HPV 45 为主，而 HPV 18 的检出率最高。与《WHO 分类（2003）》相比，《WHO 分类（2014）》首次在宫颈腺癌各个组织学亚型中，将 HPV 感染纳入宫颈腺癌的病因和发病机制。

根据宫颈腺癌是否与 HPV 有关，将腺癌重新分类如下。

1）与 HPV 关系密切的亚型：包括普通型宫颈内膜腺癌、非特指型黏液腺癌、肠型黏液腺癌、绒毛状腺癌及混合性腺癌-神经内分泌癌。

2）部分与 HPV 感染相关的亚型：包括子宫内膜样腺癌、透明细胞癌、浆液性癌、印戒细胞癌。

3）较少或无相关性的亚型：胃型黏液性癌和中肾管癌。

2017 年国际宫颈腺癌分类标准（international endocervical adenocarcinoma criteria and classification，IECC）提出了新的宫颈腺癌分类方案，按照病因学分类，将宫颈腺癌分为 HPV 相关性腺癌（human papillomavirus-associated adenocarcinoma，HPVA）和非 HPV 相关性腺癌（nonhuman papillomavirus associated adenocarcinoma，NHPVA）两大类（表 11-2）。

表 11-2　WHO 宫颈腺癌分类和国际宫颈腺癌分类标准

WHO	IECC	
	HPV 相关宫颈腺癌	非 HPV 相关宫颈腺癌
宫颈腺癌，普通型	普通型	子宫内膜样腺癌
黏液性腺癌，非特指型	黏液性，非特指型	胃型腺癌
黏液性癌，胃型	黏液性，肠型	浆液性癌
黏液性癌，肠型	黏液性癌，印戒细胞型	透明细胞癌
黏液性癌，印戒细胞型	绒毛管状腺癌	中肾管癌
绒毛膜管状腺癌	浸润性复层时产生黏液的癌	浸润性腺癌，非特指型
中肾管癌		
浆液性癌		
透明细胞癌		
子宫内膜样癌		
腺癌，非特指型		

高霞　　胡俊波

参考文献

［1］　沈丹华.解读第 4 版 WHO(2014)女性生殖系统肿瘤分类中宫颈癌前期病变的命名及分级变化[J].诊断病理学杂志，2015，22(3)：129-132.

［2］　刘从容.宫颈腺上皮病变病理学相关问题及其研究进展[J].中华妇幼临床医学杂志(电子版)，2016，12(1)：2-6.

［3］　Oirog EC，Kleter B，Olgac S，et al. Prevalenc of human papillomavirus DNA in different histological subtypes of cervical adenocarcinoma[J].Am J Pathol，2000，157(4)：1055-1062.

第十二章

宫颈癌前病变的管理

第一节　HPV 阳性患者的人文关怀

在许多国家，宫颈癌筛查计划已经减少了宫颈癌的发病率。然而，这种检查机制也检出了越来越多的 CIN 患者。并不是所有的 CIN 患者都会发展为宫颈癌，事实上有一部分病变可以自然消退，尤其是宫颈低级别上皮内病变（LSIL）。高级别上皮内病变（HSIL）及原位腺癌（AIS）被认为是对妇女未来健康存在风险的癌前病变。发现和治疗 HSIL 是最直接的和最基本的程序。然而，对于 HPV 阳性、存在自然消退可能性、病变未进一步升级的 LSIL、HSIL 及 AIS 患者，在规范随访的前提下，不应过度治疗，应该给予患者充分的知情，并做好心理安抚、人文关怀工作，从而降低筛查、检查和治疗措施对于这些妇女的负面心理影响，增加患者进一步观察和随访的依从性。

HPV 检测用于宫颈癌的筛查，具有高效、敏感、阴性预测值高，且阴性病例可以延长筛查间隔等优势，HPV 检测在宫颈癌筛查中的地位越来越高，已经从过去的细胞学阳性，反馈性 HPV 检测，再到细胞学及 HPV 的联合检测，进而到目前的 HPV 检测作为初筛，目前被广泛用于宫颈癌的筛查。但是，临床医生应该充分认识到，HPV 检测用于宫颈癌的筛查是一把双刃剑，HPV 检测在提高敏感性的同时，降低了特异性，HPV 阳性的病例数增加，且目前条件下，极大比例感染了高危型 HPV 的患者对 HPV 感染的基本相关知识认知较为缺乏，一旦确诊为 HPV 阳性，便会认为自己患有性病或宫颈癌，从而产生紧张、恐惧、羞耻等负性情绪，不利于疾病的治疗。此时就需要医生为患者提供更多的健康教育及人文关怀。

首先，HPV 感染虽然是宫颈癌的必要条件，但不是充分条件。HPV 阳性不能与罹患宫颈癌画等号。宫颈癌的病变一般分为 4 个阶段：首先是 HPV 感染，到持续性感染引起的宫颈病变，再到宫颈癌前病变，最后到宫颈浸润癌。尽早发现 HPV 感染，并进行有效的诊断和必要的治疗，可将宫颈癌阻断在其发生之前。

其次，HPV 感染非常普遍，尤其是在年轻妇女中，女性 HPV 终生感染率可高达 $60\% \sim 70\%$。但大多数感染只是一过性的，会被人体的免疫系统清除。只有少数女性由于自身免疫力较低而无法自行将病毒在体内消灭，引起 HPV 持续感染，可能发展为宫颈癌前病变甚至宫颈癌。

再次，对于 HPV 感染者而言，健康的生活行为习惯、安全的有保护的性行为以及定期的宫颈癌筛查对于预防宫颈癌至关重要；同时要加强 HPV 感染女性的心理疏导，感染 HPV 的患者普遍存在较大心理压力，对自身身体状况以及未来充满担忧与恐惧，若这些负性情绪不能得到及时有效纠正，将严重影响机体康复。故采取科学的方式，积极给予有效的心理疏导，对帮助其恢复生活信心，形成健康的生活方式，具有十分重要的现实意义。

第二节　LSIL 的处理

早在 2006 年，ASCCP 就鳞状上皮病变的分类发布了建议，将宫颈上皮内瘤变三级（CIN 1、CIN 2、CIN 3）更新为二级分类法，即宫颈低级别鳞状上皮内瘤变（low-grade squamous intraepithelial lesion，LSIL，即原 CIN 1）和高级别鳞状上皮内瘤变（high-grade squamous intraepithelial lesion，HSIL，即原 CIN 3 和部分 CIN 2），但很长时间都没有得到病理专家的认可，直到 2014 年，WHO 女性生殖器官肿瘤分类接受并做了同样的修改，才逐渐被大家认可。

一、CSCCP 指南建议

2017 年，中国优生科学协会阴道镜和宫颈病理学分会（CSCCP）专家委员会在中国妇产科临床杂志 2017 年 5 月第 18 卷第 3 期首次发布了《中国宫颈癌筛查及异常管理相关问题专家共识》（以下简称《共识》），其中，吸收了 ASCCP 2001 版和 2006 版的相关共识，但又有自己的特色。

《共识》对 CIN 与 SIL 的命名更新做了详细的说明。其指导性文件来源于《WHO 分类（2014）》，这一分类将宫颈上皮内瘤变三级分类法（CIN 1、CIN 2、CIN 3）更新为二级分类法。LSIL 主要为 CIN 1，也包括 CIN 2/p16（免疫组化）阴性者，因此，在有条件的医院和地区，应该将 p16 作为常规检查，以免将部分 CIN 2/p16 阴性的病例视为 HSIL 而予以治疗。

《共识》明确了组织病理学确诊的 LSIL 的管理原则：总体原则是随访而不治疗，但要分层对待（图 12-1）。

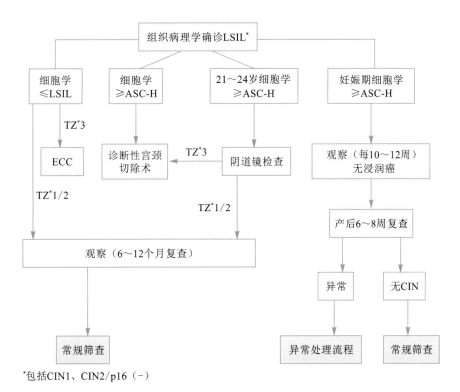

图 12-1　LSIL 的处理
①包括 CIN 1、CIN 2/p16（－）

对于组织病理学确诊的 LSIL 病例，要反馈性地复习之前的细胞学、转化区、年龄及妊娠状态，再综合考虑。归纳为以下 4 种情况：

（1）组织病理学确诊的 LSIL 病例，如果之前的细胞学≤LSIL，也就是说，细胞学与病理诊断基本一致，那就要根据转化区的类型来区别对待，转化区为 1/2 型，则转入每 6～12 个月复查。转化区为 3型，则建议选择 ECC。

（2）组织病理学确诊的 LSIL 病例，如果之前的细胞学≥ASC-H，也就是说，细胞学重于病理诊断，则有可能面临漏诊，推荐行诊断性宫颈切除术。

（3）但是，对于年龄为 21～24 岁，细胞学≥ASC-H 而组织病理学确诊为 LSIL 的病例，则要考虑转化区的类型，转化区为 1/2 型，则转入每 6～12 个月复查。只有在转化区为 3 型的病例，才推荐行诊断性宫颈切除术。

（4）对于妊娠期细胞学≥ASC-H 而组织病理学确诊为 LSIL 的病例，推荐每 10～12 周的观察，直至产后 6～8 周复查。

那么，持续存在的 CIN 1 或 LSIL，什么时候才需要干预？这个问题，ASCCP（2012）给予了明确的答复。如图 12-2 所示。

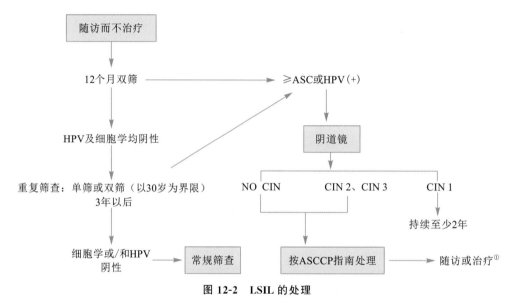

图 12-2　LSIL 的处理

①消融或切除均可接受；如果阴道镜不充分，ECC 阳性或以前有治疗史，最好行切除性治疗。但是，妊娠妇女或 21～24 岁不适用。

二、ASCCP 更新与修改

到目前为止，CSCCP 指南只发表过一个版本，而 ASCCP 则继 2001 版、2006 版之后又有两次更新，即 2012 版和 2019 版。其中，2012 版详细的分层处理建议，对临床工作指导性较强。指南将组织学证实的 CIN 1 的处理分为 4 种情况。

（一）此前细胞学为异常性较小的 CIN 1 或阴性的处理

（1）推荐 1 年后联合筛查，如果双阴性，则推荐 3 年后重新筛查（＜30 岁仅用细胞学筛查，＞30 岁则用双筛）。上述检查均为阴性，则推荐回到"常规筛查"；任何一个检查阳性，推荐转诊阴道镜。

（2）如果 CIN 1 持续 2 年，可接受继续随访或治疗。如果选择治疗且阴道镜检查充分，则可接受切除或消融术；如果阴道镜检查不充分，或宫颈内取样包括 CIN 2、CIN 3、CIN 2～3 或未分级 CIN，或者患者之前接受过治疗者，建议进行诊断性切除手术。

必须注意：治疗方式应根据临床医生的判断确定，并应以经验、资源和特定患者的临床价值为指导。对于 CIN 1 和阴道镜检查不充分的患者，消融术是不可接受的。鬼臼素或鬼臼素相关产品不能用于阴道或宫颈。子宫切除术作为组织学诊断 CIN 1 的主要治疗方法是不可接受的。

（二）此前细胞学为 ASC-H 或 HSIL 的 CIN 1 或阴性的处理

这种情况中，只要阴道镜检满意且 ECC 病理阴性，可以有以下 3 种选择：①12 个月和 24 个月双筛；②诊断性切除；③回顾细胞学、组织学和阴道镜的发现，以修订的诊断按 ASCCP 指南进行处理。

如果选择了联合检测观察，且两项联合检测均为阴性，则建议在 3 年内重新检测。如果任何检查异常，建议重复阴道镜检查。对于在 1 年或 2 年随访中出现重复 HSIL 细胞学结果的妇女，建议采用诊断性切除术。

（三）此前 ECC 为 CIN 1 的处理

（1）之前的细胞学结果轻微异常，但颈管取材标本诊断的 CIN 1 且阴道镜活检未检测到 CIN 2＋的病例，管理应遵循 CIN 1 的 ASCCP 管理指南，包括 12 个月内重复颈管取材。

（2）对于宫颈内取样和细胞学报告为 ASC-H、HSIL 或 AGC 的 CIN 1 女性，或阴道镜活检报告为 CIN 2＋的女性，建议根据 ASCCP 管理指南按"特定异常"进行管理。

（3）对于未接受治疗的女性，在评估其他异常时建议重复颈管取样。

（四）特殊人群的 CIN 1

1. 21～24 岁 CIN 1

1）对于之前的细胞学 ASC-US 或 LSIL 的、21～24 岁的 CIN 1 患者，建议每隔 12 个月重复 1 次细胞学检查。后续 HPV 检测是不可接受的。对于 12 个月随访时发现 ASC-H 或 HSIL＋的女性，建议进行阴道镜检查。对于 24 个月随访发现 ASC-US 或更差的女性，建议进行阴道镜检查。连续两次阴性试验后，建议进行常规筛查。

2）对于 ASC-H 或 HSIL 细胞学检查后患有 CIN 1 的 21～24 岁女性，建议每隔 6 个月使用阴道镜检查和细胞学检查进行长达 24 个月的观察，前提是阴道镜检查充分且颈管内评估为阴性。如果 CIN 2、CIN 3 或 CIN 2～3 在组织学上被确定，治疗应遵循 CIN 2、CIN 3 或 CIN 2～3 年轻女性治疗指南。如果在随访期间发现高级别阴道镜病变或 HSIL 细胞学检查持续 1 年，建议进行活检。如果 HSIL 持续 24 个月而没有识别 CIN 2＋，建议采用诊断性切除程序。当阴道镜检查不充分或颈管取样发现 CIN 2、CIN 3、CIN 2～3 或未分级 CIN 时，建议采用诊断性切除术。

总之，不管之前的细胞学检查结果如何，不建议对 21～24 岁的 CIN 1 患者进行治疗。

2. 妊娠期 CIN 1　对于组织学诊断为 CIN 1 的孕妇，建议随访而不治疗。对孕妇进行 CIN 1 治疗是不可接受的。

值得注意的是，上述种种情况为临床分层管理提供了很好的指南，值得中国医生学习和借鉴。但是否可以照搬过来，还需要结合中国的实际情况，更需要结合本地区及本医院的实际情况来考虑。

第三节　HSIL 的处理

《共识》明确了组织病理学确诊的 HSIL 的类别及管理原则：HSIL 包括 CIN 2、CIN 2～3、CIN 3、CIN 2/p16（＋）等多种情况。而总体原则首选锥切术（包括 CKC、Leep 锥切、激光锥切），可选消融治疗、常规随访（年轻患者）（图 12-3）。

对于组织病理学确诊的 HSIL 病例，要反馈性地复习转化区类型、切缘状态、年龄及妊娠状态，再综合考虑。归纳为以下几种情况。

（1）21～24 岁组织病理学 HSIL。如果组织学诊断为 CIN 3 且转化区的类型为Ⅲ型，则行诊断性/治疗性宫颈切除术。术后按病理分层管理：病理切缘净，常规随访 20 年；病理切缘阳性（指切缘组织

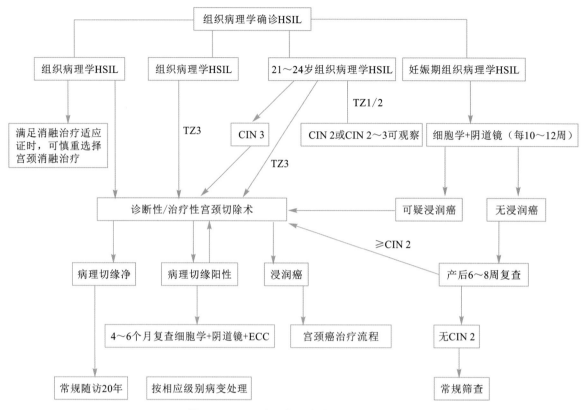

图 12-3　组织病理学确诊的 HISL 的处理

病理学报告 CIN 2 及以上），则 4～6 个月复查细胞学＋阴道镜＋ECC，再按相应级别病变处理；术后病理升级为浸润癌，则按宫颈癌治疗流程处理。如果组织学诊断为 CIN 2 或 CIN 2～3（视为 CIN 3 病变程度略轻）且转化区为Ⅰ、Ⅱ型，可选择观察。

（2）妊娠期组织病理学 HSIL。定期随诊而不治疗，除非为了排除浸润癌的存在。随诊方法是每10～12 周复查细胞学＋阴道镜，无浸润癌，则产后 6～8 周复查；无 CIN 2，转入常规筛查。

（3）排除上述两种情况的 HSIL。满足消融治疗适应证时，可慎重选择宫颈消融治疗；转化区为Ⅲ型的病例，行诊断性/治疗性宫颈切除术。术后按病理分层管理：病理切缘净，常规随访 20 年；病理切缘阳性（指切缘组织病理学报告 CIN 2），则 4～6 个月复查细胞学＋阴道镜＋ECC，再按相应级别病变处理；术后病理升级为浸润癌，则按宫颈癌治疗流程处理。

　　一点建议：

上述指南在实际工作中运用时，需要考虑本地区的资源优势和能力水平，在选择消融治疗及观察的患者，必须保证患者的安全，告知患者存在的潜在风险。特别是当没有足够病例的随访结果的情况下，一定要谨慎选择。此外，还要认可治疗后的患者存在疾病持续和复发的事实。

第四节　AIS 的管理

通常女性下生殖道腺上皮包括宫颈管、子宫腔及输卵管的内衬上皮，即对应的宫颈管内膜、子宫内膜和输卵管内膜。20 世纪 50 年代，鳞状细胞癌占所有宫颈癌的 95％，随着宫颈巴氏细胞学筛查在发达国家的广泛应用，宫颈鳞癌的发病率和所占宫颈癌的比例显著下降。但宫颈管腺癌的发病率无论相对还是绝对都增加了。目前在发达国家，宫颈管腺癌占所有宫颈癌的 20％～30％。

20 世纪 80 年代以前，异常腺上皮在巴氏涂片很少见，主要因为刮板和拭子采样方法的影响及人们对异常腺上皮认识不足。宫颈刷采样法的引进始于 20 世纪 80 年代，这种刷子的刷毛不仅可以刷取宫颈表面上皮，而且能够采集到较高部位的宫颈管内膜及深部腺隐窝上皮，甚至子宫下段腺上皮。尽管如此，通过筛查发现 AIS 的概率仍然很低，超过 50％以上的 AIS 病例是"意外"发现的。为什么？这是与宫颈腺癌的病理特点密切相关的。①正如 CIN 3 被认为是浸润性鳞癌的癌前病变一样，AIS 被认为是浸润性腺癌的癌前病变。②AIS 相对少见，从原位癌到浸润癌的间期长短不一，无明确时间间隔，不同患者差异较大。有的患者从 AIS 发展至浸润癌可能只需很短时间。③AIS 常起始于宫颈移行区，这种病变通常涉及表浅宫颈管延伸入深部腺隐窝。AIS 易呈局灶性和多灶性，可生长于宫颈管的上端，不易被检查发现，也很难取样。④在巴氏制片中判读腺细胞异常与否极富挑战性，因为恶性腺上皮可能在细胞学检查中看起来像良性，而良性反应性宫颈腺细胞可能被误判读为非典型性或恶性。⑤腺上皮病变的阴道镜判读标准不明确，目前所有关于阴道镜的判读标准都是基于转化区的异常，而没有建立有关腺上皮病变的判读标准。因此，阴道镜下活检非常具有挑战性，AIS 常常是被"意外"发现。

一、AIS 处理或治疗

美国阴道镜与宫颈病理学会（ASCCP）指南建议，所有细胞学诊断为 AIS 的女性均需接受阴道镜检查并做宫颈管活检，35 岁以上女性或有高危子宫内膜病变因素的所有女性还需要做子宫内膜活检，所谓高危因素包括不明原因阴道出血及持续无排卵状态。

AIS 的治疗和处理不仅富有挑战而且存在争议，多数研究表明：对于大多数 AIS 患者，局部切除术可以治愈。然而，AIS 在阴道镜下可能非常不明显，有时很难界定病变的确切范围，另外 AIS 常常延伸入宫颈管内相当深的位置，所以很难完全切除病变。AIS 也常常是多灶性或"跳跃性"（病变不连续），所以局部切除的阴性切缘并不意味着病变被完全切除。考虑到以上众多因素，子宫切除术也是已育女性 AIS 治疗的另一个选择。

活检确诊 AIS 的患者，建议行诊断性切除手术，以排除浸润性腺癌，即使最终计划进行子宫切除术也应该如此，这里需要强调的是：AIS 的组织学诊断标本是"切除标本"（包括 Leep 锥切或 CKC），而不是活检标本，因为活检标本是可以提供部分病例的术前诊断，但常常因为标本的代表性不够而面临漏诊的风险，又常常出现活检标本诊断为 AIS 而"切除标本"诊断为浸润性腺癌的情况。

AIS 的处理原则很清晰（图 12-4），即"切除标本"诊断的 AIS，最好在锥切明确诊断后行全子宫切除术，而对于希望保留生育功能的情况可接受以下两种选择，一种是边缘受累或 ECC 阳性，推荐再次切除术，可接受 6 个月时再次评估，但需要用细胞学＋HPV 的联合检查和阴道镜检查（包括宫颈内活检）的联合方案评估；另一种是边缘阴性，转入长期随访。

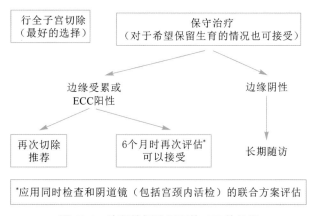

图 12-4　诊断性切除证实的 AIS 的处理

二、AIS 的手术方式

至于切除的方式，已经在相关章节中做过介绍。这里不再赘述。但有关 CKC 的方式仍存在争论，多数医生采用的还是传统的锥切方法，而有学者则强调用圆柱状的锥形切除术。从理论上来讲，由于腺上皮病变多位于颈管内或鳞状上皮下方，切除更多的腺上皮分布的区域更合理。但在实际临床工作中面临两种情况，一种是大多数的 AIS 都是因 HSIL 行锥切术后才被诊断的，这部分病例实际的手术方式就是传统的锥切而不是圆柱状的锥形切除术，恰恰是这种情况给了我们临床医生一个观察的窗口，其采用传统的方法一样适用于 AIS 病例。另一种情况是，大多数 AIS 的病例都是年龄≤35 岁的年轻人，他们对于生育的要求也会促使临床医生选择相对保守而对于宫颈功能影响较小的锥切手术。我们总结了湖北省妇幼保健院近几年收治的 60 例 AIS 病例的临床病理特征，60 例 AIS 患者中，20 例（33.33%）选择了 CKC，40 例（66.67%）选择了 Leep 锥切。锥切术后病理诊断为 AIS 14 例，AIS 合并 HSIL 39 例，AIS 合并 Ⅰa1 期鳞癌和 Ⅰa2 期鳞癌各 1 例，腺癌 5 例。60 例 AIS 患者中，有 32 例（53.33%）在锥切术后选择了全子宫切除术，剩余 28 位患者选择保守治疗，即术后定期复查。至 2020 年 12 月随访 1～10 年，1 例在术后第 2 次复查时发现 AIS 复发，行第 2 次锥切术，随后一直在随访中。其他病例无复发。

三、AIS 的术后随访

与 HSIL 相比，AIS 病例治疗后的随访压力更大，更富有挑战。如前所述，AIS 术前筛查和诊断率本来就很低，常常因为 SIL 行锥切手术而意外发现。这个现状同样适合于 AIS 的术后随访，甚至比术前筛查和诊断的困难更大，除了方法学本身的不足以外，更多的在于妇科医生对于此病的认知状态和患者的依从性。至于用什么方法随访、随访频率、复发及疾病持续的概念，等等，本书的相关章节有专门的介绍，请参考相关章节。

颜彬　吴绪峰

参考文献 ▶

[1] 中国优生科学协会阴道镜和宫颈病理学分会专家委员会.中国宫颈癌筛查及异常管理相关问题专家共识(一)[J].中国妇产科临床杂志,2017,18(2):190-192.

[2] 中国优生科学协会阴道镜和宫颈病理学分会专家委员会.中国宫颈癌筛查及异常管理相关问题专家共识(二)[J].中国妇产科临床杂志,2017,18(3):286-288.

[3] 宋昱,汪清,隋龙,等.Leep 术在宫颈原位腺癌及宫颈腺癌诊断和治疗中应用的临床意义[J].中华妇产科杂志,2018,53(3):178-182.

第十三章

瘤样病变的随访

第一节 分 类

对于宫颈上皮内瘤样病变的分类经历了两个主要历程。第一，是宫颈上皮内瘤样病变的提出和接受；第二，是分类的改进，与细胞学报告相一致。我们来看看其历程。

早在 1886 年，John Willianms 在《子宫癌症》一书中就提出，在宫颈浸润性鳞状细胞癌邻近部位存在非浸润性鳞状上皮异常。20 世纪 30 年代，Broders 引入 Schottlander 和 Kermauner 最早提及的"原位癌"术语，用于描述宫颈上皮内病变。随后，Smith、Pemberton、Galvin、Jones 和 Teline 先后报道了原位癌和浸润癌之间的时间关系，并提出一种假说并得到长期随访研究证实，原位癌是浸润性鳞状细胞癌的前驱病变。

20 世纪 60 年代以前，人们将宫颈非浸润性病变区分为两组，即鳞状上皮非典型增生（轻度、中度和重度）和原位癌。当时在很多医院，非典型增生被认为是潜在可逆性病变，因此，常予以忽略或随访或按照其他临床因素处理，原位癌则被视为是非常严重的病变，通常采取子宫切除术。

在 20 世纪 60 年代后期，大量研究发现，非典型增生与原位癌的细胞学改变在性质上相似，并且在整个组织学谱系中保持恒定。非典型增生与原位癌均为异常鳞状上皮的单克隆性增生，并且细胞核 DNA 为非整倍体。根据这些生物学研究的描述，Richart 提出一种新概念，认为宫颈鳞状细胞癌前驱病变的所有类型属于一种病变，称为宫颈上皮内瘤变（CIN）。

20 世纪七八十年代，CIN 命名法成为最广泛使用的宫颈癌前驱病变的组织学术语。目前，国内少数医院对于宫颈鳞状细胞癌前驱病变的病理学诊断术语，仍然采用的是《WHO 分类（2003）》中的名称，如宫颈上皮内瘤变（CIN），并且将其分为 3 级，即 CIN 1、CIN 2、CIN 3。CIN 1 对应轻度非典型增生，CIN 2 对应中度非典型增生，CIN 3 包括重度非典型增生和原位癌（carcinoma in situ，CIS）。这一命名系统旨在描述宫颈鳞状上皮由异常增生向癌变方向发展的连续性形态学改变过程（表 13-1）。

表 13-1 宫颈鳞状细胞癌前驱病变的命名

旧分类	WHO 分类（2003）	WHO 分类（2014）	Bethesda 系统命名
轻度非典型性增生	CIN 1	LSIL	LSIL
中度非典型性增生	CIN 2	HSIL	HSIL
重度非典型性增生/原位癌	CIN 3	HSIL	HSIL

2014 年 5 月，WHO 颁布出版了《WHO 分类（2014）》，距离《WHO 分类（2003）》的出版相隔 10 年之久。在这 10 年中，已经明确了宫颈癌的发生与持续性高危型 HPV 感染密切相关，一些新的 HPV 筛查技术不断推出，诊断流程及治疗方案也更为规范。《WHO 分类（2014）》对于宫颈鳞状细胞前驱病变的命名及分类进行了修订与变更，修订后的命名及分类使得病理医师可更为准确地对宫颈鳞状细胞癌前驱病变进行诊断及分级，从而指导临床管理宫颈鳞状细胞癌前驱病变，进而制定优化的治疗策略。

在病理学诊断中，CIN 2 病变的形态特征缺乏特异性，病理医师自身及不同医师之间对其诊断的重复性较差。就临床处理而言，对宫颈鳞状细胞癌前驱病变的规范处理流程主要分为 2 类：①针对 CIN 1 患者仅需进行随访观察，而对于≥CIN 2 病变患者，则需根据患者情况进行相应临床治疗。②在宫颈细胞学筛查中所使用的是细胞学诊断分级系统（Bethesda 系统），对于宫颈鳞状上皮病变采用的是 2 级分类（LSIL、HSIL）。基于上述考虑，2012 年美国病理学协会（college of American pathologists，CAP）和美国阴道镜及宫颈病理协会（American society for colposcopy and cervical pathology，ASCCP）联合发表下生殖道 HPV 相关的鳞状病变命名标准化项目，简称 LAST 项目。这一项目的提出，对于包括宫颈在内的下生殖道 HPV 感染相关的鳞状上皮病变进行命名的修订，推荐采用鳞状上皮内病变（SIL）进行命名，并且将其分为 2 级。在《WHO 分类（2014）》中，宫颈鳞状细胞癌前驱病变采纳了这一命名方案，分为 LSIL 与 HSIL。

（1）LSIL 的同义词包括 CIN 1、轻度非典型性增生、扁平湿疣及挖空细胞病等，是指由 HPV 感染引起临床及病理形态改变的一种 SIL，这一病变发生癌变的风险较低。

（2）HSIL 的同义词包括 CIN 2、CIN 3，中度非典型性增生，重度非典型性增生及鳞状上皮原位癌（CIS），若不治疗，有明显进展为浸润性癌风险的 SIL。

有关腺上皮病变的命名则相对简单。《WHO 分类（2003）》将其分为腺上皮非典型增生和原位腺癌，而《WHO 分类（2014）》删除了腺上皮非典型增生，只保留了原位腺癌（和腺癌）。

因此，目前提到了宫颈上皮内瘤样病变包括以下 3 类：LSIL、HISL、AIS。

第二节　处理原则

1. LSIL 的处理原则　观察而不治疗，但是要反馈性复习之前的细胞学结果、年龄及转化区。

2. HSIL 的处理原则　①首选锥切术（包括 CKC、Leep 锥切、激光锥切）；②可选消融治疗；③观察随访（年轻患者）。

3. AIS 的处理原则　①首选全宫术；②可选锥切术；③不选择消融和随访。

详细内容参考本书的第 12 章。

第三节　随访的必要性

宫颈上皮内瘤样病变经治疗后，必须定期进行有效的随访和监测，这是一个不争的事实。关于其必要性，由刘植华教授和章文华教授联合主译的《宫颈癌前病变阴道镜检查与治疗》一书有非常好的描述，分享如下。

治疗的成功率并不能达到 100%，重要的是要制订随访方案以发现少部分（<10%）治疗后 CIN 残留的患者。已发表的文献中报道病灶残留的发生率差异很大，但有些相关问题已经非常明确。接受过癌前病变治疗的病例更有可能发生宫颈癌，其风险较正常人群增加 2～5 倍。其中，很大一部分是因为没有进行很好的长期随访。几项病例研究表明，超过 50% 的宫颈癌发生在失访的女性中，CIN 治疗后癌症发生的风险可持续 20 年或更长时间。对切除性治疗的标本进行组织学评估，可确定病灶残留的危险因素。NHS 宫颈筛查临床指南详细介绍了几项回顾性研究，报道了切除性治疗后病灶残留的发生率，证实切缘阴性者病灶残留风险较低，切缘阳性则与病灶残留高风险相关。此外，宫颈阴道部外侧切缘与颈管的内侧切缘受累情况对照研究证实，宫颈管内切缘受累较宫颈阴道部外切缘受累与病灶残留风险增加关系更为密切。50 岁以上的女性病变持续/复发的风险更高。

现有研究结果已清晰表明 CIN 治疗后的女性需要随访，当地的设施和阴道镜检查、细胞学检查、HPV 检测的费用会影响随访策略，根据检查方法的特点，HPV 检测无疑是最敏感的检测手段，并且具有最佳的阴性预测值，这一点已由几项荟萃分析证实。在组织良好、系统的召集-召回筛查项目中，HPV 检测显示了其良好的成本效益。HPV 检测的费用不一，在一些中低收入国家可能难以承受。无论采用何种方法进行随访，至少应该持续 20 年。

第四节　LSIL 的 随 访

有关 LSIL 的随访我们主要参考的指南有两个，一个是 2012 版 ASCCP 指南，另一个是 2017 版 CSCCP 专家共识，前者详细而具体，覆盖面广，后者相对简单，可操作性强，适合我国广大的基层医院。我们将其以图表的形式介绍如下。

2012 版 ASCCP 指南分为以下 3 种情况，见图 13-1～图 13-3。

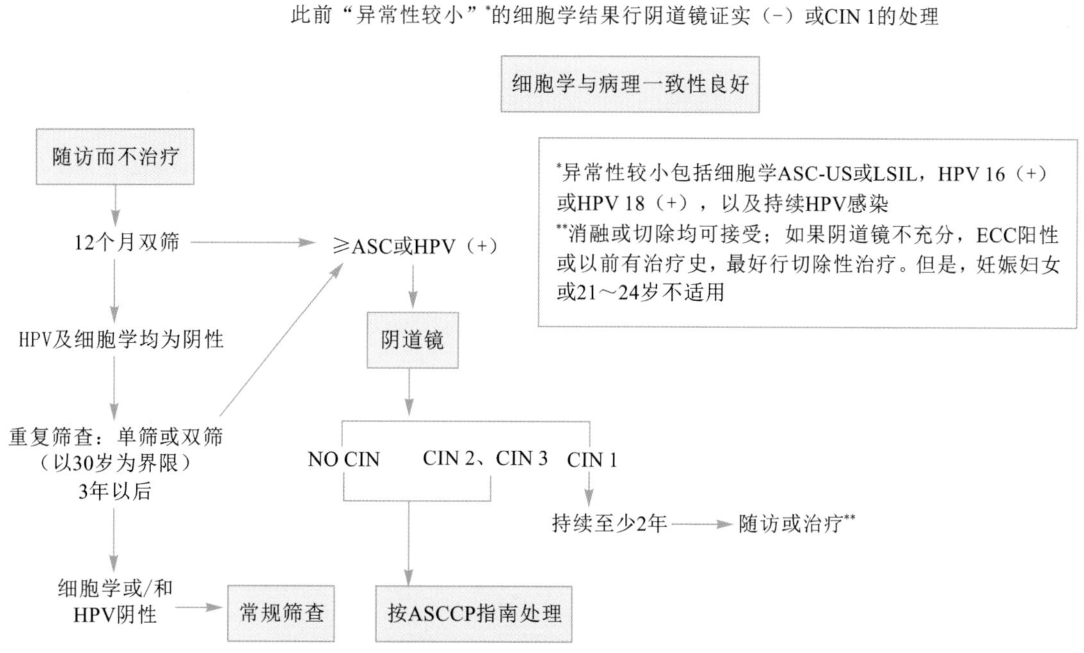

图 13-1　LSIL 的随访之一

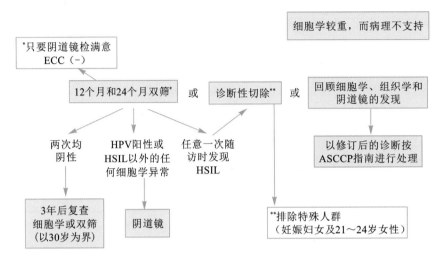

图 13-2　LSIL 的随访之二

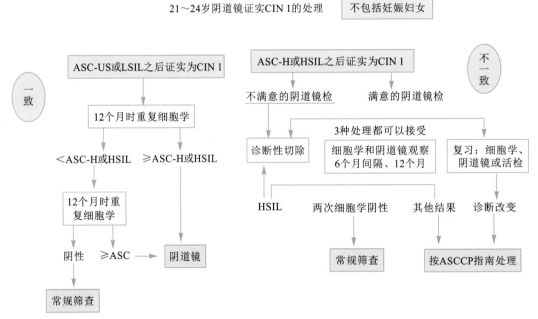

图 13-3　LSIL 的随访之三

2017 版 ASCCP 专家共识见图 13-4。

CSCCP 将专家共识整合为 4 种情况，放在一张表里，简单方便，更适合我国基层医院使用。

图 13-4 中提到的常规筛查，我们还是以表的形式介绍如下（表 13-2），供参考。

表 13-2　不同情况采用的筛查方法

分类	推荐筛查方法
＜21	不建议筛查
21～29	单独细胞学筛查，每 3 年一次

分类	推荐筛查方法
30～65	HPV 和细胞学联合筛查，每 5 年一次（推荐） 单独细胞学筛查，每 3 年一次（可接受）
>65	既往筛查结果阴性时可终止筛查
子宫切除术后	不接受筛查
HPV 疫苗接种者	和无接种 HPV 疫苗者的筛查方式相同

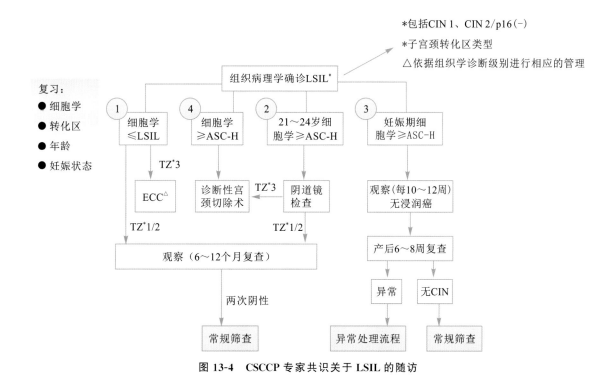

图 13-4　CSCCP 专家共识关于 LSIL 的随访

第五节　HSIL 的随访

有关 HSIL 的随访，2006 版的 ASCCP 有非常详细的描述，2012 版略有补充，作者更加习惯用 2006 版，现将其分别用图解表达如下。

一、切缘阴性的随访

HSIL 锥切术后切缘阴性是临床上最常见的一种情况，术后随访的时间是 6 个月和 12 个月，推荐的方法是细胞学＋HPV-DNA 的联合筛查，如果 HPV-DNA 阳性或重复后的细胞学≥ASC-US，则推荐进行阴道镜检＋ECC；如果 HPV-DNA 阴性或两次连续的细胞学阴性，12 个月后进入"常规筛查"，至少维持 20 年。不接受基于 HPV-DNA 阳性结果的重复治疗或全宫术。此外，可接受细胞学单筛或细胞学＋阴道镜检查（每 6 个月间隔），若重复后的细胞学≥ASC-US，则需要进行阴道镜检＋ECC，而两次连续的细胞学阴性，则进入"常规筛查"，至少维持 20 年（图 13-5）。

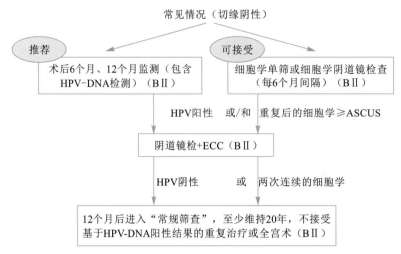

图 13-5 HSIL 锥切术后切缘阴性的随访

二、切缘阳性的随访

HSIL 锥切术后切缘阳性的定义是指锥切切缘发现 CIN 2、CIN 3。术后病理报告为阳性时，或者 ECC 标本发现 CIN 2、CIN 3 时，2006 版《共识》推荐最好在治疗后 4～6 个月重新用细胞学＋ECC 评估。可接受重复的诊断性切除术，如果诊断性切除术不可行，可接受子宫切除术（图 13-6）。但是，2012 版修改为同时检查（图 13-7）。

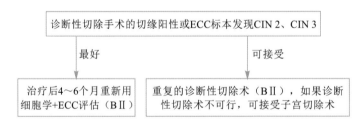

图 13-6 HSIL 锥切术后切缘阳性的随访（2006 版）

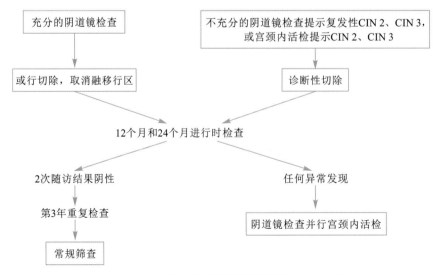

图 13-7 HSIL 锥切术后切缘阳性的随访（2012 版）

三、复发性或持续性病变

我们在后面的章节对相关概念有详细的介绍。这里谈处理，2006 版的描述如图 13-8 所示。

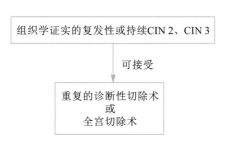

图 13-8　复发性或持续性病变的处理

即组织学证实的（非细胞学诊断）复发性或持续性 CIN 2、CIN 3，可接受重复的诊断性切除术或全宫切除术。

四、青少年和年轻女性

对于青少年和年轻女性的 HSIL，推荐的处理原则比较宽松。总的原则，如果阴道镜检查充分的话，治疗或观察都是可以接受的；如果只是 CIN 2，最好观察；如果是 CIN 3，或阴道镜检查不够充分，最好治疗。选择观察的病例，每 6 个月复查细胞学和阴道镜检，持续 24 个月。如果两次细胞学阴性 ＋ 阴道镜正常，则转入常规筛查；如果阴道镜检查结果恶化或高级别的细胞学结果或阴道镜结果持续 1 年无变化，推荐重复活检，当发现 CIN 3，或 CIN 2～3 持续 24 个月，则推荐治疗；选择治疗的病例，转化区的切除或消融治疗都可行（图 13-9）。

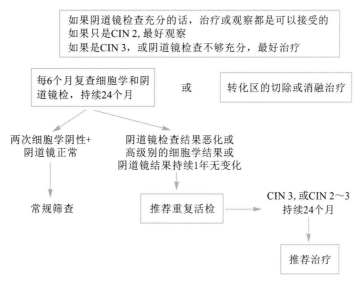

图 13-9　青少年和年轻女性 HSIL 的处理

五、妊娠期 CIN 2、CIN 3

对于妊娠期 CIN 2、CIN 3 的处理，总体原则是缺乏浸润癌证据或妊娠晚期时，仅观察而不处理。可接受每 12 周复查细胞学和阴道镜检（编者注：2012 版修改为 10～12 周），在出现更重的病变或细胞学提示浸润癌时，需要活检。仅在怀疑浸润癌时，才推荐行诊断性切除术。除非证实为浸润癌，否则不接受治疗。产后 6 周推荐重新评估细胞学和阴道镜检（图 13-10）（编者注：2012 版修改为 6～8 周）。

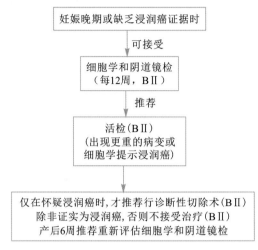

图 13-10　妊娠期 CIN 2、CIN 3 的处理

第六节　AIS 的随访

我们知道，对于诊断性切除证实的 AIS 可以有两种处理方式，最好在锥切明确诊断后行全子宫切除术，而对于希望保留生育功能的患者可接受以下两种选择，一种是边缘受累或 ECC 阳性患者，推荐再次切除术，可接受 6 个月时再次评估，但需要用细胞学＋HPV-DNA 的联合检查和阴道镜检查（包括宫颈内活检）的联合方案评估；另一种是边缘阴性患者，转入长期随访。

这里有两个问题，一是全宫切除术后的随访方法，二是锥切术后长期随访的问题。我们建议全宫切除术后半年复查一次，在连续两次阴性后再转入一年一次的随访。至于随访方法，建议用联合筛查，任一项出现阳性时，转诊阴道镜检。而锥切术后的长期随访问题，我们建议区别于 HISL 的常规随访，加强随访频率，术后每 3 个月随访一次，连续 4 次阴性后转半年随访一次，再连续阴性，即两年后转为一年一次的随访。至于随访的方法则分为两种，边缘受累或 ECC 阳性患者，需要用细胞学＋HPV-DNA 的联合检查和阴道镜检查（包括宫颈内活检）的联合方案评估；而边缘阴性患者，则可考虑只用细胞学＋HPV-DNA 的联合检查。

第七节　复发性或持续性病变的处理

我们常说，宫颈上皮内瘤样病变的治疗只是万里长征的第一步，在长期的随访中，疾病持续或复发是必须面对的问题。有学者（2002）报道，术后 CIN 的发病率为 5%～64%，而 ASCCP 共识提到的是，术后复发性或持续性病变的发病率为 1%～21%（2001）。鲜见 AIS 复发或持续的文献报道。我国对于 HSIL、AIS 及早期腺癌的文献报道，基本是单中心报道，且多为 HSIL 病例，复发率也都在两位数。而有关 AIS 的病例非常少，且报道的主体一半是妇科医生，一半是病理科医生，混杂的报道中几乎无随访信息，这就留给了临床医生更多的思考，只有治疗没有随访，哪有治疗效果的评价？如何知道疾病是否进展为浸润性腺癌？一旦进入此阶段，患者的预后且不是大打折扣？

一、基本概念

治愈（cure）：CIN 术后 12 个月，每隔 4~6 个月，2 次以上复查细胞学、HPV 结果正常，或阴道镜下组织病理学诊断均未见 CIN。

残留（residue）：CIN 术后标本病理切缘阳性；6 个月后复查细胞学结果≥ASC-US 或（和）HPV 阳性，阴道镜检查和活检证实 CIN 依然存在。

持续（persistency）：在残留的基础上，CIN 病灶持续存在，时间超过 12 个月。

复发（recurrence）：CIN 术后标本病理切缘阴性，12 个月后进行阴道镜检查及相关病理检查（活检或 ECC）又出现 CIN。

二、临床评价方法

我们从前面的介绍中已经了解到，无论是 SIL 还是 AIS，术后随访的基础性方法都是联合检查。某些特殊情况，如 ECC 阳性或切缘阳性，还需要在此基础上加做阴道镜检或/和 ECC。即便如此，对临床医生来讲，术后评估比筛查来得更有挑战性，稍不注意，就会面临漏诊和误诊。因为无论对临床还是细胞病理医生而言，都有一个学习和提高的过程，更需要一定数量的病例支撑，甚至对病理医生的实际判读能力要有十分清楚的认识。对于有可能存在争议的地方，或者临床与病理不符的地方，要建立一个友好的、有效的讨论和学习机制，直到最后达成共识。

三、处理原则

2006 版 ASCCP 共识介定了复发性或持续性病变的治疗阈值是 CIN 2、CIN 3，可接受重复的诊断性切除术或全宫切除术。那么，持续性 CIN 1 如何处理？如果 CIN 1 持续至少 2 年，可以继续随访，也可接受治疗；阴道镜检满意的病例可选择消融，也可选择切除性手术；阴道镜检不满意的病例、ECC 标本报告 CIN 及既往有治疗史的病例，推荐切除性手术。

四、处理上的争议

在临床实际工作中，锥切术后随访的病例常常出现病理结果与细胞学检查不符，给进一步的处理带来困境。由于术后转化区的破坏和组织修复，使得异常细胞学病例的阴道镜检变得比初诊的病例复杂得多，活检的指示性不强，难以取得有代表意义的组织学标本，因此，难以获得细胞学检查与病理结果的一致，这也可能造成一些病例的漏诊。为了解决这一困境，有学者对于复发性或持续性病变的诊断提出了建议：即 Leep 术后，只要细胞学≥ASC-H（没有组织学证据）或组织学≥CIN 1，即可诊断持续性或复发性疾病。这个建议可能与 ASCCP 的观点不一致，但对于临床工作有一定的参考作用，我们可以在患者充分知情的前提下，选择性给予再治疗。

五、结语

有关 AIS 的随访，理论清楚，但经验有限，现阶段我们主要参考 HSIL 的随访经验。有些观点需要和大家分享：①治疗的成功率并不能达到 100%；②治疗后的 CIN 患者罹患宫颈癌的风险是正常人的 2~5 倍；③大部分病例没有进行很好的随访；④HPV 检测是最敏感的检测方法；⑤AIS 的随访更困难和复杂，建议转诊有经验的医院。

邹苗

参考文献 ▶

［1］ 章文华.宫颈病变的诊治［M］.3 版.北京：人民卫生出版社，2018.

［2］ Malapati R，Chaparala S，Cejtin HE. Factors influencing persistence or recurrence of cervical intraepithelial neoplasia after loop electrosurgical excision procedure［J］.J Low Genit Tract Dis，2011，15（3）：177-179.

［3］ KurmanRJ，Carcangiu ML，Herrington CS，et al.WHO classification of tumours of female reproductive organs［M］.Lyon：IARC Press，2014.

［4］ Richart RM. A modified terminology for cervical intraepithelial neoplasia［J］. Obstet Gynecol，1990，75（1）：131-133.

［5］ Lu Z，Chen J. Introduction of WHO classification of tumours of female reproductive organs，fourth edition［J］. Zhong hua Bing Li Xue Za Zhi，2014，43（10）：649-650.

［6］ 刘植华，章文华.宫颈癌前病变阴道镜检查与治疗［M］.3 版.北京：人民卫生出版社，2018.

第十四章

宫颈锥切手术

宫颈锥切手术（简称锥切术）是一个古老的手术方式。顾名思义，该手术是将宫颈组织做圆锥体切除，对切除组织进行全面的病理检查，以确定宫颈病变的性质和程度以及对高级别的宫颈上皮内瘤变进行治疗。广义上的锥切术包括激光锥切、Leep 锥切和冷刀锥切，而临床上以 Leep 锥切应用最多。

宫颈激光锥切是采用激光进行锥切。手术时采用宫颈钳夹住宫颈作牵引，脚踏开关，用激光束对准宫颈病变外缘 3~5 mm 处间断冲击几个点，各个点的连线形成一个环状，并沿各个点的连线连续做锥形切除。用激光束切除至宫颈管黏膜时改用手术刀切除，以免黏膜及腺体被激光的高温所破坏而失去病理检查的准确性。切除标本后可用激光束烧灼止血，大量出血需缝扎止血。

Leep 锥切术一般采用三角形电极，在病变外缘 3 mm 处自宫颈 12 点处顺时针 360°匀速旋切宫颈病变组织。最好能够一次性完整切割病变组织，根据病变范围选择不同型号的三角刀头，切除宫颈管高度在 15~25 mm。

冷刀锥切（CKC）是以手术刀进行的宫颈锥形切除。用宫颈钳夹住宫颈组织并稍用力向外牵引，用手术刀沿宫颈病变外缘 3~5 mm 处做一环形切口，并向颈管内倾斜，其倾斜角度根据病变情况和需要切除的宫颈管长度而定。一般为 30°~50°。沿宫颈管方向逐渐加深，使切除的宫颈组织呈圆锥体状。

3 种方式各有利弊。由于宫颈激光锥切手术中边缘气化，对病理诊断存在影响，以及在近宫颈管处仍然需要手术刀切除，临床上较少用。而 Leep 锥切好还是冷刀锥切好，则存在争议。从治疗疾病来讲，锥切标本体积越大，理论上对降低切缘阳性率和病灶残留率越有好处。但是，对于年轻尚未生育的患者来讲，我们需要在治疗宫颈病变与保留宫颈功能之间寻找一个合适的平衡点。这个平衡点如何找？它的理论依据是什么？临床工作中如何去执行？

第一节　锥切术的手术范围

我们从宫颈原位鳞癌（CIS）的病灶分布特点、累及腺体的深度及颈管的长度三个参数进行了系统的研究。

20 世纪 80 年代，我们在我国宫颈癌高发地区五峰县对一组 25 例鳞状细胞原位癌的病例进行了研究。入组病例是经过巴氏细胞学筛查的阳性病例，转诊阴道镜，镜下活检病理证实为 CIS 的病例，行全宫切除术，对全宫切除后的标本采用全宫颈标本（自解剖学内口横切下宫颈），亚连续切片，采用测微尺测量病灶及深（宽）度。研究结果表明：25 例 CIS 全宫颈标本中，CIS 累及颈管深度为 0~16.915 mm，累及腺体深度为 4.16~4.95 mm。这个研究结论为日后对 CIS 实施保守治疗提供了支撑，在参考上述结论的同时，我们还在术前 1 d 用超声测量颈管长度，再次用阴道镜评估转化区类型及病变范围，在此基础上制定个性化的手术范围。在这些研究成果的指导下，我们在 2007—2015 年共治疗 HSIL 病例 1 123 余例，90％ 以上为 Leep 锥切（与很多专家主张 CIS 行 CKC 的观点不一致），切除深度在 10～25 mm。这些病例的术后复发率仅 0.3％，病灶残留率 20.74％，均低于文献报道。对这些患者术后生育情况的随访数据显示，至 2020 年 12 月，已有 110 位患者在术后生育，其中 1 例患者 35 周分娩双胎，其余患者都在 37～42 周分娩。

近年，这一研究成果得到了更广泛的应用，正在被更多的同行推广和应用。这一研究成果是否与文献报道一致？我们来看看几组数据。

对 CIN 2+ 的处理，一项荟萃分析纳入了 26 项研究，分析了阴道镜检查不满意的女性中，两种手术方式在手术并发症及治疗结局中的差异。研究结果发现，Leep 手术时间短，术中风险低，术后住院时间缩短。Leep 手术术后发生出血、感染、宫颈管狭窄以及在随访中宫颈暴露困难的发生率均低于 CKC，但 Leep 手术切除宫颈组织的面积较 CKC 要小，术后病变残留和复发的风险要高于 CKC。

第二节　AIS 与锥切术

关于 AIS 的处理，无论是 CSCCP 相关指南，还是 ASCCP 相关指南，推荐的意见都是一致的，即在切除性诊断之后病理证实的 AIS 最好选择全宫切除术，可以选择锥切术＋术后密切随访。实际工作中，由于 AIS 年轻病例不占少数，有强烈的保留生育功能的愿望，主动选择锥切术的病例不少。那么，这部分病例的锥切手术安全吗？我们对湖北省妇幼保健院近年诊治的 60 例 AIS 的分析表明，32 例选择进一步手术，28 例选择锥切术＋术后密切随访。至 2020 年 12 月，随访时间 1～10 年，1 例在 CKC 后第 2 次复查时发现 AIS 复发，行第 2 次锥切术，现术后 9 年在定期随访中。其他病例无复发。由于病例数较少，平均随访时间不长，还需要扩大病例、延长随访时间，继续观察研究。

为什么 AIS 的处理与 HSIL 不同？这是由 AIS 的病理特点所决定的。我们知道，AIS 与 HSIL 不一样，第一，细胞学初筛误诊率高；第二，HPV 阴性预测的作用不及 HSIL；第三，AIS 发病隐匿，病灶呈多点性和跳跃性，与早期浸润癌难以识别，且常常与浸润癌并存。这不仅仅给锥切手术带来了挑战，也给术后随访增加了难度。这种情况选择全宫手术相对安全且减少了随访的压力。如何保证术后随访的有效性和安全性？笔者认为，接诊医生必须有良好的妇科肿瘤基础，知晓 AIS 及腺癌的生物学行为，并有良好的细胞学检查及病理检查团队。

至于锥切手术是选择 Leep 锥切还是 CKC，则存在争论。有专家认为，CKC 优于 Leep，因为 Leep 导致阳性切缘率更高。与 CKC 相比，Leep 与 AIS 的阳性切缘风险增加 1.55 倍相关。Baalbergen 和 Helmerhorst 的一项系统综述发现（2014 年），Leep 锥切临床不完全切除率（51％）明显高于 CKC（30％）。另一项荟萃分析（2017 年）则得出了不同的研究结论。这项研究纳入了 18 项研究结果，所有纳入的 18 项研究都报告了切缘阳性率，每个研究的结果各不相同。Leep 组阳性率为 44％（267/607），CKC 组阳性率为 29％（274/952）。合并荟萃分析显示了显著不同的结果（RR：1.55；95％ CI：1.34～1.80；$P < 0.000\,01$），无显著差异（$P = 0.34$）。再次锥切或子宫切除术后，Leep 术后残留率为 9.1％（17/186），而 CKC 术后为 11％（39/350）。复发率在 Leep 组 7.0％（10/142），CKC 组为 5.6％（10/177）。两组残留率（RR：1.02；95％ CI：0.60～1.72；$P = 0.95$）或复发率（RR：1.13；95％ CI：0.46～2.79；$P = 0.79$）的差异无统计学意义。

实际上，ASCCP 指南意见是对 AIS 行切除性手术，并没有界定是 Leep 锥切还是 CKC，我们在实际工作中要在熟知的前提下，选择最合适的方式。

蔡鸿宁

参考文献

［1］　El-Nashar SA，Shazly SA，Hopkins MR，et al. Loop Electrosurgical Excision Procedure Instead of Cold-Knife Conization for Cervical Intraepithelial Neoplasia in Women With Unsatisfactory Colposcopic Examinations：A Systematic Review and Meta-Analysis［J］. Journal of Lower Genital Tract Disease，2017，21（2）：129-136.

［2］　Baalbergen A，Helmerhorst TJ. Adenocarcinoma in situ of the uterine cervix-a systematic review［J］. International Journal of Gynecological Cancer，2014，24（9）：1543-1548.

［3］　Krivak TC，Rose GS，McBroom JW，et al. Cervical adenocarcinoma in situ：a systematic review of therapeutic options and predictors of persistent or recurrent disease［J］. Obstetrical & Gynecological Survey，2001，56（9）：567-575.

［4］　Bull-Phelps SL，Garner EI，Walsh CS，et al. Fertility-sparing surgery in 101 women with adenocarcinoma in situ of the cervix［J］. Gynecologic Oncology，2007，107（2）：316-319.

［5］　Liu Y，Qiu HF，Tang Y，et al. Pregnancy outcome after the treatment of loop electrosurgical excision procedure or cold-knife conization for cervical intraepithelial neoplasia［J］. Gynecologic and Obstetric Investigation，2014，77（4）：240-244.

第十五章

宫颈锥切术与早产

宫颈锥切术是常见的妇科手术，手术方法为由外向内呈圆锥形的形状切下一部分宫颈组织。切除组织进行病理检查，确诊宫颈的病变，同时也起到治疗的作用。由于宫颈锥切术切除了部分宫颈组织，因此会对宫颈结构造成一定程度的影响。育龄妇女宫颈锥切术后再妊娠者是否面临着生育力下降，流产、早产、宫颈功能不良等风险是否增加，是育龄人群和围产医务工作者需要关注的问题。本章节着重总结宫颈锥切术后对生育能力及妊娠结局的影响，建议根据情况给予合理的干预措施，加强围生期管理，提高孕妇和新生儿生存质量。

第一节　宫颈锥切术的分类

宫颈锥切术分为以下 3 类。

1. 按目的分类　诊断性锥切术和治疗性锥切术。

2. 按方法分类　冷刀锥切术（CKC）、环形电切术（Leep）、激光锥切术（LC）。

3. 按范围分类　大锥切、小锥切。大锥切：锥切高度＞2 cm 或体积＞4 cm³。小锥切：锥切高度＜2 cm 或体积＜4 cm³。

第二节　宫颈锥切术对生育能力和妊娠结局的影响

一、宫颈锥切术对生育能力的影响

目前因 CIN 患者呈现年轻化趋势，在育龄人群进行宫颈锥切术并不少见。宫颈锥切术是否影响其生育能力已成为人们关注的热点。宫颈主要由胶原丰富的结缔组织构成，含少量平滑肌纤维、血管和弹力纤维组织。这些成分组成对妊娠宫颈起到括约保护作用。

从理论上讲，宫颈锥切术后宫颈括约肌功能降低，宫颈有可能呈现病理性扩张和松弛状态，表现为宫颈功能不全，临床上表现为早产及晚期流产。宫颈锥切术也可能损害宫颈腺体，导致宫颈狭窄、粘连，精子进入宫腔的难度增加，阻碍正常受精过程，从而导致不孕。

宫颈锥切过深可造成宫颈管狭窄、宫颈粘连，影响精子的通过。研究发现，激光治疗后宫颈狭窄的发生率（10.2%）高于宫颈环形电刀切除（4.3%）。切除深度和宫颈锥切次数也是宫颈狭窄的相关因素。当锥切高度≥20 mm 时，更容易发生宫颈狭窄，对于 2 次或者 2 次以上的宫颈锥切术史，发生宫颈狭窄的风险增加。

宫颈锥切术后感染也是可能影响生育的一个因素。宫颈锥切术后，因切除了宫颈内口分泌黏液的腺体，使宫颈黏液分泌减少，破坏了局部免疫屏障，容易导致上行性感染、盆腔炎，引起输卵管不孕；在已经进行过 CIN 治疗的女性，微生物侵入羊水风险增加，是发生早产及母婴严重感染的危险因素。HPV 感染也会增加其他性传播疾病的风险，而相应增加输卵管损伤，影响患者的生育能力。

但是，宫颈锥切术本身对生育的影响目前缺少大样本研究，尚无确定结论。妇产科医生需要根据病史和临床检查手段综合评估宫颈锥切术后患者的生育能力。

二、宫颈锥切术对妊娠结局的影响

宫颈锥切与早产、胎膜早破、低出生体重儿发生率增高相关。对于轻度宫颈异常的年轻女性，应谨慎治疗。

（一）宫颈锥切术对流产、早产的影响

宫颈锥切术与自然流产、早产风险增加有一定关系。宫颈锥切术一方面破坏了宫颈腺体，减少了黏液的分泌，微生物菌群的防御机制也受损，感染风险增加并导致胎膜早破，增加了流产及早产风险。另一方面，CIN 患者可能存在自体免疫异常，易合并生殖道感染，患者本身具有较高的早产风险。

异常的阴道菌群可增加流产、早产风险，乳酸菌可影响 HPV 的多样性及感染程度。厌氧菌等参与 HPV 感染的获取和持续过程。例如，拟杆菌和 B 组链球菌可释放磷脂酶 A2 或蛋白水解酶，可导致宫颈内定植微生物的防御机制受损，引起上行性感染。磷脂酶 A2 可启动花生四烯酸级联反应，使前列腺素 E 和前列腺素 F 局部浓度升高，前列腺素可促进宫颈成熟和子宫收缩，最终导致早产及流产。

过度的宫颈组织切除可导致宫颈结构受损、术后瘢痕的胶原组成发生变化，影响宫颈功能，增加早产风险。有研究发现，宫颈锥切术可明显增加早产及流产风险，主要与锥切组织的深度和体积相关。当宫颈锥切深度＞10 mm 时，可明显增加早产率，患者早产及自然流产率随锥切深度的增加而升高。当锥切深度＞20 mm 时，早产及自然流产率几乎是未行宫颈锥切术患者的 4.9 倍。但也有研究指出，在排除其他产科危险因素的前提下，切除宫颈组织的长度为（12.6±5.4）mm、体积为（2.35±2.27）mm^3 时，不会增加早产的风险。以上研究表明，在合理的切除深度和体积范围内，宫颈锥切术对早产以及自然流产的影响并不明显，但超出一定范围时，切除深度和体积与早产及自然流产率呈量效关系。故针对不同年龄和生育要求的患者，应选择适当的宫颈锥切手术方式。

（二）宫颈锥切术对胎膜早破的影响

生殖道感染是胎膜早破的主要原因。正常宫颈细胞可分泌富含细胞因子和抗菌肽的黏液，其中包含大量免疫球蛋白和巨噬细胞，宫颈黏液性状的改变及宫颈损伤或切除导致黏液分泌不足可增加感染风险，发生绒毛膜羊膜炎，宫颈组织释放蛋白水解酶，导致胎膜早破。另外，CIN 患者阴道感染风险增加，增加了胎膜早破风险。宫颈锥切术增加胎膜早破风险，与锥切深度有关。其机制可能为术后瘢痕的胶原组成变化导致宫颈功能发生变化。

（三）宫颈锥切术对分娩方式的影响

近年来有研究表明，Leep 和冷刀锥切术后剖宫产率均增加。锥切深度越大，剖宫产率越高。这可能与患者心理因素、宫颈管术后狭窄、术后宫颈瘢痕形成等有关。临床上医生、患者及其家属担心锥切术后宫颈瘢痕组织形成、宫颈管狭窄、宫颈弹性减退等原因而选择了剖宫产手术，这是锥切术后患者剖宫产率升高的原因之一。但是有研究表明宫颈锥切术并不影响分娩方式，术后不应成为剖宫产的指征。分娩方式的选择需要根据妇产科医生的判断，选择合适的分娩方式。

（四）妊娠间隔时间

锥切术后宫颈组织的再生修复是一个过程，随时间延长，炎症会逐渐消退，宫颈长度及功能也相

对有所恢复。宫颈组织的再生一般是在锥切术后 3～12 个月，避免在这段时间内受孕可以降低早产的风险。有研究发现，术后到妊娠之间的间隔＜6 个月会增加早产风险。适当的妊娠间隔对改善妊娠结局有指导意义。

（五）宫颈锥切术对围生期胎儿死亡率的影响

由于宫颈锥切术可增加早产风险，因此胎儿低出生体重的发生率和围生儿死亡率会升高。虽然围生期胎儿死亡率很低，但其在锥切术后患者和未行锥切患者中的数据差异较大，研究表明，宫颈锥切术后围产儿死亡的风险几乎增加了 3 倍，这主要是由于在妊娠 28 周之前出生的早产婴儿死亡。一般而言，切除的宫颈组织越多，对宫颈功能的影响越大，围生期胎儿死亡率也越高。究其原因，宫颈锥切术影响宫颈功能，引起早产，胎膜早破，感染，出生体重低、各器官发育不完善，均显著增加围生期死亡率。另外，CIN 患者锥切术后可能产生焦虑等心理障碍，孕期精神状态改变引起早产，增加了围生期胎儿死亡率。

（六）宫颈锥切术对辅助生殖技术需求及宫外孕的影响

有研究表明，宫颈锥切术后异位妊娠发生率及辅助生殖技术需求率均升高。由于宫颈锥切术后患者较普通人群有更多的感染机会，且感染后可能导致输卵管损伤，引起输卵管粘连，降低了女性自然受孕的机会，增加了异位妊娠的风险，所以也增加了辅助生殖技术需求及宫外孕的概率。

第三节　宫颈锥切术后患者宫颈功能不全的管理

宫颈功能不全是指因宫颈先天发育异常或后天损伤所造成的宫颈功能异常而无法维持妊娠，最终导致流产。典型表现为妊娠中晚期无痛性、进行性宫颈管扩张，伴或不伴胎膜早破、羊膜囊外凸出宫颈口，最终导致中期妊娠流产及早产。宫颈锥切术后宫颈组织受损，尤其是有大月份流产、早产病史，以及反复多次宫颈锥切、宫颈广泛切除者，宫颈功能不全风险增加。

一、宫颈功能不全的诊断

目前尚无统一诊断标准，主要综合病史、典型临床表现及超声检查结果，做出临床诊断。①病史：多次中期妊娠流产或早产史往往提示宫颈功能不全；②典型临床表现：妊娠中晚期无明显宫缩、进行性的宫颈缩短和颈管扩张，伴或不伴胎膜早破，基于宫颈缩短和宫颈管扩张这两种主要临床表现的诊断模型对筛选高危人群有一定价值，但其对宫颈功能不全的准确诊断仍有待进一步评估；③超声诊断：超声测量宫颈长度是评估妊娠期宫颈功能的可靠方法，妊娠 24 周前宫颈长度＜25 mm 时，提示有发生宫颈功能不全的风险。

二、宫颈锥切术后宫颈长度的监测

短宫颈与早产发生相关，宫颈长度≤25 mm 与＞25 mm 相比，分娩时间有显著差异；宫颈长度＜25 mm 者，18％ 在 35 周前分娩，宫颈长度＜13 mm 者，50％ 在 35 周前分娩。宫颈缩短或漏斗形成常见于 18～22 周。故针对有宫颈锥切病史、疑有宫颈功能不全的孕妇，可于 14～16 周开始，间隔 2 周连续监测宫颈的变化情况，警戒值为 25 mm。

三、宫颈锥切术后是否需要行预防性宫颈环扎术

宫颈锥切术后是否需要行预防性宫颈环扎术是患者担心的问题。有研究报道，与没有进行预防性

环扎术的女性相比，在宫颈锥切术后接受预防性环扎术的女性早产率更高（10.56 vs 4.27，$P<0.01$），且妊娠中期流产率也高于没有环扎术的女性（6.21 vs 2.41，$P<0.01$）。在一项 logistic 回归模型中，发现环扎是早产的独立危险因素。研究不足之处均是样本量较少。今年，一项纳入了 3 560 例既往宫颈锥切手术史的妊娠妇女的荟萃分析结果显示，预防性经阴道环扎术的妊娠妇女的早产率显著高于未行宫颈环扎术的妊娠妇女。

通过以上研究提示宫颈锥切术后需要根据患者情况选择合理预防措施，不要盲目行预防性宫颈环扎术。

四、宫颈环扎术指征

宫颈锥切术后，孕妇需加强围产管理，既不可盲目行预防性环扎术，又需动态监测，掌握环扎术指征。①以病史为指征的宫颈环扎术，又称预防性宫颈环扎术。典型的病史为有 3 次及以上的妊娠中期自然流产史或早产史，一般建议于妊娠 12~14 周进行手术。②以体格检查为指征的宫颈环扎术，是指在妊娠中期排除临产及胎盘早剥的前提下，体格检查发现宫口已开，甚至羊膜囊已脱出宫颈外口，排除感染、宫缩及其他禁忌证后进行的环扎术，又称紧急宫颈环扎术。③以超声为指征的宫颈环扎术，是指既往有晚期流产或早产史患者，本次妊娠为单胎，妊娠 24 周前超声检查宫颈长度≤25 mm，可行以超声为指征的宫颈环扎术，又称应急性宫颈环扎术。如无早产史，宫颈长度>10 mm，可预防性使用孕激素，并动态观察宫颈长度。无早产史，宫颈长度<10 mm，可行预防性宫颈环扎术；单纯内口漏斗，宫颈长度>25 mm；如为双胎，宫颈长度>10 mm 可期待并观察。

五、治疗

目前使用的阴式宫颈环扎术包括改良的 McDonald 和 Shirodkar 术式。若妊娠前宫颈已经全部或部分切除，或曾经做过规范的预防性环扎术仍失败者，可考虑妊娠前或妊娠早期在腹腔镜下施宫颈环扎术。

宫颈环扎术后，妊娠≥37 周应拆除环扎的缝线，无须麻醉或仅使用短效麻醉药。急诊拆除缝线的指征包括宫缩抑制剂无效的早产临产、高度怀疑败血症等严重感染。针对无明显宫缩的未足月胎膜早破，建议于破膜后 48h 内拆除环扎缝线。经腹环扎需行剖宫产终止妊娠。

第四节　HPV 感染对妊娠的影响

HPV 是一种环状 DNA 病毒，能引起人体皮肤黏膜的鳞状上皮增殖，表现为寻常疣、生殖器疣（尖锐湿疣）等症状。随着性病中尖锐湿疣的发病率急速上升和宫颈癌、肛门癌等的增多，孕前保健知识的普及，妊娠期 HPV 感染状况及其对母婴健康的影响，HPV 感染越来越受到人们的关注。部分育龄妇女在计划妊娠期间发现存在 HPV 感染，此时能否继续妊娠和计划妊娠的时间是我们需要面对和解决的问题。

一、HPV 妊娠期感染率

各地区孕妇及新生儿 HPV 感染率存在很大差异。传播方式主要为经生殖道传播、产前宫内感染。HPV-DNA 可在精子、子宫内膜及卵巢等生殖细胞中被检测到，HPV 传播在受精及卵母细胞形成时即可发生，感染 HPV 的精子能够将病毒基因组带入卵母细胞并活跃表达。HPV-DNA 还可在羊水、胎膜、脐带血和胎盘滋养层细胞中检测到,提示病毒可能穿过胎盘屏障。在围生期,HPV的传播主要是胎儿通过产道获得垂直感染,经阴道分娩的新生儿HPV感染率可能高于剖宫产娩出的新生儿。

二、HPV感染对胎儿的影响

妊娠期HPV感染与其他病毒感染相似,可能引起遗传不稳定性致染色体变异,并使得囊胚形成的时间延长从而影响胚胎发育过程,造成胎儿发育畸形;也可使绒毛膜细胞与子宫内膜细胞之间的黏附着床能力降低,引起胎盘功能紊乱和损伤,进而发生胎儿生长受限、胎儿窘迫、新生儿低体重、胎膜早破、早产及新生儿高胆红素血症等,导致流产、死胎及死产等。

HPV感染对胎儿及新生儿的影响主要发生在低危型HPV,尤其是HPV 6、HPV 11,高危型HPV感染是否引起新生儿畸形目前尚未见报道。现有数据显示,在母亲有尖锐湿疣病史的儿童和青少年中,其发生喉乳头状瘤、结膜乳头状瘤和生殖器疣的概率增加,通过HPV垂直母婴传播,新生儿可能发生呼吸道乳头瘤病感染。

三、HPV感染者分娩方式

有研究报道经阴道分娩的新生儿HPV感染率可能比剖宫产高。HPV存在有生殖道传播及产前宫内感染等非围生期传播途径,故剖宫产也并非能够完全规避新生儿感染HPV的风险,经阴道分娩并非一定会使新生儿感染HPV而发生呼吸道乳头瘤病。即使未受到HPV垂直感染,产后HPV也存在水平传播的可能。所以,HPV感染并非剖宫产指征,剖宫产手术也无法有效预防母婴之间的传播。巨大的生殖道疣阻碍阴道分娩或可能引起严重出血、生殖道损伤时,剖宫产手术可作为首选。HPV感染也不是终止妊娠的指征,HPV感染对胎儿和新生儿的影响和防治需进一步临床研究和随访。

赵茵　颜彬

参考文献

[1] Suarez SS,Pacey AA. Sperm transport in the female reproductive tract[J]. Human Reproduction Update,2006,12(1):23-37.

[2] Kyrgiou M. Obstetric outcomes after conservative treatment for intraepithelial or early invasive cervical lesions:systematic review and meta-analysis[J]. Lancet (London,England),2006,367(9509):489-498.

[3] Marco Monti. Relationship between cervical excisional treatment for cervical intraepithelial neoplasia and obstetrical outcome[J]. Minerva Obstet Gynecol,2021,73(2):233-246.

[4] Noehr B. Depth of cervical cone removed by loop electrosurgical excision procedure and subsequent risk of spontaneous preterm delivery [J]. Obstetrics and Gynecology,2009,114(6):1232-1238.

[5] Iams J.D. The length of the cervix and the risk of spontaneous premature delivery. National Institute of Child Health and Human Development Maternal Fetal Medicine Unit Network[J]. The New England Journal of Medicine,1996,334(9):567-572.

[6] Zebitay A G. Cervical Conization and the Risk of Preterm Birth:A Population-Based Multicentric Trial of Turkish Cohort[J]. Journal of Clinical and Diagnostic Research,2017,11(3):21-24.

[7] Mathevet P. A randomized prospective study comparing three techniques of conization:cold knife,laser,and Leep[J]. Gynecologic Oncology,1994,54(2):175-179.

[8] Himes K P,Simhan H N. Time from cervical conization to pregnancy and preterm birth [J]. Obstetrics and Gynecology,2007,109:314-319.

［9］ Jakobsson M. Preterm delivery after surgical treatment for cervical intraepithelial neoplasia［J］. Obstetrics and Gyne-cology,2007.109:309-313.

［10］ 袁礼.宫颈锥切术对生育能力及妊娠结局的影响［J］.肿瘤药学,2019,9(2):198-203.

［11］ 王祎祎.宫颈机能不全与宫颈环扎术临床实践指南解读［J］.中国实用妇科与产科杂志,2019,35(8):880-884.

［12］ Rando R F. Increased frequency of detection of human papillomavirus deoxyribonucleic acid in exfoliated cervical cells during pregnancy［J］. American Journal of Obstetrics and Gynecology,1989,161(1):50-55.

［13］ Liu P. The prevalence and risk of human papillomavirus infection in pregnant women［J］.Epidemiology and Infection,2014,142(8):1567-1578.

［14］ 何洁云.高危型 HPV 感染对孕妇妊娠结局以及新生儿不良结局的影响［J］.中国医学创新,2019,16(22):56-59.

［15］ Ferenczy A. HPV-associated lesions in pregnancy and their clinical implications［J］. Clinical Obstetrics and Gynecolo-gy,1989,32(1):191-199.

［16］ Silverberg M J. Condyloma in pregnancy is strongly predictive of juvenile-onset recurrent respiratory papillomatosis［J］. Obstetrics and Gynecology,2003,101(4):645-652.

［17］ Chatzistamatiou K A. Effect of mode of delivery on vertical human papillomavirus transmission-A meta-analysis［J］. J Obstet Gynaecol,2016,36(1):10-14.

第十六章

HSIL 典型病例分享

住院日期　2018 年 5 月 18 日—2018 年 5 月 23 日。

主诉　白带异常 1 个月，发现宫颈病变 22 d。

现病史　患者 1 个月前无明显诱因出现白带异常，量不多，有异味。于 2018 年 4 月 26 日赴东湖高新关东街第二社区卫生服务中心体检，TCT：HSIL，DNA 倍体检测可见大量 DNA 倍体异常细胞。于 2018 年 5 月 6 日转诊湖北省妇幼保健院，阴道镜拟诊：HSIL，镜下活检报告：CIN 3 累及腺体。为进一步治疗，门诊以"CIN 3"收入院。病程中，患者精神好，食欲好，睡眠好，大小便正常，体力、体重无明显变化。

筛查方法　2018 年 4 月 26 日 TCT：HSIL；DNA 倍体检测：可见大量 DNA 倍体异常细胞。

病理诊断　2018 年 5 月 6 日阴道镜下活检：CIN 3 累及腺体。

入院妇检　宫颈肥大、光滑，子宫附件未触及异常。

入院后阴道镜再评估　见图 16-1。

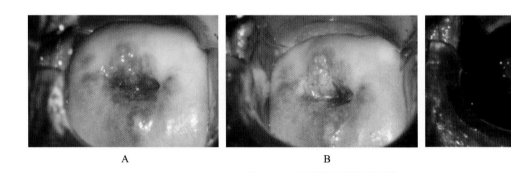

A　　　　　　　　　　　B　　　　　　　　　　　C

图 16-1　患者蔡某阴道镜图像

A. 生理盐水作用后；B. 醋酸作用 3 min 后；C. 高碘作用后

入院诊断　CIN 3。

手术方式　2018 年 5 月 21 日：Leep 锥切术。

术后病检　2018 年 5 月 22 日（1808667）：CIN 3 累及腺体，病变呈广泛多灶性，切缘未见 CIN 病变。

出院诊断　CIN 3。

随访信息　定期复查，未发现异常。

NO. 16-2　蔡某　年龄 34

住院日期　2018 年 3 月 10 日—2018 年 3 月 14 日。

主诉　间断同房出血 4 年，发现宫颈病变近 3 年。

现病史　患者 4 年前偶有同房后出血，为少许鲜红色或褐色分泌物，出血可自行停止。自诉定期检查 TCT，均未发现异常（未见报告单）。2015 年 7 月 7 日于武汉迪安医学检验所检查，TCT 报告 HSIL。2015 年 8 月 6 日于湖北省人民医院检查，提示 HPV 16（＋），转诊阴道镜门诊，镜下活检，病理报告：阴性。后转入随访。2016 年 10 月 11 日于该院复诊，提示 HPV 16（＋），建议行宫颈锥切术，患者拒绝。于 2017 年 11 月 28 日转诊湖北省妇幼保健院，TCT 报告 LSIL，HC-Ⅱ：372.13。2018 年 2 月 8 日在湖北省妇幼保健院行阴道镜检＋宫颈活检，病理报告：（3、6、9、12 点）CIN 2～3 累及腺体。其间患者无白带增多等不适，为进一步诊治，门诊以"CIN 3"收入院。病程中，患者精神好，食欲好，睡眠好，大小便正常，体力、体重无明显变化。

筛查方法　2015 年 7 月 7 日 TCT：HSIL。

　　　　　　2017 年 11 月 28 日 TCT：LSIL；HC-Ⅱ：372.13。

病理诊断　2018 年 2 月 8 日：CIN 3 累及腺体。

入院妇检　宫颈肥大，中度糜烂状，触血（－），子宫附件未触及异常。

入院后阴道镜再评估　见图 16-2。

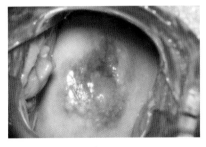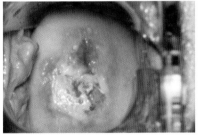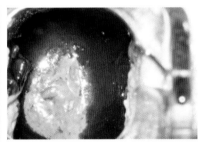

A　　　　　　　　　　　B　　　　　　　　　　　C

图 16-2　患者蔡某阴道镜图像

A. 生理盐水作用后；B. 醋酸作用 3 min 后；C. 高碘作用后

入院诊断　CIN 3。

手术方式　2018 年 3 月 12 日：Leep 锥切术。

术后病检　2018 年 3 月 14 日（1803799）：（3、4 号切片）CIN 3 累及腺体，余各点及切缘未见 CIN 病变。

出院诊断　CIN 3。

随访信息　定期复查，未发现异常。

NO. 16-3　陈某　年龄 62

住院日期　2018 年 3 月 5 日—2018 年 3 月 8 日。

主诉　绝经 11 年，阴道异常排液 1 个月。

现病史　患者绝经 11 年，2018 年 2 月上旬无明显诱因出现异常阴道排液，为浅黄色，有异味，伴外阴瘙痒，无阴道流血。自诉多年无性生活。2018 年 2 月 23 日赴湖北省孝感市孝南区妇幼保健院就诊，

TCT：NILM，HPV 35（＋）。2018 年 2 月 24 日于该院行阴道镜检＋宫颈活检，病理报告（1800090）：少许破碎的游离的宫颈上皮呈高级别鳞状上皮内病变。患者转湖北省妇幼保健院诊治，门诊以"宫颈病变"收入院。病程中，患者精神好，食欲好，睡眠好，大小便正常，体力、体重无明显变化。

筛查方法　2018 年 2 月 23 日 TCT：NILM，HPV 35（＋）。

病理诊断　2018 年 2 月 24 日：宫颈上皮呈高级别鳞状上皮内病变。

入院妇检　宫颈萎缩，质硬，子宫附件未触及异常。

入院后阴道镜再评估　见图 16-3。

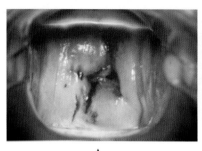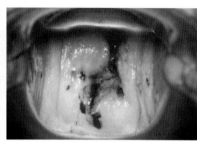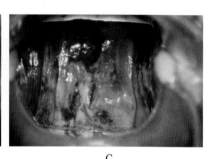

A　　　　　　　　　　B　　　　　　　　　　C

图 16-3　患者陈某阴道镜图像

A. 生理盐水作用后；B. 醋酸作用 3 min 后；C. 高碘作用后

入院诊断　HSIL。

手术方式　2018 年 3 月 6 日：Leep 锥切术。

术后病检　2018 年 3 月 7 日术后病检（1803421）：（1、3、4、6、9 点）CIN 3 累及腺体，其余各点及切缘未见 CIN 病变。

出院诊断　CIN 3。

随访信息　电话随访患者本人，无异常。

NO. 16-4　陈某　年龄 34

住院日期　2018 年 4 月 26 日—2018 年 4 月 29 日。

主诉　体检发现宫颈病变半个多月。

现病史　患者于 2018 年 4 月 4 日参加所在单位组织的女工体检，行细胞学单筛，TCT 报告 ASC-US，遂行阴道镜检＋宫颈活检＋ECC，病理报告：（3、6、8、12 点）CIN 2～3；（颈管组织）送检少许黏液中可见小块破碎宫颈黏膜呈慢性宫颈炎改变。其间患者无异常阴道出血及白带增多等不适。为进一步诊治，门诊以"CIN 2～3"收入院。病程中，患者精神好，食欲好，睡眠好，大小便正常，体力、体重无明显变化。

筛查方法　2018 年 4 月 4 日 TCT：ASC-US。

病理诊断　2018 年 4 月 10 日：（3、6、8、12 点）CIN 2～3。

入院妇检　宫颈轻度糜烂状，数个小纳囊，子宫附件未触及异常。

入院诊断　CIN 2～3。

手术方式　2018 年 4 月 27 日：Leep 锥切术。

术后病检　2018 年 4 月 28 日（1807199）：慢性宫颈炎伴纳氏囊肿及鳞化，鳞状上皮增生，各点及切缘未见 CIN 病变。

出院诊断　CIN 2～3。

随访信息　门诊随访，多次检查均为阴性（DNA 倍体检测、TCT 及 HC-Ⅱ）。

NO. 16-5　陈某　年龄 34

住院日期　2018 年 1 月 9 日—2018 年 1 月 12 日。

主诉　体检发现宫颈病变 1 个多月。

现病史　患者于 2017 年 12 月 6 日赴外院体检，TCT 报告 ASC-US，HPV 16、HPV 18 阳性。无白带异常，无异味，无接触性出血。转诊湖北省妇幼保健院进一步诊治，HC-Ⅱ：47.39，DNA＞2.5 的细胞数 11 个，TCT：HSIL。2018 年 1 月 2 日湖北省妇幼保健院阴道镜检＋宫颈活检，病理报告（1800036）：（2、6、10、12 点）CIN 2，免疫组化：p16（＋），Ki-67（Li 约 15％）。其间无白带异常，无异味，无接触性出血。为进一步诊治，门诊以 "CIN 2" 收入院。病程中，患者精神好，食欲好，睡眠好，大小便正常，体力、体重无明显变化。

筛查方法　2017 年 12 月 6 日 TCT：ASC-US，HPV 16、HPV 18（＋）。

　　　　　　2017 年 12 月 21 日 HC-Ⅱ：47.39，DNA＞2.5 的细胞数 11 个，TCT：HSIL。

病理诊断　2018 年 1 月 2 日：CIN 2。

入院妇检　宫颈轻度糜烂状，子宫附件未触及异常。

入院后阴道镜再评估　见图 16-4。

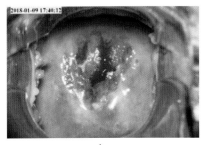 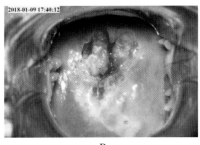 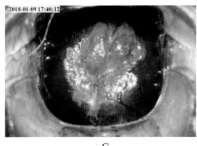

A　　　　　　　　　　　　B　　　　　　　　　　　　C

图 16-4　患者陈某阴道镜图像

A. 生理盐水作用后；B. 醋酸作用 3 min 后；C. 高碘作用后

入院诊断　CIN 2。

手术方式　2018 年 1 月 10 日：Leep 锥切术。

术后病检　2018 年 1 月 11 日（1800451）：（11、12 点）CIN 2～3 累及腺体，余各点未见 CIN 病变，切缘未见 CIN 病变。

出院诊断　CIN 2～3。

随访信息　术后一直在吴绪峰主任门诊复查，DNA、TCT 和 HC-Ⅱ均为阴性。

NO. 16-6　陈某　年龄 37

住院日期　2018 年 3 月 27 日—2018 年 4 月 1 日。

主诉　发现宫颈病变 2 个多月。

现病史　患者无特殊不适，于 2018 年 1 月 23 日赴湖北省妇幼保健院体检，TCT：ASC-US，DNA＞

2.5 的细胞数 6 个，HPV（＋），于 2018 年 2 月 23 日行阴道镜检＋宫颈活检，病理报告（1802783）：（3、6、9、12 点）CIN 1。患病以来，患者无白带异常及同房出血等不适，为进一步诊治，门诊以"CIN 1"收入院。病程中，患者精神好，食欲好，睡眠好，大小便正常，体力、体重无明显变化。

筛查方法 2018 年 1 月 23 日 TCT：ASC-US，DNA＞2.5 的细胞数 6 个，HPV（＋）。

病理诊断 2018 年 2 月 23 日：CIN 1。

入院妇检 宫颈轻度糜烂状，触血（－），子宫附件未触及异常。

入院后阴道镜再评估 见图 16-5。

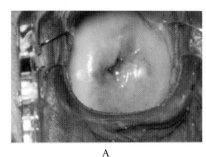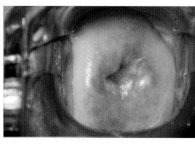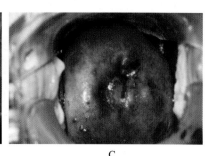

A   B   C

图 16-5 患者陈某阴道镜图像

A. 生理盐水作用后；B. 醋酸作用 3 min 后；C. 高碘作用后

入院诊断 CIN 1。

手术方式 2018 年 3 月 28 日：Leep 锥切术。

术后病检 2018 年 3 月 30 日（1804994）：（9 点）CIN 2 累及腺体，余各点及各切缘未见 CIN 病变。免疫组化：p16（＋），Ki-67（Li 约 60%）。

出院诊断 CIN 2。

随访信息 电话随访患者本人，情况良好。

NO. 16-7 陈某 年龄 44

住院日期 2018 年 7 月 12 日－2018 年 7 月 26 日。

主诉 同房出血 2 个多月。

现病史 患者近 2 个月无明显诱因出现同房出血，量少，于 2018 年 7 月 5 日赴鄂州凤凰医院检查，TCT 报告 LSIL，HPV 16（＋）。转诊阴道镜门诊，镜下宫颈多点活检，病理报告：（3、6 点）CIN 1～2，（9、12 点）CIN 3 累及腺体。同时盆腔超声报告：子宫增大（子宫体切面内径约为 11.5 cm×9.2 cm×9.4 cm），子宫肌瘤（子宫底部可见 9.5 cm×8.3 cm 低回声区），无白带异常、无阴道流液等不适。为进一步诊治，门诊以"CIN 3、子宫肌瘤"收入院。病程中，患者精神好，食欲好，睡眠好，大小便正常，体力、体重无明显变化。

筛查方法 2018 年 7 月 5 日 TCT：LSIL，HPV 16（＋）。

病理诊断 2018 年 7 月 5 日：CIN 3 累及腺体。

入院妇检 宫颈肥大，重度糜烂状，触血（＋），质偏硬，直径约 4 cm，子宫儿头大小，质硬，双附件未触及异常。

入院后阴道镜再评估 见图 16-6。

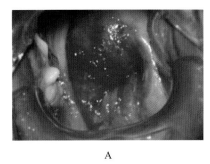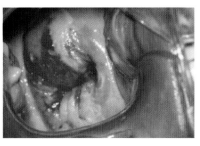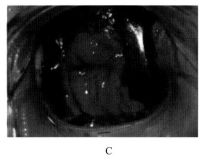

| A | B | C |

图 16-6　患者陈某阴道镜图像

A. 生理盐水作用后；B. 醋酸作用 3 min 后；C. 高碘作用后

入院诊断　① CIN 3；②子宫肌瘤。

手术方式　2018 年 7 月 13 日：Leep 锥切术。

术后病检　2018 年 7 月 17 日送检宫颈组织全取材 17 块，其中 1、2、7、9～14、17 号切片可见 CIN 3 累及腺体、1、2、17 号切片宫颈外口切缘可见高级别鳞状上皮内瘤变，11 号切片纤维间质部切缘可见高级别鳞状上皮内病变累及腺体；免疫组化结果：p16（＋），Ki-67（Li 约 70%）；部分区腺上皮：p16（－），Ki-67（－），其余切片及切缘因部分组织被覆鳞状上皮破碎且部分区鳞状上皮脱失，未能评估，需随诊。

进一步手术方式　2018 年 7 月 19 日腹腔镜全子宫＋双侧输卵管切除＋右髂内动脉结扎术。

术后病检　2018 年 7 月 24 日（1812938）宫颈全取材，镜下原 Leep 切口处可见出血、变性及烧灼挤压明显，仅 14、16 号切片宫颈组织被覆鳞状上皮局灶区呈 CIN 3，手术切缘未见 CIN 病变；子宫平滑肌瘤伴局灶区疏松水肿及红色变性（肌瘤 2 枚，最大直径 10 cm）；子宫内膜呈增生性改变；（双侧）输卵管组织与临床相符。

出院诊断　①CIN 3；②子宫肌瘤（红色变性）。

随访信息　电话随访患者本人，术后一直在当地医院复查，无异常发现。已建议到上一级医院复查。

■ **NO. 16-8　陈某　年龄 38**

住院日期　2018 年 1 月 28 日—2018 年 1 月 31 日。

主诉　发现宫颈病变 1 个多月。

现病史　患者于 2017 年 12 月 6 日赴外院检查，HPV 58（＋），TCT：NILM。阴道镜拟诊：疑似宫颈异常增生。未取活检组织。予以药物治疗 10 余天（药物不详）。后于 2017 年 12 月 10 日赴杭州艾迪康医学检验中心进一步检查，HC-Ⅱ：999.68。转诊湖北省妇幼保健院行阴道镜检＋宫颈活检，病理报告：（宫颈 3、6、9、12 点）送检宫颈组织被覆鳞状上皮呈低级别鳞状上皮内病变，局灶区呈高级别鳞状上皮内病变（CIN 2）。其间患者无白带异常及同房出血等不适，为进一步诊治，门诊以"CIN 2"收入院。病程中，患者精神好，食欲好，睡眠好，大小便正常，体力、体重无明显变化。

筛查方法　2017 年 12 月 6 日 HPV 58（＋），TCT：NILM，HC-Ⅱ：999.68。

病理诊断　2018 年 1 月 23 日：CIN 2。

入院妇检　宫颈轻度糜烂状，触血（＋），子宫附件未触及异常。

入院诊断　CIN 2。

手术方式　2018 年 1 月 29 日：Leep 锥切术。

术后病检　2018 年 1 月 30 日（1801753）：慢性宫颈炎伴纳氏囊肿及鳞化，鳞状上皮增生；宫颈各点及切缘未见 CIN 病变。

出院诊断　CIN 2。

随访信息　失访。

NO. 16-9　陈某　年龄 45

住院日期　2018 年 4 月 18 日—2018 年 4 月 22 日。

主诉　同房出血 1 年多，发现宫颈病变 1 个多月。

现病史　患者近 1 年前无明显诱因出现同房出血，白带偶带血丝，量正常，无异味，未予注意。直至 2018 年 3 月 1 日赴解放军一七一医院检查，TCT 报告 HSIL，HPV A9 组阳性，于 2018 年 3 月 23 日在该院行阴道镜检＋宫颈活检，病理报告：（4、5 点）CIN 3，（8、10 点）CIN 3 累及腺体。门诊以 "CIN 3" 收入院。病程中，患者精神好，食欲好，睡眠好，大小便正常，体力、体重无明显变化。

筛查方法　2018 年 3 月 1 日 TCT：HSIL，HPV A9 组阳性。

病理诊断　2018 年 3 月 23 日：CIN 3。

入院妇检　宫颈轻度糜烂状，子宫附件未触及异常。

入院后阴道镜再评估　见图 16-7。

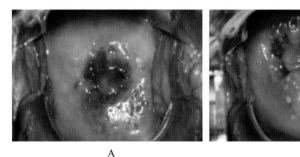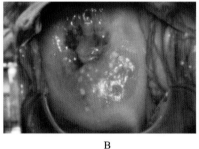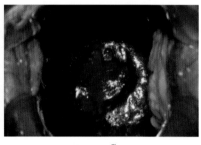

　　　A　　　　　　　　　　　　　B　　　　　　　　　　　　　C

图 16-7　患者陈某阴道镜图像

A. 生理盐水作用后；B. 醋酸作用 3 min 后；C. 高碘作用后

入院诊断　CIN 3。

手术方式　2018 年 4 月 19 日：Leep 锥切术。

术后病检　2018 年 4 月 20 日（1806536）：（3～9 点、11 点）CIN 3 累及腺体，病变呈多灶性，切缘未见 CIN 病变。

出院诊断　CIN 3。

随访信息　电话随访患者本人，患者未接听。

NO. 16-10　陈某　年龄 22

住院日期　2018 年 4 月 7 日—2018 年 4 月 12 日。

主诉　发现宫颈病变 16 d。

现病史　患者于 2018 年 3 月 22 日参加体检，HC-Ⅱ：100.45，TCT 报告 NILM，DNA 倍体检测

未报告异常。行阴道镜检＋宫颈活检，病理报告（1804584）：（1、4、8、11 点）CIN 2～3 累及腺体，p16（＋），Ki-67（Li 约 70%）。其间患者无白带异常、无同房出血等不适。为进一步诊治，门诊以"CIN 2～3"收入院。病程中，患者精神好，食欲好，睡眠好，大小便正常，体力、体重无明显变化。

筛查方法 2018 年 2 月 14 日 TCT：NILM，DNA（－），HC-Ⅱ：100.45。

病理诊断 2018 年 3 月 28 日：CIN 2～3 累及腺体。

入院妇检 宫颈轻度糜烂状，触血（－），子宫附件未触及异常。

入院后阴道镜再评估 见图 16-8。

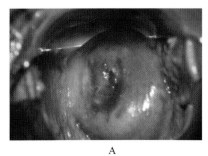 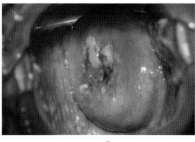 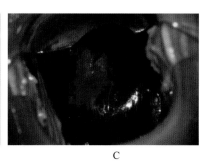

A   B   C

图 16-8 患者陈某阴道镜图像
A. 生理盐水作用后；B. 醋酸作用 3 min 后；C. 高碘作用后

入院诊断 CIN 2～3。

手术方式 2018 年 4 月 9 日：Leep 锥切术。

术后病检 2018 年 4 月 11 日（1805758）：慢性宫颈炎伴纳氏囊肿及鳞化，鳞状上皮增生，各点及切缘未见 CIN 病变。

出院诊断 CIN 2～3。

随访信息 患者手机停机。

NO. 16-11 程某 年龄 54

住院日期 2018 年 3 月 12 日—2018 年 3 月 28 日。

主诉 白带异常 1 年多，体检发现宫颈病变 1 个月。

现病史 患者近 1 年来无明显诱因出现白带异常，量多，黄色，有异味，无阴道异常出血及接触性出血，未予处理。于 2018 年 2 月 7 日赴外院检查，TCT 报告 NILM，行阴道镜检＋宫颈息肉摘除术，病理报告：①宫颈息肉；②（ECC）CIN 3，上皮游离，无间质成分，不能排除是否有更重病变。为进一步诊治，门诊检查后，以"CIN 3、子宫肌瘤"收入院。病程中，患者精神好，食欲好，睡眠好，大小便正常，体力、体重无明显变化。

筛查方法 2018 年 2 月 7 日 TCT：NILM。

入院妇检 宫颈光滑，子宫附件未触及异常。

入院诊断 ①CIN 3；②子宫肌瘤。

手术方式 2018 年 3 月 13 日：Leep 锥切术。

术后病检 2018 年 3 月 14 日（1803881）：（3～11 点）CIN 3 累及腺体，宫颈切缘及纤维间质切缘未见明显病变，宫颈外口切缘因部分区鳞状上皮脱失，未能评估。

进一步手术方式 2018 年 3 月 15 日：腹腔镜全子宫＋双侧输卵管切除术。

术后病检　2018 年 3 月 20 日（1804110）：镜下未见残留 CIN 病灶，原 Leep 切口处可见出血、变性及炎性细胞浸润；子宫肌壁间平滑肌瘤 11 枚，最大一个直径 3.5 cm；子宫内膜呈增生性改变。

出院诊断　①CIN 3；②子宫肌瘤。

随访信息　电话随访患者本人，术后定期复诊，最后一次复查 HPV（－），TCT（－）。

NO. 16-12　翟某　年龄 35

住院日期　2018 年 1 月 26 日—2018 年 2 月 1 日。

主诉　白带异常 3 个多月，发现宫颈病变近 3 个月。

现病史　患者 3 个月来无明显诱因出现白带异常，量多，无异味，无接触性出血。于 2017 年 10 月 27 日赴湖北省十堰市太和医院检查，TCT 报告 HSIL，HPV 6、HPV 11（＋），HR-HPV（－）。于 2018 年 1 月 18 日转诊湖北省妇幼保健院，行阴道镜检＋宫颈活检，病理报告（1801078）：（1、6、7、9、12 点）CIN 2～3。其间患者无阴道流血等不适。为进一步诊治，门诊以"CIN 2～3"收入院。病程中，患者精神好，食欲好，睡眠好，大小便正常，体力、体重无明显变化。

筛查方法　2017 年 10 月 27 日 TCT：HSIL，HR-HPV（－）。

病理诊断　2018 年 1 月 18 日：CIN 2～3。

入院妇检　宫颈轻度糜烂状，子宫附件未触及异常。

入院后阴道镜再评估　见图 16-9。

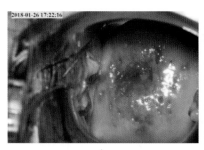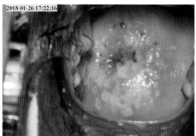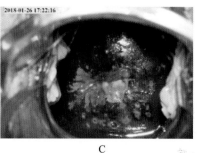

A　　　　　　　　　B　　　　　　　　　C

图 16-9　患者翟某阴道镜图像

A. 生理盐水作用后；B. 醋酸作用 3 min 后；C. 高碘作用后

入院诊断　CIN 2～3。

手术方式　2018 年 1 月 27 日：Leep 锥切术。

术后病检　2018 年 1 月 30 日（1801628）：（11 点）极小区呈 CIN 2～3 累及腺体，余点及各切缘未见 CIN 病变。

出院诊断　CIN 2～3。

随访信息　电话随访患者本人，2019 年复查 3～4 次，情况良好。

NO. 16-13　董某　年龄 39

住院日期　2018 年 1 月 9 日—2018 年 1 月 13 日。

主诉　发现宫颈病变 1 个多月。

现病史　患者 1 个月前赴广水印台医院体检，TCT 报告 HSIL，遂于广水妇幼保健院行宫颈活检

（未行阴道镜检），病检报告慢性宫颈炎，部分上皮呈 LSIL。患者无白带异常及同房出血等不适。于 2017 年 12 月 18 日转诊湖北省妇幼保健院进一步诊治，DNA 倍体检测报告 DNA 指数大于 2.5 的细胞数 70 个，TCT 报告 ASC-H，HPV 提示阳性（不详），于 2017 年 12 月 21 日行阴道镜检＋宫颈活检，病理报告（1721143）提示：慢性宫颈炎，局灶区呈低级别鳞状上皮内病变（CIN 1），小区呈高级别鳞状上皮内病变（CIN 2），免疫组化：p16（＋），Ki-67（Li 为 20％）。为进一步诊治，门诊以"CIN 2"收入院。病程中，患者精神好，食欲好，睡眠好，大小便正常，体力、体重无明显变化。

筛查方法　2017 年 11 月 29 日 TCT：HSIL。

2017 年 12 月 18 日 DNA 高倍体细胞 70 个，TCT：ASC-H，HPV（＋）。

病理诊断　2017 年 12 月 21 日：CIN 2。

入院妇检　宫颈创面充血，子宫附件未触及异常。

入院后阴道镜再评估　见图 16-10。

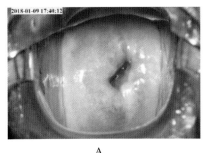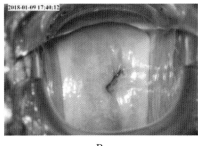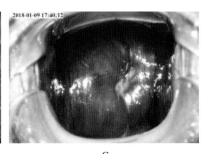

图 16-10　患者董某阴道镜图像

A. 生理盐水作用后；B. 醋酸作用 3 min 后；C. 高碘作用后

入院诊断　CIN 2。

手术方式　2018 年 1 月 10 日：Leep 锥切术。

术后病检　2018 年 1 月 12 日（1800585）：（7、8 点）CIN 2～3 累及腺体，其中 8 点内切缘可见 CIN 2～3，余各点未见 CIN 病变，余切缘未见 CIN 病变。免疫组化：p16（＋），Ki-67（Li 约 70％）。

出院诊断　CIN 2～3。

随访信息　电话随访家属，患者定期复查，情况尚好。

NO. 16-14　方某　年龄 27

住院日期　2018 年 1 月 26 日—2018 年 1 月 31 日。

主诉　体检发现宫颈病变近 2 年。

现病史　患者于 2016 年 4 月 1 日赴湖北省妇幼保健院体检，HPV-12HR（＋），TCT：ASC-US，于 2016 年 4 月 23 日行阴道镜检＋宫颈活检，病理报告（1605827）：（3、6、9、12 点）慢性宫颈炎，鳞状上皮增生。予以辛复宁治疗后未复查。其间患者无接触性出血，无白带异常。患者于 2017 年 12 月 25 日赴湖北省妇幼保健院复查，HPV（＋），TCT 报告 ASC-H，DNA＞2.5 的细胞数 41 个。行阴道镜检＋宫颈活检，病理报告：（6、9 点）CIN 1，小区 CIN 2，免疫组化报告 p16（＋），Ki-67（Li 约 80％）。为进一步诊治，门诊以"CIN 2"收入院。病程中，患者精神好，食欲好，睡眠好，大小便正常，体力、体重无明显变化。

筛查方法　2017 年 12 月 25 日 HPV（＋），TCT：ASC-H，DNA＞2.5 的细胞数 41 个。

病理诊断　CIN 2。

入院妇检　宫颈轻度糜烂状，子宫附件未触及异常。

入院诊断　CIN 2。

手术方式　2018 年 1 月 27 日：Leep 锥切术。

术后病检　2018 年 1 月 31 日（180627）：慢性宫颈炎伴纳氏囊肿及鳞化，各点及各切缘未见 CIN 病变。

出院诊断　CIN 2。

随访信息　电话随访患者本人，2018 年 8 月复查后未再复查，已对患者进行宣教。

NO. 16-15　高某　年龄 37

住院日期　2018 年 5 月 10 日—2018 年 5 月 13 日。

主诉　HPV 感染 1 年多，发现宫颈病变 1 个多月。

现病史　患者于 2017 年 3 月参加体检，TCT 报告 NILM，HPV 58（+），未行特殊处理。1 年后于 2018 年 3 月 28 日复诊，TCT 报告 LSIL，DNA 倍体检测可见 DNA 倍体异常细胞，HR-HPV（—）。于 2018 年 4 月 4 日行阴道镜检＋宫颈活检，病理报告（B1804879）：CIN 2。其间患者无白带异常及接触性出血。为进一步诊治，门诊以"CIN 2"收入院。病程中，患者精神好，食欲好，睡眠好，大小便正常，体力、体重无明显变化。

筛查方法　2018 年 3 月 28 日 TCT 报告 LSIL，DNA 倍体检测可见倍体异常细胞。

病理诊断　2018 年 4 月 4 日：CIN 2。

入院妇检　宫颈轻度糜烂状，子宫附件未触及异常。

入院后阴道镜再评估　见图 16-11。

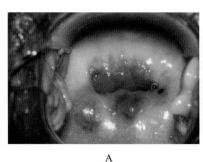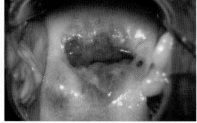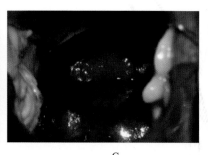

A　　　　　　　　　　　B　　　　　　　　　　　C

图 16-11　患者高某阴道镜图像

A. 生理盐水作用后；B. 醋酸作用 3 min 后；C. 高碘作用后

入院诊断　CIN 2。

手术方式　2018 年 5 月 11 日：Leep 锥切术。

术后病检　2018 年 5 月 13 日（1808101）：慢性宫颈炎伴纳氏囊肿及鳞化，鳞状上皮增生，各点及切缘未见 CIN 病变。

出院诊断　CIN 2。

随访信息　电话随访患者本人，患者术后定期复查，情况良好。

NO. 16-16 龚某 年龄 22

住院日期 2018 年 4 月 30 日—2018 年 5 月 5 日。

主诉 白带异常 3 个月，发现宫颈病变 1 个月。

现病史 患者近 3 个月来无明显诱因出现白带异常，量多，有异味，伴同房出血。于 2018 年 3 月 13 日赴湖北省妇幼保健院检查，HC-Ⅱ：60.7，DNA 倍体检测（—），TCT 报告 NILM。后转诊湖北省妇幼保健院阴道镜检门诊，行宫颈活检，病理报告：（3、9、10、12 点）部分区 CIN 2，免疫组化 p16（＋），Ki-67（Li 约 40％）。其间患者无阴道排液及腹痛等不适。为进一步诊治，门诊以"CIN 2"收入院。病程中，患者精神好，食欲好，睡眠好，大小便正常，体力、体重无明显变化。

筛查方法 2018 年 3 月 13 日 HC-Ⅱ：60.7，DNA 倍体检测（—），TCT：NILM。

病理诊断 2018 年 4 月 7 日：CIN 2。

入院妇检 宫颈重度糜烂状，触血（—），子宫附件未触及异常。

入院后阴道镜再评估 见图 16-12。

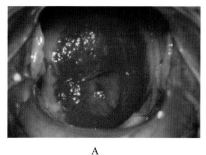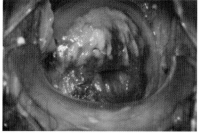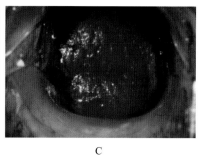

A   B   C

图 16-12 患者龚某阴道镜图像
A. 生理盐水作用后；B. 醋酸作用 3 min 后；C. 高碘作用后

入院诊断 CIN 2。

手术方式 2018 年 5 月 2 日：Leep 锥切术。

术后病检 2018 年 5 月 4 日：（11 点）CIN 2，宫颈其余各点及切缘未见 CIN 病变。

出院诊断 CIN 2。

随访信息 电话随访患者本人，情况良好。

NO. 16-17 郭某 年龄 30

住院日期 2018 年 5 月 31 日—2018 年 6 月 4 日。

主诉 发现 HPV 感染 2 年，宫颈病变 1 个月。

现病史 患者于 2016 年参加体检，HPV 51、HPV 58（＋），TCT 报告 ASC-US，后行宫颈活检（报告不详）。予以阴道用药 3 个月后未选择复查（药物不详）。2018 年 1 月 27 日单位体检，TCT 报告 ASC-H，HPV 51、HPV 58（＋），于 2018 年 3 月 30 日赴湖北省妇幼保健院行阴道镜检＋宫颈活检，病理报告（1805161）：（3、6、8、12 点）CIN 2 累及腺体。其间患者无明显分泌物异常、无接触性出血等症状。为进一步诊治，门诊以"CIN 2"收入院。病程中，患者精神好，食欲好，睡眠好，大小便正常，体力、体重无明显变化。

筛查方法 2018 年 1 月 27 日 TCT：ASC-H，HPV 51、HPV 58（＋）。

病理诊断 2018 年 3 月 30 日：CIN 2 累及腺体。

入院妇检　宫颈肥大，轻度糜烂状，子宫附件未触及异常。

入院后阴道镜再评估　见图16-13。

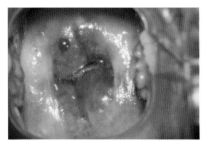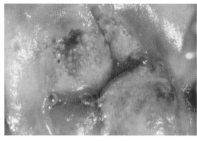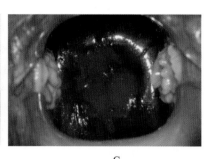

A　　　　　　　　　　　B　　　　　　　　　　　C

图16-13　患者郭某阴道镜图像

A. 生理盐水作用后；B. 醋酸作用3 min后；C. 高碘作用后

入院诊断　CIN 2。

手术方式　2018年6月1日：Leep锥切术。

术后病检　2018年6月3日（1809593）：（1～2、5～6、8～12点）部分区呈CIN 2～3累及腺体，（7点）小区呈CIN 1，其余各点及切缘未见CIN病变。

出院诊断　CIN 2～3。

随访信息　电话随访本人，患者情况良好。

NO. 16-18　郝某　年龄35

住院日期　2018年1月29日—2018年2月3日。

主诉　白带异常6个月，发现宫颈病变2个月。

现病史　患者6个月前无明显诱因出现白带异常，量不多，有异味，未予注意。于2017年11月7日赴湖北省妇幼保健院检查，TCT报告HSIL，HPV 18、HPV 33（＋），行阴道镜检＋宫颈活检＋ECC，病理报告（1718822）：（2、3、8、12点）CIN 3，（ECC）CIN 3。为进一步诊治，门诊以"CIN 3"收入院。病程中，患者精神好，食欲好，睡眠好，大小便正常，体力、体重无明显变化。

筛查方法　2017年11月7日TCT：HSIL，HPV 18、HPV 33（＋）。

病理诊断　2017年11月15日：CIN 3。

入院妇检　宫颈中度糜烂状，触血（－），子宫附件未触及异常。

入院后阴道镜再评估　见图16-14。

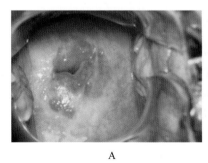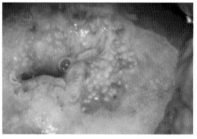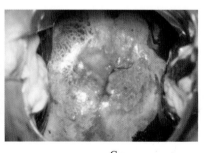

A　　　　　　　　　　　B　　　　　　　　　　　C

图16-14　患者郝某阴道镜图像

A. 生理盐水作用后；B. 醋酸作用3 min后；C. 高碘作用后

入院诊断　CIN 3。

手术方式　2018 年 1 月 31 日：Leep 锥切术。

术后病检　2018 年 2 月 3 日（1801864）：（1～7、10～12 点）CIN 2 累及腺体，病变呈广泛多灶性，各点及切缘未见 CIN 病变。

出院诊断　CIN 3。

随访信息　电话随访患者本人，患者术后未复查，已对患者进行宣教。

NO. 16-19　胡某　年龄 41

住院日期　2018 年 2 月 1 日—2018 年 2 月 6 日。

主诉　白带异常 2 个月，发现宫颈病变 1 个月。

现病史　患者近 2 个月无明显诱因出现白带异常，量多，呈黄色黏稠状，无异味，伴尿频、尿急，无尿痛，无外阴瘙痒，无接触性出血，自行口服阿莫西林 2 d 后，尿频、尿急症状好转，白带异常无明显好转。遂于 2017 年 12 月 20 日就诊于湖北省妇幼保健院。TCT 报告 HSIL，DNA 倍体检测报告 DNA＞2.5 的细胞数 620 个，HC-Ⅱ：1 224.6。行阴道镜检＋宫颈活检，病理报告（1800600）：（2、6、7、12 点）CIN 2～3。患者无同房出血等不适，门诊以"CIN 2～3"收入院。病程中，患者精神好，食欲好，睡眠好，大小便正常，体力、体重无明显变化。

筛查方法　2017 年 12 月 28 日 TCT：HSIL，DNA＞2.5 的细胞数 620 个，HC-Ⅱ：1 224.6。

病理诊断　2018 年 1 月 11 日：CIN 2～3。

入院妇检　宫颈光滑，子宫附件未触及异常。

入院后阴道镜再评估　见图 16-15。

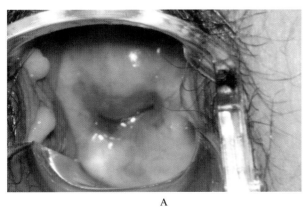 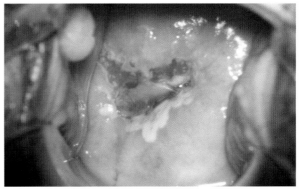

A　　　　　　　　　　　　　　　　B

图 16-15　患者胡某阴道镜图像

A. 生理盐水作用后；B. 醋酸作用 3 min 后

入院诊断　CIN 2～3。

手术方式　2018 年 2 月 2 日：Leep 锥切术。

术后病检　2018 年 2 月 6 日（1802007）：（2～10、12 点）部分区呈 CIN 3 累及腺体，病变呈广泛多灶性，其余各点及切缘未见 CIN 病变。

出院诊断　CIN 3。

随访信息　患者术后定期来吴绪峰主任门诊复查，最近一次复查结果提示 HC-Ⅱ：171.08，TCT：ASC-US，DNA 高倍体细胞 2 个。阴道镜检＋宫颈活检无异常。

NO. 16-20 胡某 年龄 51

住院日期 2018 年 5 月 7 日—2018 年 5 月 11 日。

主诉 发现宫颈病变 1 周。

现病史 患者于 2018 年 4 月 11 日赴荆州市公安县杨家厂卫生院体检，TCT 报告 ASC-US，HPV 16（＋），宫颈活检标本（是否阴道镜下取材不详）送武汉康圣达医学检验所，病理报告（1800912）：CIN 2。其间患者无白带异常及同房出血等不适。为进一步诊治，门诊以"CIN 2"收入院。病程中，患者精神好，食欲好，睡眠好，大小便正常，体力、体重无明显变化。

筛查方法 2018 年 4 月 11 日 TCT：ASC-US，HPV 16（＋）。

病理诊断 2018 年 4 月 23 日：CIN 2。

入院妇检 宫颈中度糜烂状，子宫附件未触及异常。

入院后阴道镜再评估 见图 16-16。

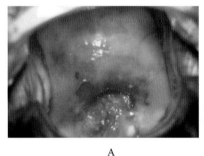 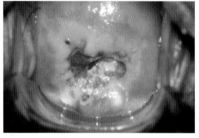 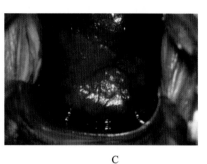

A   B   C

图 16-16 患者胡某阴道镜图像

A. 生理盐水作用后；B. 醋酸作用 3 min 后；C. 高碘作用后

入院诊断 CIN 2。

手术方式 2018 年 5 月 8 日：Leep 锥切术。

术后病检 2018 年 5 月 10 日（1807861）：（3～7、13～14、16～17 号切片）CIN 2～3 累及腺体，病变呈广泛多灶性，其余各点及切缘未见 CIN 病变。

出院诊断 CIN 2～3。

随访信息 电话随访患者本人，情况良好。

NO. 16-21 黄某 年龄 50

住院日期 2018 年 1 月 28 日—2018 年 2 月 9 日。

主诉 经期延长 2 个多月，发现宫颈病变 17 d。

现病史 患者平素月经规则，经期 7 d，2017 年 10 月起无明显诱因经期延长至 10 d，后于 2017 年 12 月 12 日出现同房后少量阴道出血，呈点滴状，色鲜红，偶有白带量多。于 2018 年 1 月 6 日赴湖北省妇幼保健院检查，查子宫附件盆腔超声未见明显异常。TCT 报告 NILM，HC-Ⅱ：1.48，DNA＞2.5 的细胞 41 个。后行阴道镜检＋宫颈活检，病理报告（1801221）：（3、6、9、12 点）送检宫颈组织被覆鳞状上皮呈湿疣样改变伴低级别鳞状上皮内病变，局灶区呈高级别鳞状上皮增生病变（CIN 2）。为进一步诊治，门诊以"CIN 2"收入院。病程中，患者精神好，食欲好，睡眠好，大小便正常，体力、体重无明显变化。

筛查方法　2018 年 1 月 9 日 TCT：NILM，HC-Ⅱ：1.48，DNA＞2.5 的细胞 41 个。

病理诊断　2018 年 1 月 20 日（1801221）：CIN 2。

入院妇检　宫颈轻度糜烂状，子宫附件未触及异常。

入院后阴道镜再评估　见图 16-17。

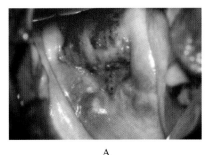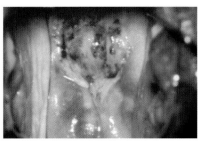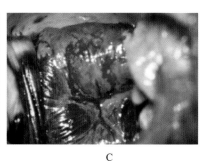

图 16-17　患者黄某阴道镜图像

A. 生理盐水作用后；B. 醋酸作用 3 min 后；C. 高碘作用后

入院诊断　CIN 2。

手术方式　2018 年 1 月 29 日：Leep 锥切术＋诊刮术。

术后病检　2018 年 2 月 1 日（1801699）：

（1）送检 Leep 组织 5 块，全取材 15 块，镜下（宫颈）鳞状细胞原位癌，病变呈多灶性，部分区可见间质浸润，其中浸润最深处 8 号切片（浸润深度＜3 mm，宽度＜7 mm）、5 号切片内切缘、8 号及 9 号切片外切缘可见鳞状细胞原位癌，建议做进一步检查。

（2）（宫腔刮出物）送检子宫内膜呈分泌性改变。

更正诊断　宫颈鳞癌Ⅰa 1 期。

进一步手术方式　2018 年 2 月 2 日：腹腔镜下筋膜外全子宫＋双侧输卵管切除术。

术后病检　2018 年 2 月 7 日（1802022）：

（1）宫颈全部取材，镜下未见残留癌病灶。原 Leep 切口处可见出血、变性及炎症细胞浸润。

（2）阴道断端、子宫下段和双侧宫旁组织未见癌病灶；子宫内膜呈增生性改变。

（3）（双侧输卵管）输卵管管壁血管扩张、淤血伴（一侧输卵管系膜）副中肾管囊肿。

出院诊断　宫颈鳞癌Ⅰa 1 期。

随访信息　电话随访患者本人，患者定期赴吴绪峰主任门诊复查，情况良好。

NO. 16-22　金某　年龄 29

住院日期　2018 年 3 月 28 日－2018 年 4 月 2 日。

主诉　发现宫颈病变 13 d。

现病史　患者于 2018 年 3 月 15 日赴湖北省妇幼保健院行孕前检查，TCT 报告 ASC-US，HPV A7、A9 组（＋），行阴道镜检＋宫颈活检，病理报告（1804235）：（3、6、7、12 点）CIN 2～3，免疫组化：p16（＋），Ki-67（Li 约 80%）。其间患者无白带异常及同房出血。为进一步诊治，门诊以"CIN 2～3"收入院。病程中，患者精神好，食欲好，睡眠好，大小便正常，体力、体重无明显变化。

筛查方法　2018 年 3 月 15 日 TCT：ASC-US，HPV A7、A9 组（＋）。

病理诊断　2018 年 3 月 17 日：CIN 2～3。

入院妇检　宫颈中度糜烂状，子宫附件未触及异常。

入院后阴道镜再评估 见图 16-18。

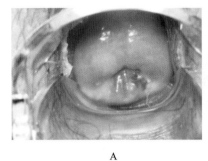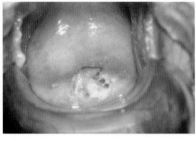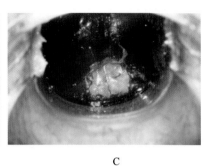

A   B   C

图 16-18 患者金某阴道镜图像

A. 生理盐水作用后；B. 醋酸作用 3 min 后；C. 高碘作用后

入院诊断 CIN 2～3。

手术方式 2018 年 3 月 29 日：Leep 锥切术。

术后病检 2018 年 3 月 30 日（1805081）：慢性宫颈炎伴纳氏囊肿及鳞化，各点及切缘未见 CIN 病变。

出院诊断 CIN 2～3。

随访信息 电话随访其丈夫，患者定期复查，情况良好。

NO. 16-23 李某 年龄 30

住院日期 2018 年 1 月 20 日—2018 年 1 月 24 日。

主诉 发现宫颈病变 2 个多月。

现病史 患者于 2017 年 10 月 20 日赴湖北省妇幼保健院检查，TCT 报告 LSIL，HPV A7、A9 组（＋）。于 2017 年 12 月 29 日转诊阴道镜门诊及镜下活检，病理报告（1721612）：（1、4、7、11 点）CIN 2。免疫组化：p16（＋），Ki-67（Li 约 60％）。其间患者无白带增多及阴道流液，近 1 年多偶有同房出血，为进一步诊治，门诊以 "CIN 2" 收入院。病程中，患者精神好，食欲好，睡眠好，大小便正常，体力、体重无明显变化。

筛查方法 2017 年 10 月 20 日 TCT：LSIL，HPV A7、A9 组（＋）。

病理诊断 2017 年 12 月 29 日：CIN 2。

入院妇检 宫颈肥大，轻度糜烂状，触血（一），子宫附件未触及异常。

入院后阴道镜再评估 见图 16-19。

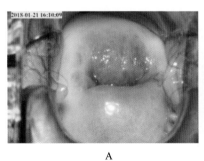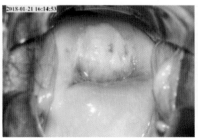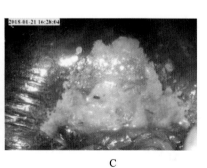

A   B   C

图 16-19 患者李某阴道镜图像

A. 生理盐水作用后；B. 醋酸作用 3 min 后；C. 高碘作用后

入院诊断　CIN 2。

手术方式　2018 年 1 月 21 日：Leep 锥切术。

术后病检　2018 年 1 月 22 日（1801272）：（1～3、10～12 点）CIN 2，切缘及其余各点未见 CIN 病变。

出院诊断　CIN 2。

随访信息　电话随访患者本人，2020 年 12 月复查，TCT 及 HPV 均为阴性。

NO. 16-24　李某　年龄 28

住院日期　2018 年 4 月 23 日－2018 年 4 月 27 日。

主诉　发现宫颈病变 1 个月。

现病史　患者于 2018 年 2 月 2 日赴湖北省妇幼保健院行孕前检查，TCT 报告 HSIL，HPV A9 组（＋），于 2018 年 3 月 26 日转诊阴道镜检＋宫颈活检，病理报告（1804834）：（1、7、11、12 点）CIN 2～3 累及腺体。其间患者无同房出血及白带增多等不适。为进一步诊治，门诊以"CIN 2～3"收入院。病程中，患者精神好，食欲好，睡眠好，大小便正常，体力、体重无明显变化。

筛查方法　2018 年 2 月 2 日 TCT：HSIL，HPV A9 组（＋）。

病理诊断　2018 年 3 月 26 日：CIN 2～3 累及腺体。

入院妇检　宫颈肥大，中度糜烂状合并纳氏囊肿，子宫附件未触及异常。

入院后阴道镜再评估　见图 16-20。

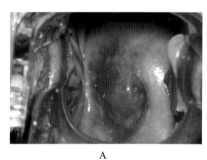 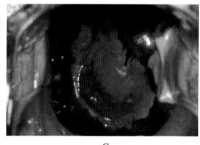

图 16-20　患者李某阴道镜图像

A. 生理盐水作用后；B. 醋酸作用 3 min 后；C. 高碘作用后

入院诊断　CIN 2～3。

手术方式　2018 年 4 月 24 日：Leep 锥切术。

术后病检　（1、3～4 点）CIN 2～3 累及腺体，（16 号切片）CIN 2～3，外切缘可见高级别鳞状上皮内病变，其余各点及切缘未见 CIN 病变。

出院诊断　CIN 2～3。

随访信息　电话随访患者弟弟，目前患者怀孕 3 个月，其他情况良好。

NO. 16-25　李某　年龄 41

住院日期　2016 年 11 月 25 日－2016 年 12 月 20 日。

主诉　体检发现宫颈病变 26 d。

现病史   患者于 2016 年 10 月 29 日赴华中科技大学附属同济医学院体检，HPV A9 组（＋），TCT 报告 NILM，未行特殊处理。于 2016 年 11 月 23 日转诊湖北省妇幼保健院行阴道镜检＋宫颈活检，病理报告：（2、5、8、11 点）CIN 2～3。免疫组化：p16（＋），Ki-67（Li 约 60%）。偶有同房出血，量少，无白带增多及阴道排液等不适，为进一步诊治，门诊以"CIN 2～3"收入院。

筛查方法   2016 年 10 月 29 日 TCT：NILM，HPV A9 组（＋）。

病理诊断   2016 年 11 月 23 日：CIN 2～3。

入院妇检   宫颈中度糜烂状，下唇 5 点可见一直径约 0.5 cm 肿瘤样突起，子宫附件未触及异常。

入院后阴道镜再评估   见图 16-21。

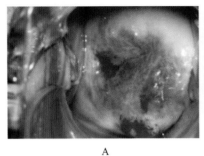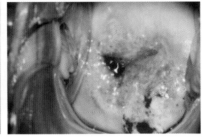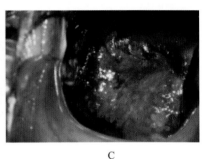

A   B   C

图 16-21   患者李某阴道镜图像

A. 生理盐水作用后；B. 醋酸作用 3 min 后；C. 高碘作用后

入院诊断   CIN 2～3。

手术方式   2016 年 11 月 27 日：Leep 锥切术。

术后病检   2016 年 11 月 28 日（1617895）：宫颈浸润性腺癌，锥尖切缘可见癌巢。免疫组化：p16（＋），Ki-67（Li 约 80%）。

更正诊断   ①宫颈腺癌Ⅰb 1 期；②CIN 2～3。

进一步手术方式   2016 年 12 月 2 日：腹腔镜广泛全子宫切除＋双侧输卵管切除＋盆腔淋巴结清扫术＋右侧卵巢移位＋双侧卵巢活检＋膀胱造瘘术。

术后病检   2016 年 12 月 8 日（1618150）：

（1）送检宫颈腺癌根治标本，宫颈全部取材，镜下未见残留癌灶，原 Leep 切口处可见出血、变性及炎症细胞浸润。

（2）子宫内膜呈增生性改变，子宫下段、阴道断端、双侧宫旁、双侧输卵管及双侧圆韧带组织未见癌累及。

（3）送检（盆腔）淋巴结未见癌转移。

（4）术中送检（双侧）卵巢活检组织未见癌累及。

出院诊断   ①宫颈腺癌Ⅰb 1 期；②CIN 2～3。

随访信息   电话随访患者本人，患者术后定期在当地医院复查，结果均正常。

NO. 16-26   李某   年龄 34

住院日期   2018 年 4 月 2 日—2018 年 4 月 8 日。

主诉   白带异常年余，发现宫颈病变 19 d。

现病史   患者 1 年前无明显诱因出现白带异常，量多，色黄，无异味，无同房出血。于 2018 年 3

月 14 日赴监利县人民医院体检，TCT 报告 NILM，HPV 16、HPV 52（＋），并在该院行阴道镜检＋宫颈活检，病理报告 HSIL。其间患者无同房出血等。为进一步诊治，门诊以"HSIL"收入院。病程中，患者精神好，食欲好，睡眠好，大小便正常，体力、体重无明显变化。

筛查方法　2018 年 3 月 14 日 TCT：NILM，HPV 16、HPV 52（＋）。

病理诊断　2018 年 3 月 10 日：HSIL。

入院妇检　宫颈重度糜烂状，触血（＋），子宫附件未触及异常。

入院后阴道镜再评估　见图 16-22。

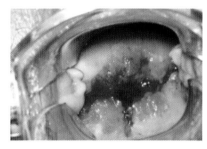 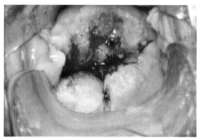 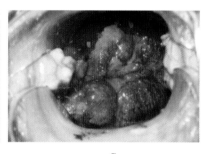

A　　　　　　　　　　　B　　　　　　　　　　　C

图 16-22　患者李某阴道镜图像

A. 生理盐水作用后；B. 醋酸作用 3 min 后；C. 高碘作用后

入院诊断　HSIL。

手术方式　2018 年 4 月 4 日：Leep 锥切术。

术后病检　2018 年 4 月 8 日（1805482）：（7、9～10、12 点）CIN 2～3 累及腺体，其余各点及切缘未见 CIN 病变。

出院诊断　CIN 2～3。

随访信息　电话随访患者本人，情况良好。

NO. 16-27　李某　年龄 44

住院日期　2018 年 2 月 5 日—2018 年 2 月 9 日。

主诉　发现宫颈病变 1 个多月。

现病史　患者平素无特殊不适，于 2017 年 12 月 25 日赴武汉大学人民医院体检，TCT 报告 HSIL。于 2018 年 2 月 1 日转诊湖北省妇幼保健院进一步检查，HC-Ⅱ：548.52，行阴道镜检＋宫颈活检，病理报告：（1、4、7、9、11 点）CIN 2～3 累及腺体。患者平素无异常阴道出血及同房出血等不适。为进一步诊治，门诊以"CIN 2～3"收入院。病程中，患者精神好，食欲好，睡眠好，大小便正常，体力、体重无明显变化。

筛查方法　2017 年 12 月 25 日 TCT：HSIL。

2018 年 2 月 1 日 HC-Ⅱ：548.52。

病理诊断　2018 年 2 月 1 日：（1、4、7、9、11 点）CIN 2～3 累及腺体。

入院妇检　宫颈肥大，纳氏囊肿，子宫附件未触及异常。

入院后阴道镜再评估　见图 16-23。

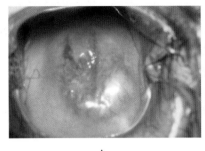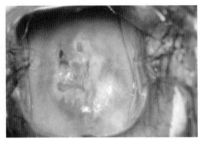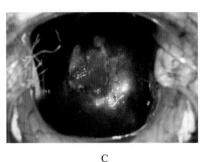

A   B   C

图 16-23 患者李某阴道镜图像

A. 生理盐水作用后；B. 醋酸作用 3 min 后；C. 高碘作用后

入院诊断 CIN 2～3。

手术方式 2018 年 2 月 6 日：Leep 锥切术。

术后病检 2018 年 2 月 9 日（1802223）：（3～6 点）CIN 2～3 累及腺体，其余各点及切缘未见 CIN 病变。

出院诊断 CIN 2～3。

随访信息 电话随访患者本人，定期复查无异常。

NO. 16-28 刘某 年龄 53

住院日期 2018 年 5 月 24 日—2018 年 6 月 5 日。

主诉 绝经 4 年，发现宫颈病变 1 个多月。

现病史 患者绝经 4 年，于 2018 年 4 月 30 日赴新洲区李集镇卫生院体检，TCT 报告 ASC-H，可见大量 DNA 倍体细胞。2018 年 5 月 8 日赴武汉市妇幼保健院检查，HPV 16、HPV 52（＋）。行阴道镜检＋宫颈活检，病理报告提示"慢性炎"。患者无白带异常及同房出血等不适，为进一步诊治，门诊以"宫颈病变"收入院。病程中，患者精神好，食欲好，睡眠好，大小便正常，体力、体重无明显变化。

筛查方法 2018 年 4 月 30 日 TCT：ASC-H，可见大量 DNA 倍体异常细胞，HPV 16、HPV 52（＋）。

病理诊断 2018 年 5 月 8 日：鳞状上皮组织慢性炎。

入院妇检 宫颈处见息肉样赘生物，子宫附件未触及异常。

入院后阴道镜再评估 见图 16-24。

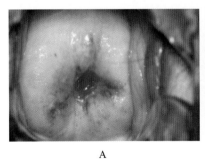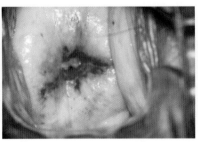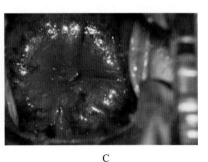

A   B   C

图 16-24 患者刘某阴道镜图像

A. 生理盐水作用后；B. 醋酸作用 3 min 后；C. 高碘作用后

入院诊断 宫颈病变。

手术方式 2018 年 5 月 25 日：Leep 锥切术。

术后病检　2018 年 5 月 28 日（1809106）：（4、7 点）CIN 2～3 累及腺体，宫颈 4 点纤维间质切缘见 CIN 2～3 累及腺体，其余各点及切缘未见 CIN 病变。

更正诊断　CIN 2～3。

进一步手术方式　2018 年 5 月 29 日：腹腔镜全子宫切除术＋双侧附件切除术。

术后病检　2018 年 5 月 31 日（1809356）：

（1）宫颈全部取材，镜下可见局灶区残留 CIN 3 累及腺体病灶；原宫颈 Leep 切口处可见出血、变性及炎症细胞浸润。

（2）子宫腺肌症；子宫内膜增生样改变；子宫浆膜下平滑肌瘤（1 枚，最大径 1.4 cm）。

（3）（双侧）输卵管及（双侧）卵巢组织未见异常。

出院诊断　①CIN 2～3；②子宫腺肌症；③子宫平滑肌瘤。

随访信息　失访。

NO. 16-29　刘某　年龄 47

住院日期　2018 年 3 月 12 日－2018 年 3 月 15 日。

主诉　体检发现宫颈病变 1 个多月。

现病史　患者平时无特殊不适，于 2017 年 12 月 22 日赴外院体检，HPV 16（＋），TCT 报告 NILM。于 2018 年 1 月 2 日转诊武汉市妇幼保健院行阴道镜检＋宫颈活检，病理报告：CIN 2～3。近期患者有黄脓样白带，量多，无接触性出血，为进一步诊治，门诊以"CIN 2～3"收入院。病程中，患者精神好，食欲好，睡眠好，大小便正常，体力、体重无明显变化。

筛查方法　2017 年 12 月 22 日 HPV 16（＋），TCT：NILM。

病理诊断　2018 年 1 月 24 日：CIN 2～3。

入院妇检　宫颈肥大，中度糜烂状，触血（－），子宫附件未触及异常。

入院后阴道镜再评估　见图 16-25。

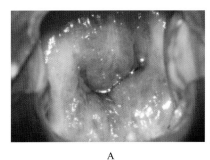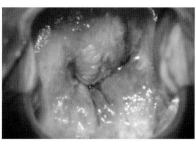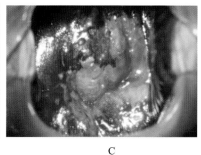

图 16-25　患者刘某阴道镜图像

A. 生理盐水作用后；B. 醋酸作用 3 min 后；C. 高碘作用后

入院诊断　CIN 2～3。

手术方式　2018 年 3 月 13 日：Leep 锥切术。

术后病检　2018 年 3 月 14 日（1803892）：（1、2、4、5、8 号切片）CIN 2～3 累及腺体，因送检宫颈组织破碎，部分区切缘无法评估，需随诊。

出院诊断　CIN 2～3。

随访信息　电话随访患者本人，因患者术后 HPV 持续阳性，于 2020 年 4 月在武汉市妇幼保健院再次行手术治疗（具体手术方式不清楚），术后未再复查。

NO. 16-30 刘某 年龄 49

住院日期 2018 年 3 月 9 日—2018 年 3 月 14 日。

主诉 不规则阴道出血 1 个月，发现宫颈病变 13 d。

现病史 患者自 2017 年 12 月 17 日无明显诱因出现少量阴道出血，呈间断性，不伴同房出血等不适。于 2018 年 1 月 8 日赴北京大兴区安定镇中心卫生院检查，超声提示子宫多发肌瘤，内膜 7 mm，用药后，1 月 10 日出血止（具体药物不详）。后于 2018 年 2 月 9 日赴当地检查，TCT 报告 ASC-US，HPV 52、HPV 58（＋），行阴道镜检＋宫颈活检，病理报告：CIN 1～2。患者于 3 月 6 日赴湖北省妇幼保健院检查，要求重新行阴道镜下活检，病理报告：CIN 2～3。为进一步诊治，门诊以 "CIN 2～3" 收入院。病程中，患者精神好，食欲好，睡眠好，大小便正常，体力、体重无明显变化。

筛查方法 2018 年 2 月 9 日 TCT：ASC-US，HPV 52、HPV 58（＋）。

病理诊断 2018 年 3 月 6 日：CIN 2～3。

入院妇检 宫颈光滑，子宫附件未触及异常。

入院后阴道镜再评估 见图 16-26。

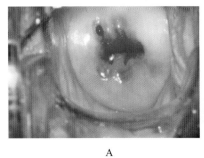 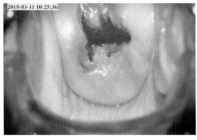 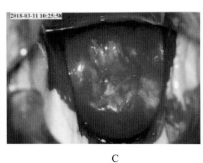

图 16-26 患者刘某阴道镜图像

A. 生理盐水作用后；B. 醋酸作用 3 min 后；C. 高碘作用后

入院诊断 CIN 2～3。

手术方式 2018 年 3 月 11 日：Leep 锥切术。

术后病检 2018 年 3 月 14 日（1803766）：（9 点）CIN 2 累及腺体，（6、10 点）CIN 1，其余各点及切缘未见 CIN 病变。

出院诊断 CIN 2～3。

随访信息 电话随访患者本人，情况良好。

NO. 16-31 刘某 年龄 33

住院日期 2018 年 3 月 13 日—2018 年 3 月 16 日。

主诉 白带异常 1 年，发现宫颈病变 3 个月。

现病史 患者 1 年前无明显诱因出现白带异常，量多，有异味，偶有接触性出血，未予以注意。直到 2017 年 11 月在朋友的劝告下赴监利县人民医院检查，HPV 16、HPV 59（＋），TCT 报告 NILM。于该院行阴道镜检＋宫颈活检，病理报告：CIN 2～3 累及腺体，予干扰素注射（剂量不详）。2018 年 3 月 13 日转湖北省妇幼保健院诊治，会诊病理切片（HN1800032）：CIN 2～3 累及腺体。为进一步诊治，门诊以 "CIN 2～3" 收入院。病程中，患者精神好，食欲好，睡眠好，大小便正常，体力、体重无明显变化。

筛查方法 2017 年 11 月 HPV 16、HPV 59（＋），TCT：NILM。

病理诊断　2018 年 3 月 13 日：湖北省妇幼保健院会诊报告 CIN 2～3 累及腺体。

入院妇检　宫颈肥大，中度糜烂状，触血（－），子宫附件未触及异常。

入院后阴道镜再评估　见图 16-27。

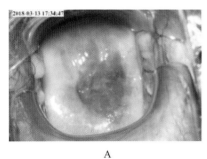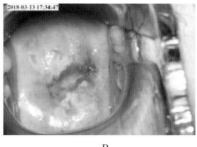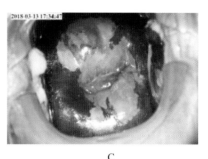

A　　　　　　　　　　B　　　　　　　　　　C

图 16-27　患者刘某阴道镜图像

A. 生理盐水作用后；B. 醋酸作用 3 min 后；C. 高碘作用后

入院诊断　CIN 2～3。

手术方式　2018 年 3 月 14 日：Leep 锥切术。

术后病检　2018 年 3 月 15 日（1804036）：（5～6 点）灶性 CIN 2～3 累及腺体，其余各点及切缘未见 CIN 病变。

出院诊断　CIN 2～3。

随访信息　失访。

NO. 16-32　彭某　年龄 29

住院日期　2018 年 5 月 20 日—2018 年 5 月 23 日。

主诉　体检发现宫颈病变 2 个月。

现病史　患者于 2015 年 5 月赴湖北省妇幼保健院检查，HPV A9 组（＋），TCT 报告 NILM，给予干扰素治疗 20 d，后未定期复查。于 2018 年 3 月 29 日赴湖北省妇幼保健院复查，TCT：LSIL，HC-Ⅱ：97.78，后转诊阴道镜检＋宫颈活检，病理报告（1806711）：（1、3、6、10 点）局部区呈 CIN 1，小区呈 CIN 2，p16（＋），Ki-67（Li 约 30%）。其间患者无白带增多及同房出血。为进一步诊治，门诊以"CIN 2"收入院。病程中，患者精神好，食欲好，睡眠好，大小便正常，体力、体重无明显变化。

筛查方法　2018 年 3 月 29 日 TCT：LSIL，HC-Ⅱ：97.78。

病理诊断　2018 年 4 月 21 日：CIN 2。

入院妇检　宫颈光滑，子宫附件未触及异常。

入院后阴道镜再评估　见图 16-28。

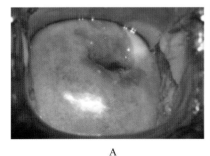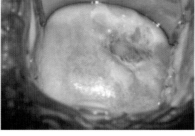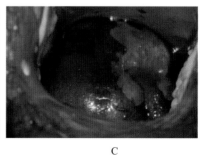

A　　　　　　　　　　B　　　　　　　　　　C

图 16-28　患者彭某阴道镜图像

A. 生理盐水作用后；B. 醋酸作用 3 min 后；C. 高碘作用后

入院诊断 CIN 2。

手术方式 2018年5月21日：Leep锥切术。

术后病检 2018年5月22日（1808758）：（1、4～5点）CIN 2～3累及腺体，（7、9点）CIN 1，其余各点及切缘未见CIN病变。

出院诊断 CIN 2～3。

随访信息 电话随访患者本人，情况良好。

NO. 16-33 冉某 年龄45

住院日期 2018年4月3日—2018年4月17日。

主诉 不规则阴道出血2个月，体检发现宫颈病变20 d。

现病史 患者平素月经规则。于2018年2月7日于月经干净后4～5 d无明显诱因出现间断阴道出血，出血量同平时月经量，暗红色，持续7 d后干净。2018年2月20日再次出现阴道出血，出血量同平时月经量，暗红色，持续5 d后干净。于2018年3月9日赴湖北省妇幼保健院就诊，TCT：HSIL，HC-Ⅱ：734.98，DNA＞2.5的细胞30个。行阴道镜检＋宫颈活检，病理报告（1804751）：（3、6、9、12点）CIN 3。其间患者无血性白带、无接触性出血等不适。为进一步诊治，门诊以"CIN 3"收入院。病程中，患者精神好，食欲好，睡眠好，大小便正常，体力、体重无明显变化。

筛查方法 2018年3月9日TCT：HSIL，HC-Ⅱ：734.98，DNA＞2.5的细胞30个。

入院妇检 宫颈轻度糜烂状，触血（－），子宫附件未触及异常。

入院后阴道镜再评估 见图16-29。

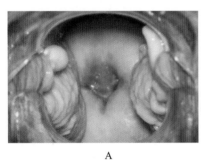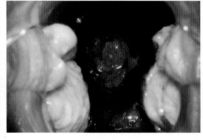

A   B   C

图 16-29 患者冉某阴道镜图像

A. 生理盐水作用后；B. 醋酸作用3 min后；C. 高碘作用后

入院诊断 CIN 3。

手术方式 2018年4月4日：Leep锥切术。

术后病检 2018年4月8日（1805483）：（4～7、9点）CIN 3累及腺体，病变呈多灶性，其中（4点）纤维间质切缘可见CIN 2～3，其余各点及切缘未见CIN病变。

进一步手术方式 2018年4月10日：腹腔镜全子宫＋双侧输卵管切除术。

术后病检 2018年4月12日（1805867）：宫颈全取材19块，两张切片镜下见CIN 3累及腺体，原Leep切口处有出血、变性改变；子宫内膜呈增生性改变。

出院诊断 CIN 3。

随访信息 电话随访患者本人，复查TCT及HPV均正常。

NO. 16-34　任某　年龄 44

住院日期　2018 年 3 月 31 日－2018 年 4 月 4 日。

主诉　发现宫颈病变 15 d。

现病史　患者于 2018 年 3 月 16 日赴湖北省中医院体检，HPV 18（＋），TCT 报告 ASC-US。2018 年 3 月 25 日转湖北省妇幼保健院行阴道镜检＋宫颈活检，病理报告：（3、6、9、12 点）CIN 3。其间患者无白带增多及同房出血等不适。为进一步诊治，门诊以"CIN 3"收入院。病程中，患者精神好，食欲好，睡眠好，大小便正常，体力、体重无明显变化。

筛查方法　2018 年 3 月 16 日 HPV 18（＋），TCT：ASC-US。

病理诊断　2018 年 3 月 25 日：CIN 3。

入院妇检　宫颈轻度糜烂状，触血（＋），子宫附件未触及异常。

入院后阴道镜再评估　见图 16-30。

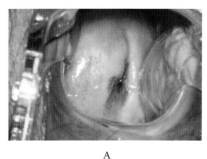 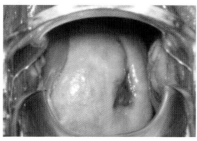 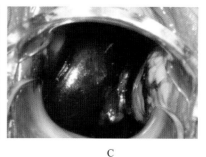

A　　　　　　　　　　B　　　　　　　　　　C

图 16-30　患者任某阴道镜图像

A. 生理盐水作用后；B. 醋酸作用 3 min 后；C. 高碘作用后

入院诊断　CIN 3。

手术方式　2018 年 4 月 1 日：Leep 锥切术。

术后病检　2018 年 4 月 3 日（1805260）：（1 点）小区呈 CIN 2～3 累及腺体，其余各点及切缘未见 CIN 病变。

出院诊断　CIN 3。

随访信息　电话随访患者本人，患者术后一直在老家复查，情况良好。

NO. 16-35　石某　年龄 55

住院日期　2018 年 4 月 16 日－2018 年 4 月 27 日。

主诉　体检发现宫颈病变 1 个月。

现病史　患者于 2018 年 3 月 16 日赴湖北省妇幼保健院检查，HC-Ⅱ：747.25，DNA＞2.5 的细胞 4 个，TCT 报告 ASC-US。于 2018 年 4 月 3 日转诊阴道镜门诊＋镜下宫颈活检，病理报告：（4、6、9、12 点）部分区呈 CIN 1，小区呈 CIN 2～3，免疫组化：p16（＋），Ki-67（Li 约 60％）。其间患者无同房出血等不适。为进一步诊治，门诊以"CIN 2～3"收入院。病程中，患者精神好，食欲好，睡眠好，大小便正常，体力、体重无明显变化。

筛查方法　2018 年 3 月 16 日 HC-Ⅱ：747.25，DNA＞2.5 的细胞 4 个，TCT：ASC-US。

病理诊断　2018 年 4 月 3 日：CIN 2～3。

入院妇检 宫颈光滑，子宫附件未触及异常。

入院后阴道镜再评估 见图 16-31。

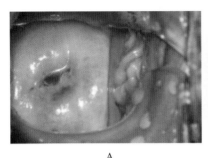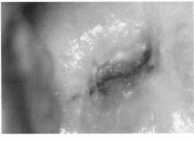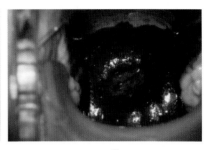

| A | B | C |

图 16-31 患者石某阴道镜图像

A. 生理盐水作用后；B. 醋酸作用 3 min 后；C. 高碘作用后

入院诊断 CIN 2～3。

手术方式 2018 年 4 月 17 日：Leep 锥切术。

术后病检 2018 年 4 月 18 日（1806379）：（10、12 号切片）局灶区可见 CIN 1，切缘未见 CIN 病变，其余各点及切缘未见 CIN 病变。

进一步手术方式 2018 年 4 月 20 日：腹腔镜全子宫＋双侧输卵管切除术。

术后病检 2018 年 4 月 22 日（1806639）：宫颈全取材，镜下未见残留 CIN 病灶，原 Leep 切口处可见出血、变性及炎症细胞浸润；子宫内膜增生性改变。

出院诊断 CIN 2～3。

随访信息 电话随访患者本人，患者术后未复查，已对其进行宣教。

NO. 16-36 苏某 年龄 41 岁

住院日期 2018 年 5 月 14 日—2018 年 5 月 18 日。

主诉 同房出血 2 次，发现宫颈病变 25 d。

现病史 患者平素月经规律，今年同房出血 2 次，量少，淡红色，可自行消失，未予诊治。于 2018 年 4 月 18 日赴湖北省妇幼保健院体检，TCT：HSIL，HPV 58（＋），未行阴道镜检，为进一步诊治，门诊以"宫颈病变"收入院。病程中，患者精神好，食欲好，睡眠好，大小便正常，体力、体重无明显变化。

筛查方法 2018 年 4 月 18 日 TCT：HSIL，HPV 58（＋）。

入院妇检 轻度糜烂状，触血（－），子宫附件未触及异常。

入院后阴道镜再评估 见图 16-32。

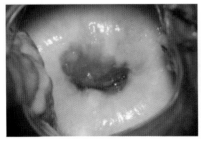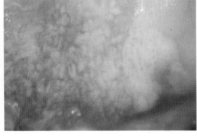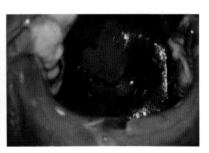

| A | B | C |

图 16-32 患者苏某阴道镜图像

入院诊断　宫颈病变。

手术方式　2018 年 5 月 15 日：Leep 锥切术。

术后病检　2018 年 5 月 18 日（1808333）：（1～3、8～12 点）CIN 3 累及腺体，（1 点）内口切缘可见 CIN 3，其余各点及切缘未见 CIN 病变。

出院诊断　CIN 3。

随访信息　电话随访患者本人，患者术后未复查，已对其进行宣教。

NO. 16-37　童某　年龄 61

住院日期　2018 年 5 月 31 日－2018 年 6 月 13 日。

主诉　阴道出血 1 个多月，发现宫颈病变半个月。

现病史　患者绝经 12 年，近 1 个月来无明显诱因出现间断阴道出血，量少、褐色，无白带异常等。于 2018 年 4 月 26 日赴嘉鱼县人民医院就诊，盆腔超声示：宫腔内稍高回声（腔内可见前后径 0.6 cm 无回声暗区，内可见 1.3 cm×0.6 cm 稍强回声），即行诊刮术，术后病检提示：送检子宫内膜呈息肉样改变。5 月 18 日来湖北省妇幼保健院诊治，盆腔超声示：宫腔分离、回声及血流改变（宫腔内可见 1.2 cm×1.1 cm×0.6 cm 稍高回声）。TCT：ASC-H，HC-Ⅱ：694.2，出现高倍体细胞，DNA＞2.5 的细胞 11 个。行阴道镜检＋宫颈活检，病理报告：（3、5、7、12 点）CIN 2～3 累及腺体；免疫组化结果：p16（＋），Ki-67（Li 约 40%）。为进一步诊治，门诊以"CIN 2～3"收入院。病程中，患者精神好，食欲好，睡眠好，大小便正常，体力、体重无明显变化。

筛查方法　2018 年 5 月 18 日 TCT：ASC-H；HC-Ⅱ：694.2；DNA＞2.5 的细胞 11 个。

病理诊断　CIN 2～3 累及腺体。

入院妇检　宫颈光滑，纳氏囊肿，子宫附件未触及异常。

入院后阴道镜再评估　见图 16-33。

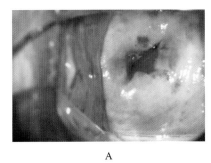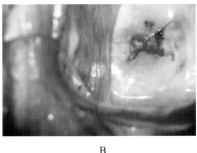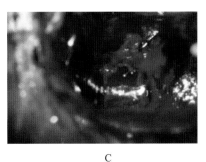

A	B	C

图 16-33　患者童某阴道镜图像

A. 生理盐水作用后；B. 醋酸作用 3 min 后；C. 高碘作用后

入院诊断　CIN 2～3。

手术方式　2018 年 6 月 1 日：Leep 锥切术。

术后病检　2018 年 6 月 3 日（1809595）：（4 点）CIN 2 累及腺体，其余各点及各切缘未见 CIN 病变。

进一步手术方式　2018 年 6 月 5 日：腹腔镜全子宫＋双侧附件切除术。

术后病检　2018 年 6 月 10 日（1809842）：

（1）子宫内膜息肉，子宫内膜呈增生性改变。

（2）慢性宫颈炎伴纳氏囊肿，鳞状上皮增生，原 Leep 切缘处可见出血、变性及散在炎症细胞浸润。

（3）（双侧）输卵管管壁血管扩张、淤血；（一侧卵巢）浆液性囊腺瘤及（另一侧）卵巢组织未见异常。

出院诊断　①CIN 2～3；②卵巢浆液性囊腺瘤。

随访信息　电话随访患者本人，患者未复查，已对其进行宣教。

NO. 16-38　万某　年龄 28

住院日期　2018 年 1 月 4 日—2018 年 1 月 10 日。

主诉　HPV 感染 1 年多，发现宫颈病变 3 个多月。

现病史　患者于 2016 年 7 月赴外院体检，HPV 16（＋），于 2016 年 7 月 21 日转诊湖北省妇幼保健院行阴道镜检＋宫颈活检，病理报告（3、6、8、12 点）慢性宫颈炎。后于 2017 年 1 月 19 日来湖北省妇幼保健院复查，HC-Ⅱ：186.97，TCT 报告 ASC-US，于 2017 年 9 月 12 日转华中科技大学同济医学院附属同济医院行阴道镜检＋宫颈活检＋ ECC，病理报告：慢性宫颈炎伴局灶乳头状增生，局灶区疑有 CIN 病变，建议行免疫组化。免疫组化报告：慢性宫颈炎伴局灶乳头状增生，局部区域呈 CIN 2。其间患者有白带异常，无接触性出血。为进一步诊治，门诊以 "CIN 2" 收入院。病程中，患者精神好，食欲好，睡眠好，大小便正常，体力、体重无明显变化。

筛查方法　2017 年 1 月 19 日 HC-Ⅱ：186.97，2017 年 7 月 24 日 HPV 45、HPV 53（＋），TCT：ASC-US。

病理诊断　2017 年 9 月 13 日：CIN 2。

入院妇检　宫颈轻度糜烂，子宫附件未触及异常。

入院后阴道镜再评估　见图 16-34。

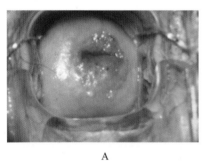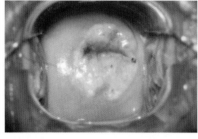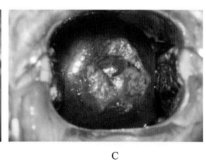

A　　　　　　　　　　　B　　　　　　　　　　　C

图 16-34　患者万某阴道镜图像

A. 生理盐水作用后；B. 醋酸作用 3 min 后；C. 高碘作用后

入院诊断　CIN 2。

手术方式　2018 年 1 月 15 日：Leep 锥切术。

术后病检　2018 年 1 月 8 日（1800277）：部分区腺体腺上皮增生，需随诊，免疫组化：CDX-2（－），CK7（＋），CK20（－），Ki-67（低表达＜2％），p16（－）。

出院诊断　CIN 2。

随访信息　电话随访患者本人，复查 TCT、HPV 均正常。

NO. 16-39　汪某　年龄 38

住院日期　2018 年 5 月 10 日—2018 年 5 月 16 日。

主诉　白带异常 1 个多月，发现宫颈病变半个月。

现病史　患者 1 个月前无明显诱因出现血性白带，量多，无异味，无接触性出血等不适。2018 年 4 月 2 日赴湖北省妇幼保健院检查，DNA 倍体检测发现异常倍体细胞 36 个，TCT：HSIL，HC-Ⅱ：150.43。转诊阴道镜检＋宫颈活检，病理报告（1806752）：CIN 3。为进一步诊治，门诊以"CIN 3"收入院。病程中，患者精神好，食欲好，睡眠好，大小便正常，体力、体重无明显变化。

筛查方法　2018 年 4 月 2 日 DNA 异常倍体细胞 36 个，TCT：HSIL，HC-Ⅱ：150.43。

病理诊断　2018 年 4 月 22 日：CIN 3。

入院妇检　宫颈中度糜烂状，子宫附件未触及异常。

入院后阴道镜再评估　见图 16-35。

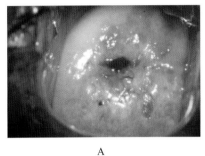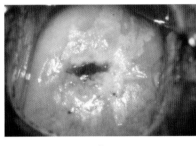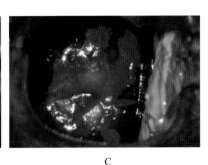

A　　　　　　　　　　　B　　　　　　　　　　　C

图 16-35　患者汪某阴道镜图像

A. 生理盐水作用后；B. 醋酸作用 3 min 后；C. 高碘作用后

入院诊断　CIN 3。

手术方式　2018 年 5 月 12 日：Leep 锥切术。

术后病检　2018 年 5 月 14 日（1808183）：（1～6，10～11 点）CIN 3 累及腺体，病变呈多灶性，其余各点及切缘未见 CIN 病变。

出院诊断　CIN 3。

随访信息　电话随访患者本人，情况良好。

NO. 16-40　王某　年龄 44

住院日期　2018 年 4 月 2 日—2018 年 4 月 8 日。

主诉　白带异常 1 年，发现宫颈病变 4 个月。

现病史　患者 1 年前无明显诱因出现白带异常、量多，一直未予注意。曾于 2017 年 11 月 22 日赴外院体检，TCT：低度病变（未带报告单），未行特殊处理。2018 年 3 月 13 日转湖北省妇幼保健院复诊，HC-Ⅱ：1 642.77，DNA＞2.5 的细胞 596 个，TCT：HSIL。转湖北省妇幼保健院行阴道镜检＋宫颈活检，病理报告（1804206）：（1、4、9、11、12 点）CIN 2～3。其间患者无同房出血等不适。为进一步诊治，门诊以"CIN 2～3"收入院。病程中，患者精神好，食欲好，睡眠好，大小便正常，体力、体重无明显变化。

筛查方法　2018 年 3 月 13 日　HC-Ⅱ：1 642.77，DNA＞2.5 的细胞数 596 个，TCT：HSIL。

病理诊断　2018 年 3 月 17 日（1804206）：CIN 2～3。

入院妇检　宫颈轻度糜烂状，子宫附件未触及异常。

入院后阴道镜再评估　见图 16-36。

入院诊断　CIN 2～3。

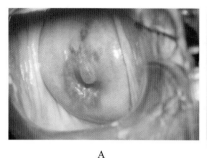 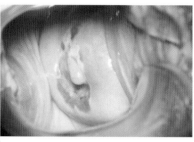 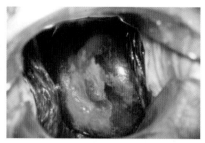

A B C

图 16-36 患者王某阴道镜图像

A. 生理盐水作用后；B. 醋酸作用 3 min 后；C. 高碘作用后

手术方式 2018 年 4 月 4 日：Leep 锥切术。

术后病检 2018 年 4 月 8 日（1805484）：（1～2 点）小区呈 CIN 2，其余各点及切缘未见 CIN 病变。

出院诊断 CIN 2～3。

随访信息 电话随访患者本人，情况良好。

NO. 16-41 王某 年龄 35

住院日期 2018 年 2 月 1 日—2018 年 2 月 6 日。

主诉 发现宫颈病变 1 个多月。

现病史 患者于 2017 年 11 月 28 日赴新华体检中心体检，HPV 16、HPV 18（＋），TCT：NILM。于 2018 年 1 月 13 日转诊湖北省妇幼保健院行阴道镜检＋宫颈活检，病理报告（1800738）：（3、6、9、12 点）CIN 2，免疫组化：p16（＋），Ki-67（Li 约 40%）。其间患者无白带增多及同房出血等不适。为进一步诊治，门诊以"CIN 2"收入院。病程中，患者精神好，食欲好，睡眠好，大小便正常，体力、体重无明显变化。

筛查方法 2017 年 11 月 28 日：HPV 16、HPV 18（＋），TCT：NILM。

病理诊断 2018 年 1 月 13 日：CIN 2。

入院妇检 宫颈光滑，子宫附件未触及异常。

入院后阴道镜再评估 见图 16-37。

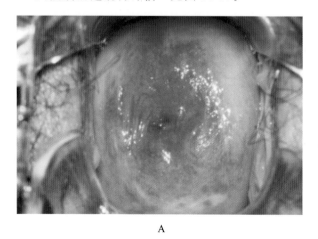 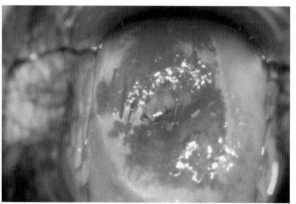

A B

图 16-37 患者王某阴道镜图像

A. 生理盐水作用后；B. 醋酸作用 3 min 后

入院诊断　CIN 2。

手术方式　2018 年 2 月 2 日：Leep 锥切术。

术后病检　2018 年 2 月 6 日（1802006）：（8～9 点）CIN 2～3 累及腺体，其余各点及切缘未见 CIN 病变。

出院诊断　CIN 2～3。

随访信息　电话随访患者本人，患者术后定期复查，没有异常。

NO. 16-42　王某　年龄 45

住院日期　2018 年 5 月 3 日—2018 年 5 月 8 日。

主诉　发现宫颈病变 6 d。

现病史　患者于 2018 年 4 月 18 日赴湖北省妇幼保健院体检，HC-Ⅱ：1 033.64，DNA＞2.5 的细胞 32 个，TCT：ASC-H。于 2018 年 4 月 24 日赴湖北省妇幼保健院行阴道镜检＋宫颈活检，病理报告（186879）：（6、9、12 点）CIN 2～3 累及腺体。其间患者无同房出血及白带增多等不适。为进一步诊治，门诊以"CIN 2～3"收入院。病程中，患者精神好，食欲好，睡眠好，大小便正常，体力、体重无明显变化。

筛查方法　2018 年 4 月 24 日 HC-Ⅱ：1 033.64；DNA＞2.5 的细胞 32 个；TCT：ASC-H。

病理诊断　2018 年 4 月 24 日：CIN 2～3 累及腺体。

入院妇检　宫颈光滑，子宫附件未触及异常。

入院后阴道镜再评估　见图 16-38。

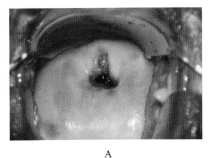 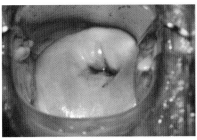 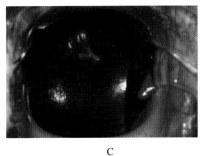

A　　　　　　　　　B　　　　　　　　　C

图 16-38　患者王某阴道镜图像

A. 生理盐水作用后；B. 醋酸作用 3 min 后

入院诊断　CIN 2～3。

手术方式　2018 年 5 月 6 日：Leep 锥切术。

术后病检　2018 年 5 月 7 日（1807710）：（5～7 点）CIN 3 累及腺体，其余各点及切缘未见 CIN 病变。

出院诊断　CIN 3。

随访信息　患者定期复查，情况良好。

NO. 16-43　王某　年龄 36

住院日期　2018 年 5 月 12 日—2018 年 5 月 16 日。

主诉　体检发现宫颈病变 1 个多月。

现病史　患者于 4 月 2 日赴武汉市东湖技术开发区关东街社区卫生服务中心体检查，HPV 16

（＋），TCT：LSIL，DNA 可见大量异常倍体细胞。于 2018 年 4 月 26 日赴武汉市妇幼保健院行阴道镜检，术后病理报告：慢性宫颈炎，部分上皮呈高级别上皮内瘤变累及腺体（CIN 3）。2018 年 5 月 7 日转湖北省妇幼保健院进一步诊治，HC-Ⅱ：560.98，DNA 检测出现高倍体细胞。DNA 指数＞2.5 的细胞 287 个，TCT：ASC-H，会诊院外切片意见：CIN 3 累及腺体。其间患者无白带异常及同房出血等不适。为进一步诊治，门诊以"CIN 3"收入院。病程中，患者精神好，食欲好，睡眠好，大小便正常，体力、体重无明显变化。

筛查方法　2018 年 4 月 2 日 HPV 16（＋），TCT：LSIL，DNA 倍体检测可见大量异常倍体细胞。2018 年 5 月 7 日 HC-Ⅱ：560.98；DNA 异常倍体细胞 287 个；TCT：ASC-H。

病理诊断　2018 年 4 月 26 日：CIN 3。

入院妇检　宫颈光滑，子宫附件未触及异常。

入院后阴道镜再评估　见图 16-39。

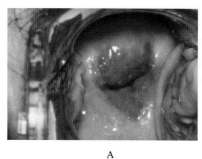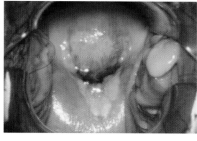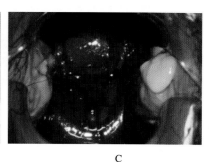

A　　　　　　　　　　B　　　　　　　　　　C

图 16-39　患者王某阴道镜图像

A. 生理盐水作用后；B. 醋酸作用 3 min 后；C. 高碘作用后

入院诊断　CIN 3。

手术方式　2018 年 5 月 14 日：Leep 锥切术。

术后病检　2018 年 5 月 16 日（1808232）：（5～8、11 点）CIN 2～3 累及腺体，（12 点）可见 CIN 2～3 累及腺体，外切缘见 CIN 3 病变，其余各点及切缘未见 CIN 病变。

出院诊断　CIN 3。

随访信息　电话随访患者本人，情况良好。

NO. 16-44　王某　年龄 30

住院日期　2018 年 4 月 15 日—2018 年 4 月 19 日。

主诉　发现宫颈病变 5 个多月。

现病史　患者于 2017 年 11 月 14 日赴湖北省妇幼保健院徐东门诊体检，HC-Ⅱ：849.52，TCT：HSIL。于 2018 年 1 月 18 日行阴道镜检＋宫颈活检，病理报告（1801155）：慢性宫颈炎，部分区呈高级别鳞状上皮内病变（CIN 2）。免疫组化：p16（＋），Ki-67（Li 约 60%）。为进一步诊治，门诊以"CIN 2"收入院。其间患者无白带异常及同房出血等不适。病程中，患者精神好，食欲好，睡眠好，大小便正常，体力、体重无明显变化。

筛查方法　2017 年 11 月 14 日 HC-Ⅱ：849.52；TCT：HSIL。

病理诊断　2018 年 1 月 18 日：CIN 2。

入院妇检　宫颈轻度糜烂状，子宫附件未触及异常。

入院后阴道镜再评估　见图 16-40。

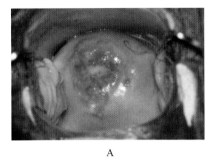 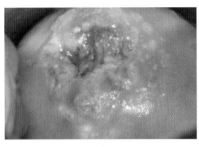 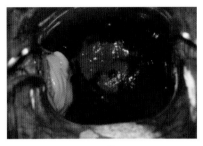

A B C

图 16-40　患者王某阴道镜图像

A. 生理盐水作用后；B. 醋酸作用 3 min 后；C. 高碘作用后

入院诊断　CIN 2。

手术方式　2018 年 4 月 16 日：Leep 锥切术。

术后病检　2018 年 4 月 18 日（1806235）：（6 点）小区呈 CIN 2，其余各点及切缘未见 CIN 病变，免疫组化：p16（＋），Ki-67（Li 约 40%）。

出院诊断　CIN 2。

随访信息　电话随访患者本人，结果正常。

NO. 16-45　吴某　年龄 45

住院日期　2018 年 1 月 3 日—2018 年 1 月 15 日。

主诉　白带异常 1 个多月，发现宫颈病变 13 d。

现病史　患者 1 个月前无明显诱因出现白带异常，量多，有异味，呈褐色，无同房出血。于 2017 年 12 月 19 日赴武汉市艾迪康医学检验所检查，TCT：LSIL，HPV 52（＋）。当日在江夏区红十字会医院行阴道镜检，疑似宫颈糜烂，未行镜下活检，后转江夏区第一人民医院住院治疗，于 2017 年 12 月 27 日行 Leep 锥切术，术后病理报告 CIN 3 累及腺体。于 2018 年 1 月 2 日转湖北省妇幼保健院诊治，会诊病理切片，提示 CIN 3 累及腺体。为进一步诊治，门诊以"CIN 3"收入院。病程中，患者精神好，食欲好，睡眠好，大小便正常，体力、体重无明显变化。

筛查方法　2017 年 12 月 19 日 TCT：HSIL；HPV 52（＋）。

病理诊断　2018 年 1 月 2 日 会诊意见：CIN 3。

入院妇检　宫颈呈 Leep 术后观，创面未愈合，子宫附件未触及异常。

入院诊断　CIN 3。

手术方式　2018 年 1 月 4 日：Leep 锥切术。

术后病检　2018 年 1 月 7 日（1800260）：局灶区呈高级别鳞状上皮内病变，组织破碎且烧灼挤压明显，边缘无法评估。

进一步手术方式　2018 年 1 月 8 日：腹腔镜全子宫＋双侧附件切除术。

术后病检　2018 年 1 月 15 日（1800435）：

（1）送检全子宫标本，宫颈全取材，镜下见慢性宫颈炎伴纳氏囊肿，鳞状上皮增生，原 Leep 切口处可见出血、变性及炎症细胞浸润。

（2）子宫肌壁间平滑肌瘤（肌瘤 1 枚，最大径 0.2 cm）。

（3）子宫内膜呈增生性改变。

（4）（双侧）输卵管管壁血管扩张、淤血伴（一侧输卵管系膜）副中肾管囊肿；（一侧）卵巢生发上皮包涵囊肿伴出血。

出院诊断 ①CIN 3；②子宫肌壁间平滑肌瘤。

随访信息 电话随访患者本人，无人接听。

NO. 16-46 吴某 年龄 25

住院日期 2018 年 6 月 6 日－2018 年 6 月 9 日。

主诉 体检发现宫颈病变 2 个月。

现病史 患者自 2018 年 4 月以来无明显诱因出现白带异常，量多，有异味，无同房出血。于 2018 年 4 月 7 日赴外院体检，TCT 报告 ASC-US，HPV 16（＋），于 2018 年 4 月 27 日转湖北省妇幼保健院行阴道镜检＋宫颈活检，病理报告（1807162）：慢性宫颈炎，鳞状上皮呈高级别上皮内病变累及腺体（CIN 2～3）。进一步诊治，门诊以上述诊断收入院。病程中，患者精神好，食欲好，睡眠好，大小便正常，体力、体重无明显变化。

筛查方法 2018 年 4 月 7 日 TCT：ASC-US；HPV 16（＋）。

病理诊断 2018 年 4 月 27 日：CIN 2～3。

入院妇检 宫颈光滑，子宫附件未触及异常。

入院后阴道镜再评估 见图 16-41。

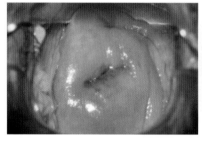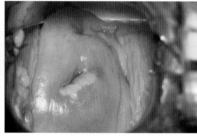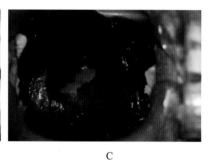

A   B   C

图 16-41 患者吴某阴道镜图像

A. 生理盐水作用后；B. 醋酸作用 3 min 后；C. 高碘作用后

入院诊断 CIN 2～3。

手术方式 2018 年 6 月 7 日：Leep 锥切术。

术后病检 2018 年 6 月 8 日（1810010）：（3、4、5～7 号切片）CIN 2～3 累及腺体，其余各点及切缘未见 CIN 病变。

出院诊断 CIN 2～3。

随访信息 电话随访患者本人，患者术后定期复查，均正常。

NO. 16-47 夏某 年龄 37

住院日期 2018 年 2 月 7 日－2018 年 2 月 10 日。

主诉 发现宫颈病变 1 个多月。

现病史 患者于 2017 年 10 月 16 日赴湖北省妇幼保健院体检，HC-Ⅱ：53.41，DNA 倍体检测及 TCT 均为阴性。于 2017 年 11 月 10 日行阴道镜检＋宫颈活检，病理报告：（1、3、9、12 点）CIN 2。其间患者无接触性出血及阴道流液等不适。为进一步诊治，门诊以"CIN 2"收入院。病程中，患者精神好，食欲好，睡眠好，大小便正常，体力、体重无明显变化。

筛查方法　2017 年 10 月 16 日 HC-Ⅱ：53.41；DNA 倍体检测及 TCT 均正常。

病理诊断　2017 年 11 月 10 日：CIN 2。

入院妇检　宫颈中度糜烂状，触血（－），子宫附件未触及异常。

入院后阴道镜再评估　见图 16-42。

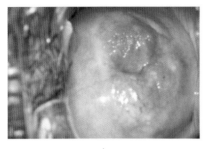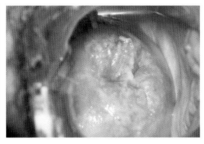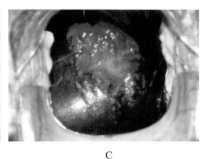

A　　　　　　　　　　　　　B　　　　　　　　　　　　　C

图 16-42　患者夏某阴道镜图像

A. 生理盐水作用后；B. 醋酸作用 3 min 后；C. 高碘作用后

入院诊断　CIN 2。

手术方式　2018 年 2 月 8 日：Leep 锥切术。

术后病检　2018 年 2 月 10 日（1802351）：慢性宫颈炎伴纳氏囊肿及鳞化，鳞状上皮增生。宫颈各点及切缘未见 CIN 病变。

出院诊断　CIN 2。

随访信息　电话随访患者本人，情况良好。

NO. 16-48　夏某　年龄 47

住院日期　2018 年 1 月 29 日—2018 年 2 月 2 日。

主诉　间断同房出血半年，发现宫颈病变 6 d。

现病史　患者于半年前出现同房后白带带血，次日消失，无白带量多，未予特殊处理，此后呈间断性发作。于 2017 年 12 月 18 日赴湖北省妇幼保健院体检，HPV 16（＋），DNA＞2.5 的细胞 36 个，TCT：ASC-US。于 2018 年 1 月 19 日行阴道镜检＋宫颈活检，病理报告：（3、6、9、12 点）CIN 3。为进一步诊治，门诊以“CIN 3”收入院。病程中，患者精神好，食欲好，睡眠好，大小便正常，体力、体重无明显变化。

筛查方法　2017 年 12 月 18 日 HPV 16（＋），DNA 高倍体 36 个，TCT：ASC-US。

病理诊断　2018 年 1 月 19 日：CIN 3。

入院妇检　宫颈肥大，中度糜烂状，子宫附件未触及异常。

入院诊断　CIN 3。

手术方式　2018 年 1 月 31 日：Leep 锥切术。

术后病检　2018 年 2 月 2 日（1801863）：（2、10 点）CIN 2～3 累及腺体，（4 点）CIN 1，宫颈其余各点及切缘未见 CIN 病变，局灶区腺体呈叶状增生；（9～15 点切缘）未见 CIN 病变。

出院诊断　CIN 3。

随访信息　电话随访患者本人，定期来湖北省妇幼保健院复诊，结果均正常。

NO. 16-49　谢某　年龄 35

住院日期　2018 年 4 月 4 日—2018 年 4 月 8 日。

主诉　白带异常 1 年，发现宫颈病变 1 个多月。

现病史　患者 1 年前无明显诱因出现白带异常，量多，有外阴瘙痒，有异味，曾行白带常规检查，提示霉菌性阴道炎，予"硝呋太尔制霉菌素片"治疗后缓解，以后间断发作。于 2018 年 2 月赴外院体检，TCT：ASC-US，HPV A9 组（＋）。于 2018 年 3 月 4 日转诊湖北省妇幼保健院行阴道镜检＋宫颈活检，病理报告：小区呈 CIN 2，免疫组化：p16（＋），Ki-67（Li 约 20%）。为进一步诊治，门诊以"CIN 2"收入院。病程中，患者精神好，食欲好，睡眠好，大小便正常，体力、体重无明显变化。

筛查方法　2018 年 2 月 TCT：ASC-US，HPV A9 组（＋）。

病理诊断　2018 年 3 月 4 日：CIN 2。

入院妇检　宫颈轻度糜烂状，子宫附件未触及异常。

入院后阴道镜再评估　见图 16-43。

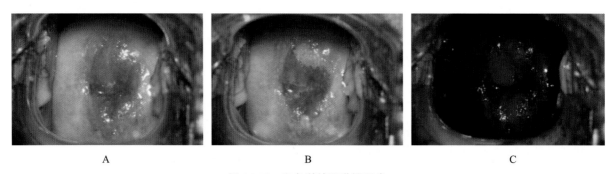

图 16-43　患者谢某阴道镜图像

A. 生理盐水作用后；B. 醋酸作用 3 min 后；C. 高碘作用后

入院诊断　CIN 2。

手术方式　2018 年 4 月 5 日：Leep 锥切术。

术后病检　2018 年 4 月 7 日（1805585）：（2～3、5、8 点）CIN 2～3 累及腺体，其余各点及切缘未见 CIN 病变。

出院诊断　CIN 2～3。

随访信息　电话随访患者本人，术后复查 HPV 阳性。已对其进行宣教，拟来院复查。

NO. 16-50　谢某　年龄 58

住院日期　2018 年 3 月 28 日—2018 年 4 月 10 日。

主诉　绝经 9 年，发现宫颈病变 18 d。

现病史　患者 9 年前绝经，无特殊不适。于 2018 年 3 月 10 日赴武汉美联体检中心检查，TCT：高度鳞状上皮内病变。于 2018 年 3 月 20 日转湖北省妇幼保健院进一步诊治，HC-Ⅱ：4 043.46，行阴道镜检＋宫颈活检，病理报告：（6、9、12 点）CIN 3，建议进一步检查排除浸润癌。患者自诉偶有同房出血，暗红色，量极少，无白带异常及阴道异常流液等不适。为进一步诊治，门诊以上述诊断收入院。病程中，患者精神好，食欲好，睡眠好，大小便正常，体力、体重无明显变化。

筛查方法　2018 年 3 月 10 日 TCT：HSIL；HC-Ⅱ：4 043.46。

病理诊断　2018 年 3 月 28 日：CIN 3。

入院妇检　宫颈口呈颗粒状糜烂，触血（－），子宫附件未触及异常。

入院后阴道镜再评估　见图 16-44。

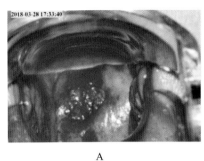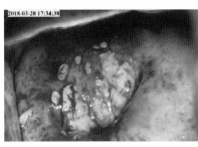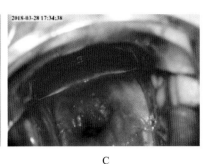

A　　　　　　　　　　　　B　　　　　　　　　　　　C

图 16-44　患者谢某阴道镜图像
A. 生理盐水作用后；B. 醋酸作用 3 min 后；C. 高碘作用后

入院诊断　CIN 3。

手术方式　2018 年 3 月 30 日：Leep 锥切术。

术后病检　2018 年 4 月 1 日（1805152）：（1～2、6～12 点）鳞状细胞原位癌累及腺体，病变呈广泛多灶性，其余各点未见原位癌及 CIN 病变；（1～2、8～9、11 点）内口切缘可见 CIN 3 累及腺体，（2、9 点）纤维间质切缘可见 CIN 3，其余切缘未见 CIN 病变。

进一步手术方式　2018 年 4 月 3 日：腹腔镜全子宫＋双侧附件切除术。

术后病检　2018 年 4 月 7 日（1805402）：镜下可见少许残留 CIN 3 累及腺体病灶，原 Leep 切口处可见出血、变性及炎症细胞浸润；宫内膜呈萎缩性改变。

出院诊断　CIN 3。

随访信息　电话随访患者本人，患者于 2020 年 1 月复查后未再复查，已对其进行宣教。

王超男

第十七章

AIS 典型病例分享

NO. 17-1　蔡某　年龄 29

住院日期　2018 年 11 月 6 日—2018 年 11 月 19 日。

主诉　同房出血 3 个月，发现宫颈病变 1 个多月。

现病史　患者 3 个月前出现同房后阴道出血，量少，可自行停止，无其他不适。于 2018 年 9 月 17 日赴潜江市妇幼保健院检查，TCT 报告 ASC-H，HPV 18（＋），给予阴道上药治疗（具体用药不详），症状缓解不明显，遂于 2018 年 9 月 29 在潜江市妇幼保健院行阴道镜检＋宫颈活检，病理报告（2018030705）（1 点）慢性炎，局部呈 AIS 构象。为进一步诊治，门诊以"疑似 AIS"收入院。病程中，患者精神好，食欲好，睡眠好，大小便正常，体力、体重无明显变化。

筛查方法　2018 年 9 月 17 日 HPV 18（＋）；TCT：ASC-H。

病理诊断　AIS。

入院妇检　宫颈重度糜烂状，触血（＋），子宫附件未触及异常。

入院后阴道镜再评估　见图 17-1。

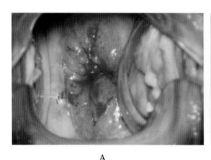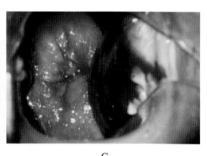

A　　　　　　　　　　　　　　　B　　　　　　　　　　　　　　　C

图 17-1　患者蔡某阴道镜图像

A. 生理盐水作用后；B. 醋酸作用 3 min 后；C. 高碘作用后

入院诊断　AIS。

手术方式　2018 年 11 月 9 日：CKC＋诊刮术。

术后病检　2018 年 11 月 13 日（1820880）：（锥切标本）（1～2、5、12～16 号切片）AIS，病变呈多灶性，其余切片呈慢性宫颈炎，鳞状上皮增生，各切缘未见 AIS 及 CIN 病变。免疫组化：p16（＋），Ki-67（Li 约 70％）。

出院诊断　AIS。

随访信息　患者术后定期到吴绪峰主任门诊复查，HPV 及 TCT 均为阴性。

NO. 17-2　曹某　年龄 41

住院日期　2019 年 12 月 30 日—2020 年 1 月 13 日。

主诉　HPV 18（＋）2 年多，白带异常 1 个月。

现病史　患者于 2017 年、2018 年在武汉汉纸医院体检发现 HPV 18（＋），未行特殊处理，医生建议复查。患者 1 个月前无明显诱因出现白带异常，量多，有异味，无接触性出血，在汉阳纸厂医院行抗感染治疗 5 d，症状好转。2019 年 12 月 27 日转诊湖北省妇幼保健院诊治，DNA 倍体检测出现高倍体细胞 6 个，TCT 报告 AGC，阴道镜下活检病理报告：①（6 点）送检黏液及破碎管黏膜组织呈慢性炎改变，另见小片游离的腺上皮呈非典型增生；②（12 点）慢性宫颈炎，小区呈原位腺癌；免疫组化：p16（＋），CK（＋），Ki-67（Li 约 50%）。其间患者无阴道出血等不适。为进一步诊治，门诊以"宫颈原位腺癌"收入院。病程中，患者精神好，食欲好，睡眠好，大小便正常，体力、体重无明显变化。

筛查方法　2019 年 12 月 27 日 HC-Ⅱ：1.47；DNA 高倍体细胞 6 个；TCT：AGC。

病理诊断　AIS。

入院妇检　宫颈光滑，子宫附件未触及异常。

入院后阴道镜再评估　见图 17-2。

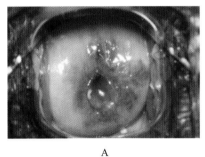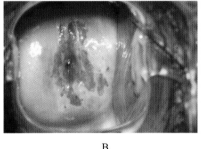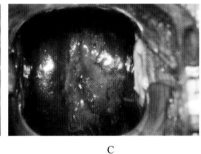

A　　　　　　　　　　　　B　　　　　　　　　　　　C

图 17-2　患者曹某阴道镜图像

A. 生理盐水作用后；B. 醋酸作用 3 min 后；C. 高碘作用后

入院诊断　AIS。

手术方式　2019 年 12 月 31 日：内膜诊刮术＋宫颈管搔刮术＋Leep 锥切术。

术后病检　2020 年 1 月 4 日（1926508）：

（1）（3～8、10 号切片）呈 AIS 改变；其中（6 号切片）外切缘可见小灶原位腺癌病变，其余切缘未见 AIS 及 CIN 病变；免疫组化：p16（＋），Ki-67（Li 约 80%）。

（2）其余切片呈慢性宫颈炎，鳞状上皮增生改变；各切缘未见原位腺癌及 CIN 病变。

（3）（宫颈搔刮组织）送检凝血块中可见极少许破碎子宫内膜呈增生性改变，因组织较破碎，需随诊；免疫组化：p16（－），Ki-67（低增殖）。

（4）（宫腔刮出物）送检凝血块及破碎子宫内膜呈增生性改变。

进一步手术方式　2020 年 1 月 6 日：腹腔镜全子宫＋双侧输卵管切除术。

术后病检　2020 年 1 月 9 日（2001232）：

（1）送检子宫标本，宫颈全取材，镜下呈慢性宫颈炎，鳞状上皮增生改变，原 Leep 切缘处可见出血、变性及散在炎症细胞浸润，未见残留原位腺癌及 CIN 病变；免疫组化：p16（－），Ki-67（低增殖）；手术切缘未见原位腺癌及 CIN 病变。

（2）阴道壁断端被覆鳞状上皮增生；子宫内膜呈增生性改变；子宫肌壁间平滑肌瘤（肌瘤 1 枚，

直径 0.5 cm）。

（3）（双侧输卵管）输卵管管壁血管扩张、淤血。

出院诊断 ①AIS；②子宫平滑肌瘤。

随访信息 电话随访，患者术后共复查 3 次，结果均正常。

NO. 17-3 曹某 年龄 26

住院日期 2017 年 7 月 17 日—2017 年 7 月 30 日。

主诉 同房出血 1 次。

现病史 患者既往月经规律，无异常阴道出血。6 月 20 日晚于同房后出现阴道出血，量少，色鲜红，伴下腹坠胀感，2017 年 6 月 29 日赴湖北省妇幼保健院检查，TCT：ASC-US，HPV 16、HPV 18（＋），行阴道镜检＋宫颈活检，病理报告：CIN 2～3 累及腺体伴 AIS。其间患者无白带增多等不适，为进一步诊治，门诊以上述诊断收入院。患者起病以来，精神、食欲、睡眠尚可，大小便正常，体重无改变。

筛查方法 2017 年 6 月 29 日 TCT：ASC-US，HPV 16、HPV 18（＋）。

病理诊断 2017 年 7 月 16 日：CIN 2～3 累及腺体伴 AIS，Ki-67（Li 约 70％），p16（＋）。

入院妇检 宫颈轻度糜烂状，触血（＋），子宫附件未触及异常。

入院诊断 CIN 2～3 合并 AIS。

手术方式 2017 年 7 月 24 日：CKC。

术后病检 2017 年 7 月 27 日（1711533）：（7、8 点）AIS 伴局灶区 CIN 3 累及腺体，其余各点为慢性宫颈炎伴乳头状糜烂及鳞化，各点切缘未见 CIN 病变及 AIS 病变。

出院诊断 CIN 2～3 合并 AIS。

随访信息 电话随访患者本人，患者术后复查 HPV 一直持续阳性，阴道镜检查结果正常。

NO. 17-4 曾某 年龄 31

住院日期 2019 年 5 月 7 日—2019 年 5 月 11 日。

主诉 发现宫颈病变 9 个月。

现病史 患者于 2018 年 8 月赴湖北省妇幼保健院体检，HPV 18（＋），TCT：ASC-H，于 2018 年 8 月 17 日在湖北省妇幼保健院行阴道镜＋宫颈活检，病理报告（1815075）：（3、6、9、12 点）慢性宫颈炎。后于 2019 年 3 月 26 日赴湖北省妇幼保健院复查，DNA＞2.5 的细胞 203 个，HC-Ⅱ：163.07，行阴道镜检＋宫颈活检，病理报告（1905426）：（3、6、9、12 点）慢性宫颈炎，鳞状上皮增生。其间患者无阴道出血、无同房出血等不适。为进一步诊治，门诊以"宫颈病变"收入院。病程中，患者精神好，食欲好，睡眠好，大小便正常，体力、体重无明显变化。

筛查方法 2019 年 3 月 26 日 DNA＞2.5 的细胞 203 个，HC-Ⅱ：163.07。

病理诊断 2019 年 3 月 26 日：阴性。

入院妇检 宫颈轻度糜烂状，触血（－），子宫附件未触及异常。

入院后阴道镜再评估 见图 17-3。

入院诊断 宫颈病变。

手术方式 2019 年 5 月 8 日：Leep 锥切术。

术后病检 2019 年 5 月 11 日（1908470）：（7～9 号切片）小区呈 AIS 改变，切缘未见 AIS 及 CIN 病变；（其余各片）慢性宫颈炎。免疫组化：p16（＋），Ki-67（Li 约 70％）；Bc12（－）。

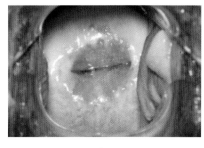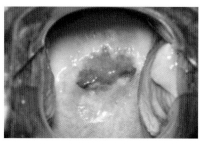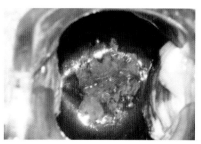

A   B   C

图 17-3 患者曾某阴道镜图像

A. 生理盐水作用后；B. 醋酸作用 3 min 后；C. 高碘作用后

出院诊断 AIS。

随访信息 电话随访患者本人，患者复查 DNA＋TCT＋HPV 均呈阴性。

NO. 17-5 陈某 年龄 49

住院日期 2019 年 10 月 29 日—2019 年 11 月 19 日。

主诉 发现宫颈病变 8 d。

现病史 患者 2016 年 6 月最后一次月经，于 2019 年 9 月及 10 月出现两次同房出血，量少，色鲜红。于 2019 年 10 月 21 日赴浠水县人民医院检查，HPV 16、HPV 18 （＋），TCT 未查。行阴道镜检＋宫颈活检，病理报告：CIN 3 累及腺体。其间患者无白带异常等不适。为进一步诊治，门诊以 "CIN 3" 收入院。病程中，患者精神好，食欲好，睡眠好，大小便正常，体力、体重无明显变化。

筛查方法 2019 年 10 月 21 日 HPV 16 （＋）。

2019 年 11 月 4 日 HC-Ⅱ：911.01，DNA 高倍体细胞 106 个，TCT：HSIL＋AIS。

病理诊断 CIN 3 累及腺体。

入院诊断 CIN 3。

入院妇检 宫颈中度糜烂状，触血 （＋），子宫附件未触及异常。双宫旁未触及异常。2019 年 10 月 31 日湖北省妇幼保健院会诊外院宫颈活检：CIN 3 累及腺体，小区腺上皮呈 AIS 改变，p16 （＋），Ki-67 （Li 约 70％）。

入院后阴道镜再评估 见图 17-4。

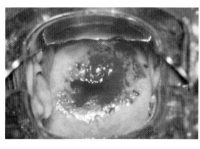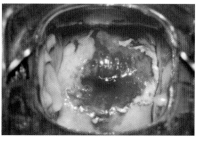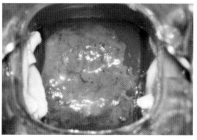

A   B   C

图 17-4 患者陈某阴道镜图像

A. 生理盐水作用后；B. 醋酸作用 3 min 后；C. 高碘作用后

更正诊断 CIN 3 合并 AIS。

手术方式 2019 年 10 月 31 日：CKC。

术后病检　2019 年 11 月 6 日（1922287）：

（1）（2、4 号切片）可见浅表浸润性鳞状细胞癌病灶（浸润深度 3.5 mm，宽度＜7 mm），浸润灶距纤维间质切缘 0.1 mm；鳞状细胞原位癌累及腺体；（7～10、12～13 号切片）可见 AIS 病灶；p16（＋），Ki-67（Li 约 60%）；可见血管淋巴管间隙侵犯。

（2）（2 号）外口切缘可见鳞状细胞原位癌，其余切片及其余切缘未见癌及 CIN 病变。

再次更正诊断　宫颈鳞癌Ⅰa 2 期合并 AIS。

进一步手术方式　2019 年 11 月 7 日：经腹广泛子宫＋双附件＋盆腔淋巴结清扫术。

术后病检　2019 年 11 月 13 日（1922833）：

（1）镜下部分区可见残留鳞状细胞原位癌病灶，原锥切切口处可见出血变性及炎症细胞浸润。

（2）子宫内膜呈萎缩性改变。

（3）（双侧）输卵管管壁血管扩张、淤血；（双侧）卵巢生发上皮包涵囊肿。

（4）子宫下段、双侧宫旁及阴道断端未见癌累及。

（5）送检淋巴结未见癌转移。

出院诊断　宫颈鳞癌Ⅰa 2 期合并 AIS。

随访信息　随访患者本人，术后共复查 5 次，每次 HPV（＋），2020 年 9 月和 2021 年 5 月做了阴道镜检＋活检，病理均为阴性。

NO. 17-6　陈某　年龄 27

住院日期　2019 年 3 月 18 日—2019 年 3 月 26 日。

主诉　白带异常 3 个多月，发现宫颈病变 2 个月。

现病史　患者 3 个月前无明显诱因出现白带带血丝，量中，无异味，伴同房出血。于 2019 年 1 月 22 日赴湖北省妇幼保健院检查，HC-Ⅱ：199.7，DNA＞2.5 的细胞 35 个，TCT：ASC-H，后于 2019 年 3 月 10 日转诊湖北省妇幼保健院行阴道镜检＋宫颈活检，病理报告（1904039）：①（3 点）高级别鳞状上皮内病变，局灶区腺上皮呈不典型增生，p16（＋），Ki-67（Li 约 60%）；②（6 点）慢性宫颈炎，鳞状上皮增生；③（9 点）高级别鳞状上皮内病变；④（12 点）高级别鳞状上皮内病变，局灶区腺上皮呈不典型增生，p16（＋），Ki-67（Li 约 60%）。为进一步诊治，门诊以"HSIL"收入院。病程中，患者精神好，食欲好，睡眠好，大小便正常，体力、体重无明显变化。

筛查方法　2019 年 1 月 22 日 HC-Ⅱ：199.7；DNA＞2.5 的细胞 35 个；TCT：ASC-H。

病理诊断　2019 年 3 月 10 日：HSIL。

入院妇检　宫颈重度糜烂状，触血（＋），子宫附件未触及异常。

入院后阴道镜再评估　见图 17-5。

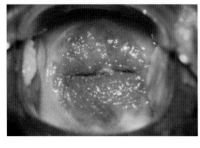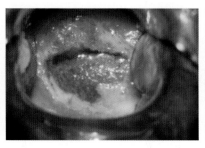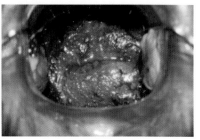

A　　　　　　　　　　　B　　　　　　　　　　　C

图 17-5　患者陈某阴道镜图像

A. 生理盐水作用后；B. 醋酸作用 3 min 后；C. 高碘作用后

入院诊断　HSIL。

手术方式　2019 年 3 月 20 日：Leep 锥切术。

术后病检　2019 年 3 月 25 日（1904866）：（5～6、10～13 号切片）局灶区呈 CIN 2～3 累及腺体；（4 号切片）小区呈 AIS 改变；免疫组化：p16（＋），Ki-67（Li 约 60%）；其余各切片及切缘均未见 AIS 及 CIN 病变。

出院诊断　CIN 2～3 合并 AIS。

随访信息　电话随访患者本人，患者术后定期复查，3 次复查结果均正常。

NO. 17-7　陈某　年龄 28

住院日期　2019 年 2 月 12 日—2019 年 2 月 15 日。

主诉　体检发现宫颈病变 52 d。

现病史　患者于 2018 年 11 月 21 日赴武汉普仁医院体检，TCT 报告 ASC-US，HPV（＋）。于 2018 年 12 月 21 日赴湖北省中山医院阳逻院区就诊，行宫颈活检，病理报告（182634）：乳头状慢性宫颈炎伴鳞状上皮化生，灶性 CIN 1。于 2019 年 2 月 11 日转湖北省妇幼保健院就诊，会诊湖北省中山医院阳逻院区病理切片（HZ1900028）：（宫颈）乳头状慢性宫颈炎伴鳞化，部分区腺体呈异型增生，不能排除 AIS，建议做免疫组化以明确诊断。其间患者偶有白带呈淡黄色，无接触性出血等不适。为进一步诊治，门诊以"疑似 AIS"收入院。病程中，患者精神好，食欲好，睡眠好，大小便正常，体力、体重无明显变化。

筛查方法　2018 年 11 月 21 日 TCT：ASC-US，HPV（＋）。

病理诊断　湖北省妇幼保健院会诊外院病理切片（HZ1900028）：（宫颈）部分区腺体呈异型增生，不能排除 AIS。

入院妇检　宫颈肥大，重度糜烂状，触血（－），子宫附件未触及异常。

入院后阴道镜再评估　见图 17-6。

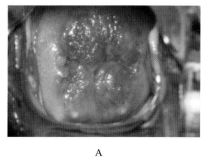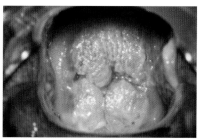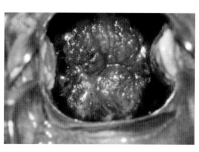

A　　　　　　　　　　　B　　　　　　　　　　　C

图 17-6　患者陈某阴道镜图像

A. 生理盐水作用后；B. 醋酸作用 3 min 后；C. 高碘作用后

入院诊断　疑似 AIS。

手术方式　2019 年 2 月 13 日：Leep 锥切术。

术后病检　2019 年 2 月 15 日（1902356）：慢性宫颈炎伴纳氏囊肿，各点及切缘未见 CIN 病变。

出院诊断　宫颈病变（腺上皮异型增生）。

随访信息　电话随访患者本人，术后复查 3 次，结果均为阴性，现 1 年多未复查，已对其进行宣教。

NO. 17-8　谌某　年龄 53

住院日期　2016 年 6 月 29 日—2016 年 7 月 6 日。

主诉　绝经后阴道出血 1 次。

现病史　患者绝经 5 年，无特殊不适，于 2016 年 6 月 22 日无诱因出现点滴出血，即于次日赴原广州军区武汉总医院南湖妇产中心检查，TCT 报告 NILM，后转湖北省妇幼保健院诊治，行阴道镜检＋宫颈活检，病理报告：AIS 伴 CIN 3。其间患者出现阴道分泌物增多等不适，为进一步诊治，门诊以上述诊断收入院。病程中，患者精神好，食欲好，睡眠好，大小便正常，体力、体重无明显变化。

筛查方法　2016 年 6 月 23 日 TCT（－）。

病理诊断　2016 年 6 月 23 日：AIS 合并 CIN 3。

入院妇检　宫颈中度糜烂状，触血（＋），子宫附件未触及异常。

入院诊断　AIS 合并 CIN 3。

手术方式　2016 年 7 月 1 日：CKC。

术后病检　2016 年 7 月 4 日（1609739）：高分化腺癌（浸润深度＜2 mm），部分区被覆鳞状上皮呈 CIN 3 累及腺体，切缘鳞状上皮增生。

出院诊断　宫颈腺癌Ⅰa 期合并 CIN 3。

随访信息　术后定期复查，结果均正常。

NO. 17-9　邓某　年龄 30

住院日期　2021 年 1 月 2 日—2021 年 1 月 13 日。

主诉　体检发现宫颈病变 1 年多。

现病史　患者于 2020 年 12 月 17 日因产后 4 个月赴湖北省妇幼保健院行产后复查，TCT 报告 ASC-US。遂于 2020 年 12 月 22 日行阴道镜检＋宫颈活检，病理报告：（3、6 点）灶区 AIS，免疫组化：p16（＋），Ki-67（Li 约 80％）。其间患者无异常阴道出血、无同房后出血等不适，为进一步诊治，门诊以 "AIS" 收入院。病程中，患者精神好，食欲好，睡眠好，大小便正常，体力、体重无明显变化。

筛查方法　2020 年 12 月 17 日 TCT：ASC-US。

病理诊断　（3、6 点）AIS。

入院妇检　宫颈重度糜烂状，表面凹凸不平，子宫附件未触及异常。

入院诊断　AIS。

手术方式　2021 年 1 月 5 日：CKC。

术后病检　2021 年 1 月 8 日（2102736）：（2、4、8 号切片）AIS，病变呈多灶性，切缘未见病变；免疫组织：p16（＋），Ki-67（Li 约 60％）。

出院诊断　AIS。

随访信息　术后每 3 个月复查，结果都正常。

NO. 17-10　邓某　年龄 39

住院日期　2018 年 5 月 23 日—2018 年 6 月 5 日。

主诉　体检发现宫颈原位腺癌半个月。

现病史　患者既往月经规律，无异常阴道出血。于 2018 年 5 月 9 日赴外院检查，TCT 报告 ASC-

US，DNA 倍体检测可见少量 DNA 异常倍体细胞。遂于 2015 年 5 月 15 日赴湖北省人民医院复诊，TCT 报告 ASC-US，HPV 18（＋）。于 2018 年 5 月 16 日转湖北省妇幼保健院进一步诊治，行阴道镜检＋宫颈活检，病理报告：CIN 2～3，部分区可见 AIS 病灶。其间患者无阴道分泌物增多及阴道出血等不适。今来湖北省妇幼保健院要求治疗，门诊遂以"宫颈病变"收入院。患者起病以来，精神、食欲尚可，大小便正常，体重无改变。

筛查方法　2018 年 5 月 9 日 TCT：ASC-US，DNA 倍体检测可见少量异倍体细胞，HPV 18（＋）。

病理诊断　2018 年 5 月 21 日：CIN 2～3，部分区可见 AIS 病灶。

入院妇检　宫颈轻度糜烂状，触血（＋），子宫附件未触及异常。

入院诊断　CIN 2～3 合并 AIS。

手术方式　2018 年 5 月 25 日：CKC。

术后病检　2018 年 5 月 28 日（1809178）：（5 点）AIS，（5～8 点）小区呈 CIN 2～3 累及腺体，其余点及切缘未见 CIN 及 AIS。

进一步手术方式　2018 年 6 月 1 日：腹腔镜全子宫＋双侧输卵管切除术。

术后病检　2018 年 6 月 4 日（1809611）：送检全子宫标本，宫颈全取材，镜下见慢性宫颈炎及鳞化，鳞状上皮增生，原宫颈锥切部分可见出血、变性及炎性细胞浸润，手术切缘及子宫下段未见异常改变；子宫肌壁间肌瘤（肌瘤 1 枚，最大径 0.5 cm）；子宫内膜呈增生性改变；（双侧）输卵管管壁血管扩张、淤血伴（右侧输卵管系膜）副中肾管囊肿。

出院诊断　①CIN 2～3 合并 AIS；②子宫肌瘤。

随访信息　电话随访患者本人，术后每 3 个月复查 1 次，共复查 3 次，最后一次复查时间为 2019 年 2 月，结果均正常。

NO. 17-11　付某　年龄 51

住院日期　2016 年 4 月 24 日—2016 年 5 月 1 日。

主诉　体检发现宫颈原位腺癌 13 d。

现病史　患者绝经 2 年，无特殊不适。2016 年 4 月 11 日赴湖北省妇幼保健院体检，TCT 报告 AIS，HPV（＋）。2016 年 4 月 18 日赴湖北省肿瘤医院行阴道镜检＋宫颈活检，病理报告：宫颈活检小块破碎组织慢性炎，灶性腺体增生活跃，建议行免疫组化进一步诊断。湖北省妇幼保健院病理会诊报告：宫颈原位腺癌。患者无阴道出血及白带增多，为进一步诊治，门诊以"宫颈原位腺癌"收入院。病程中，患者精神好，食欲好，睡眠好，大小便正常，体力、体重无明显变化。

筛查方法　2016 年 4 月 11 日 TCT：AIS，HPV（＋）。

病理诊断　2016 年 4 月 18 日：小块破碎组织慢性炎，灶性腺体增生活跃。会诊报告：宫颈原位腺癌。

入院妇检　宫颈轻度糜烂状，子宫附件未触及异常。

入院诊断　AIS。

手术方式　2016 年 4 月 26 日：CKC＋分段诊刮术。

术后病检　2016 年 5 月 1 日（1605984）：

（1）AIS，病变呈多灶性，局部呈早期浸润（浸润深度＜3 mm），切缘未见病变累及。

（2）（宫颈刮出物）宫颈原位腺癌。

出院诊断　宫颈腺癌 Ⅰa 期。

随访信息　电话随访患者本人，锥切术后转黑龙江当地（医保）行全宫术，之后复诊 HPV 一直持续阳性，已建议回湖北省妇幼保健院进一步诊治。

住院日期 2019 年 2 月 18 日—2019 年 2 月 25 日。

主诉 体检发现宫颈病变 1 年。

现病史 患者既往月经规律，2018 年 2 月因排卵期出血于十堰市太和医院检查，TCT 报告 NILM，HPV 18、HPV 59（＋），行阴道镜检＋宫颈活检，病检结果不详，建议手术治疗，患者拒绝，予以中药治疗。2018 年 11 月 5 日武汉康圣达医学检验所检查 HPV 18、HPV 59（＋），予以抗 HPV 治疗（药物不详）。2019 年 2 月 2 日患者因下腹部胀痛于湖北省妇幼保健院就诊，门诊行 B 超未见明显异常，行阴道镜检＋宫颈活检，病理报告：（9 点）AIS 伴极小区 CIN 2～3，免疫组化：p16（＋），Ki-67（Li 约 70％）。其间患者无白带增多等不适。为进一步诊治，门诊以"AIS 合并 CIN 2～3"收入院。病程中，患者精神好，食欲好，睡眠好，大小便正常，体力、体重无明显变化。

筛查方法 2018 年 11 月 5 日 TCT：NILM，HPV 18、HPV 59（＋）。

病理诊断 2019 年 2 月 11 日：AIS 合并 CIN 2～3。

入院妇检 宫颈光滑，子宫附件未触及异常。

入院诊断 AIS 合并 CIN 2～3。

手术方式 2019 年 2 月 20 日：CKC＋诊刮术。

术后病检 2019 年 9 月 23 日（1902773）：

（1）（5 点）小区呈 CIN 2～3，（1～4、6～12 点）慢性宫颈炎伴鳞化及纳氏囊肿，鳞状上皮增生，各切缘未见 AIS 及 CIN 病变。

（2）（宫内刮出物）送检子宫内膜组织呈分泌性改变，与术前诊断及术中所见相符合。

出院诊断 AIS 合并 CIN 2～3。

随访信息 失访。

住院日期 2014 年 2 月 18 日—2014 年 3 月 19 日。

主诉 体检发现宫颈病变 2 个月。

现病史 患者于 2013 年 12 月 8 日赴浠水县妇幼保健院体检，直接行阴道镜检＋宫颈活检，病理报告（1360498）：（3、6、8、10 点）部分鳞状上皮 CIN 2～3 累及腺体，另可见小块组织腺体非典型增生。2014 年 2 月 13 日转诊湖北省妇幼保健院进一步诊治，HPV（＋），DNA 倍体检测阴性，TCT 报告 NILM。会诊病理报告：CIN 3 累及腺体，部分区可见原位腺癌。其间患者无同房出血及白带增多等不适，为进一步诊治，门诊以上述诊断收入院。病程中，患者精神好，食欲好，睡眠好，大小便正常，体力、体重无明显变化。

筛查方法 2014 年 2 月 13 日 HPV（＋）。

病理诊断 2013 年 12 月 28 日：CIN 3 累及腺体，部分区可见原位腺癌。

入院妇检 宫颈光滑，子宫附件未触及异常。

入院诊断 CIN 3 合并 AIS。

手术方式 2014 年 2 月 24 日：全宫＋双侧输卵管切除术。

术后病检 2014 年 2 月 28 日（1401707）：宫颈多切面取材，镜下为慢性宫颈炎伴鳞化；（双侧）宫颈、子宫下段未见癌；手术断端被覆鳞状上皮增生；内膜层增生性改变；（双侧）输卵管管壁血管扩张、淤血。

出院诊断　CIN 3 合并 AIS。

随访信息　电话随访患者本人，患者定期复查，最近一次复查是 2019 年 2 月，检查结果均正常。

NO. 17-14　胡某　年龄 42

住院日期　2017 年 8 月 27 日－2017 年 9 月 9 日。

主诉　发现宫颈病变 4 个月。

现病史　患者于 2017 年 4 月 20 日赴社区卫生服务中心检查，TCT 报告 NILM，HPV 16（＋），未行特殊处理。于 2017 年 8 月 23 日转湖北省妇幼保健院行阴道镜检＋宫颈活检，病理报告（1713296）：AIS 伴 CIN 3 累及腺体，免疫组化：p16（＋），CEA（＋），CK8（＋），Ki-67（Li 约 80%）。其间患者有同房出血，无白带异常。为进一步诊治，门诊以上述诊断收入院。病程中，患者精神好，食欲好，睡眠好，大小便正常，体力、体重无明显变化。

筛查方法　2017 年 4 月 20 日 TCT：NILM；HPV 16（＋）。

病理诊断　2017 年 8 月 23 日：（宫颈组织）AIS 合并 CIN 3 累及腺体。

入院妇检　宫颈见陈旧性裂伤，子宫附件未触及异常。

入院诊断　AIS 合并 CIN 3。

手术方式　2017 年 9 月 28 日：Leep 锥切术。

术后病检　2017 年 8 月 30 日（1714013）：慢性宫颈炎伴纳氏囊肿及鳞化，（3 点）局灶区呈 CIN 3，切缘未见 CIN 病变。

进一步手术方式　2017 年 9 月 1 日：腹腔镜下全子宫＋双侧输卵管切除术。

术后病检　2017 年 9 月 3 日（1714159）：送检子宫标本，宫颈全取材，镜下为慢性宫颈炎，原 Leep 切口处为出血、变性改变；子宫平滑肌瘤（肌瘤 1 枚，最大径 0.8 cm），子宫内膜呈分泌性改变；（双侧）输卵管管壁血管扩张、淤血，（双侧）输卵管系膜副中肾管囊肿。

出院诊断　①AIS 合并 CIN 3；②子宫平滑肌瘤。

随访信息　电话随访患者本人，术后定期复查，结果正常。

NO. 17-15　胡某　年龄 33

住院日期　2014 年 8 月 18 日－2014 年 8 月 27 日。

主诉　发现宫颈病变半个月。

现病史　患者 7 月 30 日赴外院体检，HPV 16、HPV 18（＋），行阴道镜检＋宫颈活检，病理报告（取材点不详）：慢性宫颈炎伴糜烂，CIN 3 累及腺体。其间患者无白带增多或出血。为进一步诊治，门诊以 "CIN 3" 收入院。病程中，患者精神好，食欲好，睡眠好，大小便正常，体力、体重无明显变化。

筛查方法　2014 年 7 月 30 日 HPV 16、HPV 18（＋）。

病理诊断　2014 年 7 月 30 日：CIN 3 累及腺体。

入院妇检　宫颈中度糜烂状，子宫附件未触及异常。

入院诊断　CIN 3。

手术方式　2014 年 8 月 21 日：Leep 锥切术。

术后病检　2017 年 8 月 27 日（1411212）：AIS，局灶区可疑灶状间质浸润，切缘处可见 AIS 病变。

出院诊断　AIS 合并 CIN 3。

随访信息　电话随访患者本人，Leep 术后选择随访，后行全宫切除术，术后定期在肿瘤医院复查，情况良好。

NO. 17-16　黄某　年龄 24

住院日期　2021 年 5 月 9 日—2021 年 5 月 12 日。

主诉　体检发现宫颈病变 2 个月。

现病史　患者于 2021 年 3 月 10 日赴湖北省妇幼保健院体检，HPV 16（＋），TCT（－）。于 4 月 28 日转诊湖北省妇幼保健院行阴道镜检＋宫颈活检，病理报告：（9 点）AIS，建议进一步检查，免疫组化：p16（＋），Ki-67（Li 约 30%）。其间患者无白带增多及出血等不适，为进一步诊治，门诊以"宫颈原位腺癌"收入院。

筛查方法　2021 年 5 月 11 日 HPV 16（＋），TCT（－）。

病理诊断　2021 年 5 月 7 日：AIS。

入院妇检　宫颈中度糜烂状，子宫附件未触及异常。

入院后阴道镜再评估　见图 17-7。

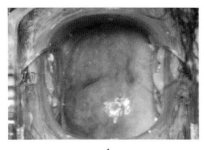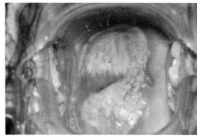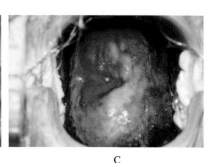

A	B	C

图 17-7　患者黄某阴道镜图像

A. 生理盐水作用后；B. 醋酸作用 3 min 后；C. 高碘作用后

入院诊断　AIS。

手术方式　2021 年 5 月 10 日：Leep 锥切术＋电凝术。

术后病检　2021 年 5 月 12 日（2111915）：镜下呈慢性宫颈炎伴鳞化，鳞状上皮增生改变；免疫组化：p16（－），Ki-67（低增殖）；各切片及切缘未见 CIN 及原位腺癌病变。

出院诊断　AIS。

随访信息　失访。

NO. 17-17　黄某　年龄 48

住院日期　2018 年 8 月 16 日—2018 年 9 月 10 日。

主诉　停经 6 个月后间断阴道出血 1 个多月。

现病史　患者既往月经规律，末次月经为 2018 年 1 月。2018 年 7 月 8 日开始出现间断阴道出血，点滴状，色鲜红，持续至今，不伴阴道流液等不适。2018 年 8 月 9 日前往荆门市第二人民医院就诊，行取环术＋诊刮术，术后病理报告：（子宫内容物）子宫内膜样腺癌。湖北省妇幼保健院病理科会诊：（子宫内容物）子宫内膜样腺癌（中分化），建议进一步检查。为进一步诊治，门诊以"子宫内膜样腺癌"收入院。病程中，患者精神好，食欲好，睡眠好，大小便正常，体力、体重无明显变化。

筛查方法　2018 年 8 月 20 日 HC-Ⅱ：749.78，DNA 高倍体细胞 181 个，TCT：腺癌（颈管来源可能性较大）。

病理诊断　2018 年 8 月 16 日（会诊病理）：子宫内膜样腺癌（中分化）。

入院妇检　宫颈光滑，子宫正常大小，双侧附件未触及异常。

入院后阴道镜检查　见图 17-8。

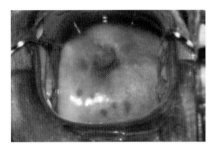 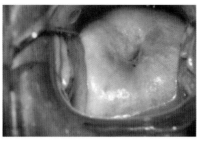 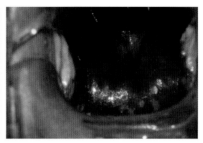

A　　　　　　　　　　　　　B　　　　　　　　　　　　　C

图 17-8　患者黄某阴道镜图像

A. 生理盐水作用后；B. 醋酸作用 3 min 后；C. 高碘作用后

入院诊断　子宫内膜样腺癌。

手术方式　2018 年 8 月 20 日：Leep 锥切术＋诊刮术。

术后病检　2018 年 8 月 22 日（1815274）：

（1）（宫腔刮出物）中分化腺癌；免疫组化：ER（＋），PR（＋），p16（＋），P53（－），CEA（－），Ki-67（Li 约 60%）。

（2）（宫颈 Leep 组织）宫颈全取材 14 块，镜下（2、4～12 号切片）可见 AIS 病灶，病变呈多灶性，（6、89 号切片）纤维间质切缘可见 AIS 病变；其余切片及切缘未见 AIS 病变。

更正诊断　①子宫内膜样腺癌；②AIS。

进一步手术方式　2018 年 8 月 23 日：腹腔镜次广泛子宫＋双附件＋盆腔淋巴结＋腹主动脉旁淋巴结清扫＋耻骨上膀胱造瘘术。

术后病检　2018 年 8 月 31 日（1815540）：

（1）子宫内膜样腺癌（高分化，肿瘤位于宫底部，肿块最大径 0.5 cm，侵及浅表肌层约 3 mm，脉管内未见瘤栓，神经未见癌累及），周边宫内膜呈增生性改变。

（2）宫颈全部取材，镜下未见宫颈残留 AIS 及 CIN 病灶，原 Leep 切口处可见出血、变性及炎症细胞浸润。

（3）子宫下段、（双侧）宫旁组织未见癌，阴道断端被覆鳞状上皮增生；子宫肌壁间多发性平滑肌瘤（3 枚，最大径 2 cm）。

（4）（双侧）输卵管及（双侧）卵巢组织未见异常。

（5）送检盆腔淋巴结未见癌转移。

出院诊断　①子宫内膜样腺癌；②AIS；③子宫平滑肌瘤。

随访信息　电话随访患者本人，患者术后定期找吴绪峰主任复诊，复查结果均正常。

NO. 17-18　黄某　年龄 43

住院日期　2018 年 10 月 16 日－2018 年 11 月 1 日。

主诉　同房出血半个多月。

现病史　患者 10 月 2 日同房后出血，色鲜红，量少，呈点滴状，持续 1 d 后停止，无阴道异常流液，无白带异常等不适。于 10 月 9 日赴湖北省妇幼保健院检查，TCT 报告 ASC-US，HC-Ⅱ：2.74，DNA＞2.5 的细胞 2 个。行阴道镜检＋宫颈活检，病理报告（1818582）：（9 点）AIS，免疫组化：p16

（＋），Ki-67（Li 约 60％）。为进一步诊治，门诊以 "AIS" 收入院。病程中，患者精神好，食欲好，睡眠好，大小便正常，体力、体重无明显变化。

筛查方法 2018 年 10 月 9 日 TCT：ASC-US；HC-Ⅱ：2.74；DNA＞2.5 的细胞 2 个。

病理诊断 2018 年 10 月 10 日（1818582）：AIS。

入院妇检 宫颈轻度糜烂状，子宫附件未触及异常。

入院后阴道镜再评估 见图 17-9。

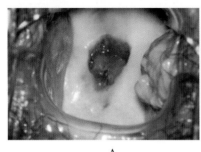 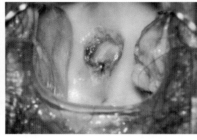 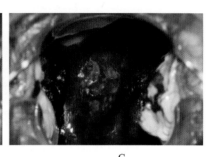

A   B   C

图 17-9 患者黄某阴道镜图像

A. 生理盐水作用后；B. 醋酸作用 3 min 后；C. 高碘作用后

入院诊断 AIS。

手术方式 2018 年 10 月 19 日：Leep 锥切术＋诊刮术。

术后病检 2018 年 10 月 23 日（1819275）：

（1）（6 点）小区可见 AIS，（7 点）小区呈 CIN 2～3 累及腺体，局灶区可见 AIS，其余各点及各切缘未见 CIN 及 AIS，免疫组化：p16（＋），Ki-67（Li 约 60％）。

（2）（宫腔刮出物）送检子宫内膜呈增生性改变。

（3）（宫颈管搔刮组织）送检少许子宫内膜呈增生性改变。

更正诊断 AIS 合并 CIN 2～3。

手术方式 2018 年 10 月 25 日：腹腔镜全子宫＋双侧输卵管切除术。

术后病检 2018 年 10 月 30 日：（全子宫＋双侧输卵管）宫颈原位腺癌；宫颈全取材，镜下未见残留癌巢，呈慢性宫颈炎，鳞状上皮增生改变，原 Leep 切缘处可见出血、变性及大量炎症细胞浸润；免疫组化结果：p16（－），Ki-67（低增殖，Li 约 3％）；手术断端及子宫下段组织未见癌；子宫腺肌症；子宫内膜呈增生性改变；（双侧）输卵管管壁血管扩张、淤血及（双侧输卵管系膜）副中肾管囊肿。

出院诊断 ①AIS 合并 CIN 2～3；②子宫腺肌症。

随访信息 电话随访患者本人，术后定期在吴绪峰主任门诊复查，结果均正常。

NO. 17-19 江某 年龄 41

住院日期 2018 年 8 月 25 日—2018 年 9 月 11 日。

主诉 体检发现宫颈病变 25 d。

现病史 患者于 2018 年 7 月 18 日赴深圳市龙华区中心医院体检，HPV 16（＋），TCT：HSIL，遂行阴道镜检＋宫颈活检＋ECC，病理报告：①（2、6 点）HSIL；②（8 点）LSIL；③（ECC）送检宫颈管黏膜呈慢性炎改变，见小块游离鳞状上皮重度异型增生。其间患者无同房出血、无阴道排液等不适。今来湖北省妇幼保健院要求治疗，门诊遂以 "高级别鳞状上皮内病以变" 收入院。患者起病以来，精神、食欲、睡眠尚可，大小便正常，体重无改变。

筛查方法　2018 年 7 月 18 日 HPV 16（＋）；TCT：HSIL。

病理诊断　2018 年 7 月 30 日：HSIL。

入院妇检　宫颈光滑，子宫附件未触及异常。

入院诊断　HSIL。

手术方式　2018 年 8 月 27 日：CKC＋ECC＋内膜诊刮术。

术后病检　2018 年 8 月 30 日（1815719）：

（1）（2、7 点）小区呈 CIN 2～3 累及腺体，（1、4～7、11 点）AIS，其余各点未见 CIN 及 AIS，切缘未见 CIN 及 AIS，免疫组化：p16（＋），Ki-67（Li 约 80％）。

（2）（宫腔刮出物）送检子宫内膜呈增生性改变，另见小片游离的鳞状上皮呈 CIN 3，免疫组化：p16（＋），Ki-67（Li 约 60％）。

（3）（ECC）送检组织镜下为增生性改变子宫内膜。

更正诊断　CIN 3 合并 AIS。

进一步手术方式　2018 年 9 月 3 日 腹腔镜下全子宫切除＋双侧输卵管切除术。

术后病检　2018 年 9 月 6 日（1816170）：

（1）全子宫标本，宫颈全部取材，镜下见慢性宫颈炎伴鳞化，鳞状上皮增生，未见残留 CIN 及 AIS 病灶，原锥切切口处可见出血、变性坏死及炎症细胞浸润；手术切缘及子宫下段未见癌。

（2）子宫肌壁间平滑肌瘤及腺肌瘤（肌瘤 2 枚，最大径 0.5 cm）；子宫内膜呈增生性改变。

（3）（双侧）输卵管管壁血管扩张、淤血伴（右侧输卵管系膜）副中肾管囊肿。

出院诊断　①CIN 3 合并 AIS；②子宫平滑肌瘤及腺肌瘤。

随访信息　电话随访患者本人，患者术后定期复查，HPV 及 TCT 均正常。

NO. 17-20　姜某　年龄 47

住院日期　2016 年 12 月 26 日—2017 年 1 月 10 日。

主诉　体检发现宫颈病变 1 个月。

现病史　患者 1 个月前于湖北省妇幼保健院体检，行宫颈细胞涂片提示 PⅡ（＋），HPV 18（＋），于 2016 年 12 月 20 日行阴道镜检＋宫颈活检，病理报告（1619086）AIS，免疫组化：p16（＋），Ki-67（Li 约 40％）。其间患者无同房出血及白带增多。为进一步诊治，门诊以"AIS"收入院。病程中，患者精神好，食欲好，睡眠好，大小便正常，体力、体重无明显变化。

筛查方法　2016 年 11 月 21 日 PⅡ（＋），HPV 18（＋）。

病理诊断　2016 年 12 月 20 日（1619086）：AIS。

入院妇检　宫颈肥大，光滑，子宫附件未触及异常。

入院后阴道镜再评估　见图 17-10。

入院诊断　AIS。

手术方式　2016 年 12 月 27 日：Leep 锥切术。

术后病检　2016 年 12 月 28 日（1619454）：（1～6 点）AIS，其余（7～12 点）为慢性宫颈炎伴纳氏囊肿及鳞化和乳头状糜烂，切缘未见病变累及。免疫组化：p16（＋），Ki-67（Li 约 40％）。

进一步手术方式　2016 年 12 月 30 日：腹腔镜全子宫＋双侧附件切除术。

术后病检　2017 年 1 月 3 日（1619683）：

（1）宫颈全部取材，镜下未见残留 AIS 病变，原 Leep 切口处可见出血、变性。

（2）子宫多发性平滑肌瘤（＞3 枚，最大径 3 cm）；内膜呈分泌性改变。

（3）（双侧）输卵管卵巢未见病变。

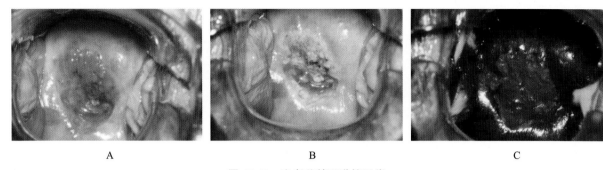

| A | B | C |

图 17-10　患者姜某阴道镜图像

A. 生理盐水作用后；B. 醋酸作用 3 min 后；C. 高碘作用后

出院诊断　①AIS；②子宫平滑肌瘤。

随访信息　电话随访患者本人，术后按照出院小结要求定期到湖北省妇幼保健院复查，最后一次复查时间为 2020 年 10 月，复查结果均正常，同时有严格使用避孕套。

NO. 17-21　李某　年龄 36

住院日期　2019 年 10 月 7 日—2019 年 10 月 14 日。

主诉　体检发现宫颈原位腺癌 20 d。

现病史　患者于 2019 年 8 月 4 日赴武汉美年大健康体检中心体检，TCT 报告 ASC-US，HPV 18（＋）。于 2019 年 9 月 11 日转湖北省妇幼保健院妇科行阴道镜检＋宫颈活检，病理报告：（12 点）AIS 合并 CIN 2 累及腺体，p16（＋），Ki-67（Li 约 60%）。建议住院治疗，患者未采纳。2019 年 9 月 25 日转湖北省妇幼保健院肿瘤妇科进一步检查，HPV（＋），DNA＞2.5 的细胞 18 个，TCT 报告 AIS 及 HSIL。湖北省妇幼保健院盆腔彩超：子宫声像图改变，内未见明显异常血流信号。其间患者无白带异常及同房出血不适。为进一步诊治，门诊以"AIS 合并 CIN 2"收入院。病程中，患者精神好，食欲好，睡眠好，大小便正常，体力、体重无明显变化。

筛查方法　2019 年 9 月 25 日 HC-Ⅱ（＋）；DNA＞2.5 的细胞 18 个；TCT：AIS 及 HSIL。

病理诊断　2019 年 9 月 17 日：AIS 合并 CIN 2。

入院妇检　宫颈光滑，子宫附件未触及异常。

入院后阴道镜再评估　见图 17-11。

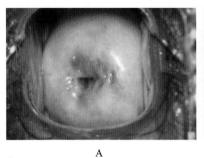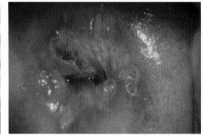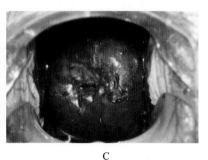

| A | B | C |

图 17-11　患者李某阴道镜图像

A. 生理盐水作用后；B. 醋酸作用 3 min 后；C. 高碘作用后

入院诊断　AIS 合并 CIN 2。

手术方式　2019 年 10 月 9 日：Leep 锥切术。

术后病检　2019 年 10 月 14 日（1920560）：（1～7 号、10～11 号切片）AIS，病变呈多灶性，切缘未见 AIS 及 CIN 病变，p16（＋），Ki-67（Li 约 60％），（8～9 号切片、12 号切片）未见 AIS 病变及 CIN 病变。

出院诊断　AIS 合并 CIN 2。

随访信息　电话随访患者本人，患者术后定期复查，TCT 及 HPV 均为阴性。

NO. 17-22　李某　年龄 37

住院日期　2017 年 10 月 20 日—2017 年 11 月 5 日。

主诉　同房出血 1 年多。

现病史　患者近 1 年出现间断性同房出血，于 2017 年 9 月 25 日赴湖北省妇幼保健院检查，TCT 报告 ASC-H，12 HR-HPV 及 HPV 18（＋），于 10 月 11 日行阴道镜检＋宫颈活检，病理报告：（宫颈组织）AIS，免疫组化：p16（＋），Ki-67（Li 约 60％）。其间患者无白带增多等不适。为进一步诊治，门诊以"AIS"收入院。病程中，患者精神好，食欲好，睡眠好，大小便正常，体力、体重增加。

筛查方法　2017 年 9 月 25 日 TCT：ASC-H；12 HR-HPV 及 HPV 18（＋）。

病理诊断　2017 年 10 月 11 日：AIS。

入院妇检　宫颈光滑，子宫附件未触及异常。

入院诊断　AIS。

手术方式　2017 年 10 月 23 日：CKC＋ECC＋内膜诊刮术。

术后病检　2017 年 10 月 27 日（1717274）：

（1）（宫颈管刮出物）送检破碎宫颈管黏膜呈慢性炎改变。

（2）（宫腔刮出物）送检子宫内膜呈不规则增生。

（3）（宫颈锥切组织）宫颈组织全取材 13 块，仅 1 号切片可见 CIN 2，免疫组化：Ki-67（Li 约 60％），p16（＋），仅 13 号切片可见残留 AIS 病灶，免疫组化：Ki-67（Li 约 40％），p16（＋）；其余各点及切缘未见 CIN 及 AIS 病变。

更正诊断　AIS 合并 CIN 2。

进一步手术方式　2017 年 9 月 5 日：腹腔镜下全子宫＋左侧输卵管切除术。

术后病检　2017 年 11 月 5 日（1717669）：送检子宫全切标本，宫颈组织全取材，镜下为慢性宫颈炎伴乳头状糜烂及鳞化，原切口处可见出血性改变；子宫肌壁间多发性平滑肌瘤（肌瘤 3 枚，最大径 1.5 cm）；宫内膜呈增生性改变；（左侧）输卵管管壁血管扩张、淤血。

出院诊断　①AIS 合并 CIN 2；②子宫平滑肌瘤。

随访信息　电话随访患者本人，患者术后定期复查，没有异常。

NO. 17-23　李某　年龄 34

住院日期　2017 年 6 月 21 日—2017 年 6 月 30 日。

主诉　检查发现宫颈病变 21 d。

现病史　患者于 2017 年 5 月 31 日赴原广州军区武汉总医院常规体检，HPV 16（＋），行阴道镜检＋宫颈活检，病理报告：（3、6、9、12 点）黏膜慢性炎伴灶性 CIN 2。建议患者手术，患者拒绝。其间患者无白带异常及出血等不适。今来湖北省妇幼保健院门诊要求进一步诊治，门诊以"CIN 2"收入院。病程中，患者精神好，食欲好，睡眠好，大小便正常，体力、体重无明显变化。

筛查方法 2017 年 5 月 31 日 HPV 16（＋）。

病理诊断 2017 年 5 月 31 日：CIN 2。

入院妇检 宫颈轻度糜烂状，触血（－），子宫附件未触及异常。

入院诊断 CIN 2。

手术方式 2017 年 6 月 23 日：CKC。

术后病检 2017 年 6 月 30 日（1709507）：（2～8 点）AIS，病变呈多灶性，慢性宫颈炎伴纳氏囊肿，鳞状上皮增生，切缘未见病变；p16（弥漫＋），Ki-67（高增殖，Li 约 80％）。

出院诊断 AIS 合并 CIN 2。

随访信息 电话随访患者本人，患者术后定期于外院复查，最后一次复查时间为 2020 年底，结果均正常。

NO. 17-24　刘某　年龄 22

住院日期 2015 年 7 月 22 日—2015 年 7 月 29 日。

主诉 体检发现宫颈病变 15 d。

现病史 患者于 2015 年 7 月 7 日赴湖北省妇幼保健院体检，HPV 16（＋），DNA 倍体检测见异常倍体细胞 1 个，于 2015 年 7 月 14 日转湖北省妇幼保健院行阴道镜检＋宫颈活检，病理报告（1509484）：（3、4、7、11 点）腺体腺上皮呈不典型增生，因病变成分较少，不能排除原位癌，建议做进一步检查。2015 年 7 月 22 日湖北省肿瘤医院病理会诊：（宫颈活检）局灶性呈原位癌图像。其间患者无白带增多、无同房出血及腹痛。为进一步诊治，门诊以"AIS"收入院。病程中，患者精神好，食欲好，睡眠好，大小便正常，体力、体重无明显变化。

筛查方法 2015 年 7 月 7 日 HPV 16（＋），DNA 异常倍体细胞 1 个。

病理诊断 2015 年 7 月 22 日湖北省肿瘤医院病理会诊：（宫颈活检）局灶性呈原位癌图像。

入院妇检 宫颈中度糜烂状，触血（＋），子宫附件未触及异常。

入院后阴道镜再评估 见图 17-12。

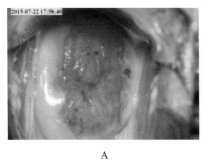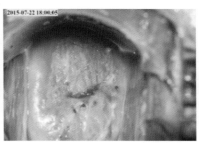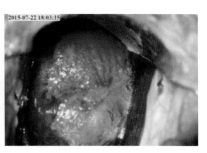

A　　　　　　　　　　B　　　　　　　　　　C

图 17-12　患者刘某阴道镜图像

A. 生理盐水作用后；B. 醋酸作用 3 min 后；C. 高碘作用后

入院诊断 AIS。

手术方式 2015 年 7 月 24 日：CKC。

术后病检 2015 年 7 月 27 日（1510078）：（宫颈锥切组织）局灶区腺上皮呈不典型增生。

出院诊断 AIS。

随访信息 电话随访患者本人，患者术后复查结果均正常，计划近期来院复查，一直避孕。

NO. 17-25　刘某　年龄 39

住院日期　2018 年 7 月 17 日－2018 年 7 月 24 日。

主诉　阴道溢液 2 年，检查发现 AIS 6 d。

现病史　患者平素月经规律，自 2016 年 7 月在重体力活后出现阴道溢液，质稀薄，色清，持续 1 d 后可自行好转，同时伴有下腹坠胀感，持续 2～3 d，自述曾于当地医院治疗（具体不详）。2017 年 11 月赴武汉市妇幼保健院体检，TCT 报告 NILM，HPV（－）。2018 年 6 月 27 日再赴武汉市妇幼保健院检查，TCT 报告 LSIL，DNA 倍体检测可见异常倍体细胞，HPV 结果未回报，行宫颈活检：小灶腺上皮呈 AIS 改变。免疫组化：Ki-67（腺上皮＋），p16（＋）。为进一步诊治，门诊以 "AIS" 收入院。病程中，患者精神好，食欲好，睡眠好，大小便正常，体力、体重无明显变化。

筛查方法　2018 年 6 月 27 日 TCT：LSIL；DNA 倍体检测可见 DNA 异常倍体细胞。

病理诊断　2018 年 6 月 27 日：AIS。（湖北省妇幼保健院会诊）极小区腺上皮呈 AIS 改变。

入院妇检　宫颈肥大，直径约 3 cm，上唇呈中度糜烂状，触血（－），3～6 点见一不规则纳氏囊肿，最大径约 2 cm，子宫附件未触及异常。

入院后阴道镜再评估　见图 17-13。

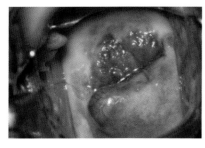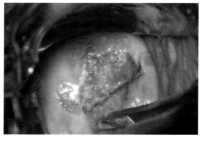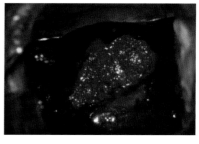

A　　　　　　　　　　　　B　　　　　　　　　　　　C

图 17-13　患者刘某阴道镜图像

A. 生理盐水作用后；B. 醋酸作用 3 min 后；C. 高碘作用后

入院诊断　AIS。

手术方式　2018 年 7 月 20 日：Leep 锥切术＋诊刮术。

术后病检　2018 年 7 月 24 日（1813016）：（2～10 点，10～12 点 Leep 组织）慢性宫颈炎伴纳氏囊肿及鳞化，鳞状上皮增生，其余各点及切缘未见 CIN 病变；（宫腔刮出物）子宫内膜呈分泌性改变。

出院诊断　AIS。

随访信息　电话随访患者本人，患者术后定期复查，结果均正常。

NO. 17-26　柳某　年龄 56

住院日期　2018 年 5 月 16 日－2018 年 5 月 25 日。

主诉　体检发现宫颈病变 1 个月。

现病史　患者绝经 3 年，1 个月前于当地医院行宫颈防癌筛查，提示宫颈病变（未见报告单），于 2018 年 5 月 8 日转湖北省妇幼保健院进一步诊治，HPV 16、HPV 18（＋），行阴道镜检＋宫颈活检，拟诊 HSIL，病理报告：CIN 3。其间患者无白带增多及同房出血等病史，为进一步治疗，门诊遂以 "CIN 3" 收入院。患者起病以来，精神、食欲尚可，大小便正常，体重无改变。

筛查方法 2018 年 5 月 8 日 HPV 16、HPV 18（＋）。

病理诊断 2018 年 5 月 7 日：CIN 3。

入院妇检 宫颈萎缩，子宫附件未触及异常。

入院诊断 CIN 3。

手术方式 2018 年 3 月 21 日：CKC＋诊刮术。

术后病检 2018 年 5 月 22 日（1808559）：（宫颈锥切组织）浅表浸润性鳞状细胞癌（浸润深度＜3 mm，宽度＞7 mm），脉管内未见瘤栓，神经未见癌累及，癌周围可见高级别鳞状上皮内瘤变及 AIS 病变，切缘未见 CIN 及 AIS 病灶。免疫组化：p16（＋），CK5/6（部分＋），P63（部分＋），CK7（＋），Ki-67（Li 约 20％）。

更正及出院诊断 宫颈鳞癌Ⅰb 1 期＋AIS。

（患者家属拒绝进一步手术，办理出院，建议外院继续治疗。）

随访信息 失访。

NO. 17-27 罗某 年龄 39

住院日期 2020 年 9 月 17 日—2020 年 9 月 23 日。

主诉 经期延长 2 个月，检查发现宫颈病变半个多月。

现病史 患者平素月经规则，月经量中等，色红，无痛经及血块，2020 年 7 月经期延长至 9 d，于 2020 年 8 月 20 日赴湖北省妇幼保健院妇科诊治，盆腔超声报告：宫内节育器。TCT：HSIL，DNA＞2.5 的细胞 118 个，转诊阴道镜检＋宫颈活检，病理报告：（3、9、12 点）CIN 2～3；免疫组化：p16（＋），Ki-67（Li 约 30％）。其间患者无白带增多等不适。为进一步诊治，门诊以"CIN 2～3"收入院。

筛查方法 2020 年 8 月 25 日 TCT：HSIL；DNA＞2.5 的细胞 118 个。

病理诊断 2020 年 8 月 27 日：（3、9、12 点）CIN 2～3。

入院妇检 宫颈肥大、光滑，子宫附件未触及异常。

入院后阴道镜再评估 见图 17-14。

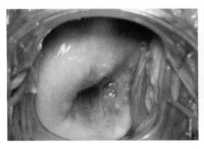 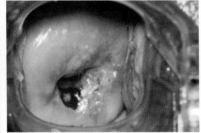 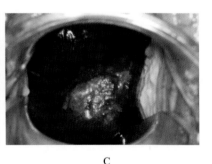

A B C

图 17-14 患者罗某阴道镜图像

A. 生理盐水作用后；B. 醋酸作用 3 min 后；C. 高碘作用后

入院诊断 CIN 2～3。

手术方式 2020 年 9 月 18 日：Leep 锥切术＋取环＋诊刮术。

术后病检 2020 年 9 月 22 日（2011957）：

（1）（宫颈 Leep 组织）送检宫颈组织全取材 40 块。①（7～11 号切片）AIS 伴 CIN 3 累及腺体，病变呈多灶性，各切缘未见 AIS 及 CIN 病变；免疫组化：p16（＋），Ki-67（Li 约 80％）。②（5～6 号切片）AIS，其中 5 号切片 AIS 病灶距内口切缘及纤维间质切缘距离＜1 mm；其余切缘未见病变。

③（1～3、12 号切片）局部区呈 CIN 3 累及腺体，其中 1 号切片内口切缘见 CIN 3 累及腺体病灶，其余切缘未见 CIN 病变。④其余切片及切缘未见 CIN 病变及 AIS。

（2）（宫腔刮出物）送检子宫内膜组织呈增生性改变。

出院诊断　①宫颈腺癌Ⅰa1 期；②CIN 3。

随访信息　电话随访患者本人，患者定期复查，每次 TCT 及 HPV 均为阴性。

NO. 17-28　罗某　年龄 25

住院日期　2019 年 5 月 20 日—2019 年 5 月 26 日。

主诉　体检发现宫颈病变 1 个多月。

现病史　患者于 2019 年 4 月 8 日赴武汉市仁爱医院体检，HPV 16（＋），TCT 报告 NILM。后转湖北省妇幼保健院行阴道镜检＋宫颈活检，病理报告：（4 点）AIS，（7 点）AIS；免疫组化：p16（＋），Ki-67（Li 约 67％）。其间患者无白带增多、同房后出血等不适。为进一步诊治，门诊以"AIS"收入院。病程中，患者精神好，食欲好，睡眠好，大小便正常，体力、体重无明显变化。

筛查方法　2019 年 4 月 8 日 HPV 16（＋）。

病理诊断　2019 年 4 月 16 日：（4、7 点）AIS。

入院妇检　宫颈肥大，中度糜烂状，触血（－），子宫附件未触及异常。

入院诊断　AIS。

手术方式　2019 年 5 月 21 日：CKC。

术后病检　2019 年 5 月 25 日（1910196）：（2、3、10～13 号切片）可见 CIN 3 累及腺体，切缘未见 CIN 病变；（2、5、9～11、13 号切片）AIS；免疫组化：p16（＋），Ki-67（Li 约 60％）；切缘未见 AIS 病变；其余各切片及切缘均未见 AIS 病变及 CIN 病变。

出院诊断　AIS 合并 CIN 3。

随访信息　电话随访患者本人，患者术后定期复查，每次 TCT 及 HPV 均阴性。

NO. 17-29　马某　年龄 25

住院日期　2018 年 1 月 8 日—2018 年 1 月 12 日。

主诉　白带异常 3 个月，发现宫颈病变 1 个月。

现病史　患者近 3 个月来无明显诱因出现白带异常，量多，色黄，无异味，无接触性出血。于 2017 年 11 月 30 日赴原广州军区武汉总医院检查，HPV 16、HPV 82（＋），TCT：ASC-US。转诊阴道镜检＋宫颈活检，病理报告：（4、6、9、12 点）慢性宫颈炎，局部上皮呈 CIN 1～2 改变。2017 年 12 月 4 日开始予干扰素治疗半个月。为进一步诊治，门诊以"CIN 1～2"收入院。病程中，患者精神好，食欲好，睡眠好，大小便正常，体力、体重无明显变化。

筛查方法　2017 年 11 月 30 日 HPV 16、HPV 82（＋），TCT：ASC-US。

病理诊断　2017 年 11 月 30 日：CIN 1～2。

入院妇检　宫颈轻度糜烂，子宫附件未触及异常。

入院诊断　CIN 1～2。

手术方式　2018 年 1 月 9 日：Leep 锥切术。

术后病检　2018 年 1 月 11 日（1800503）：宫颈组织全取材，其中 4、6 点可见高级别鳞状上皮内病变，切缘未见 CIN 病变；3、5、6 点可见局灶区 AIS 病灶，免疫组化：Ki-67（Li 约 90％），p16（＋），其余各点及切缘未见 AIS 及 CIN 病变；（6～9 点外切缘）送检组织未见 AIS 及 CIN 病变。

出院诊断　HSIL 合并 AIS。

随访信息　电话随访患者本人，患者术后定期复查，结果均正常。

NO. 17-30　毛某　年龄 28

住院日期　2019 年 9 月 26 日—2019 年 10 月 9 日。

主诉　发现宫颈病变 3 年。

现病史　患者 3 年前行孕前检查，TCT：LSIL，行阴道镜检＋宫颈活检，病理报告：CIN 1（未见报告单），建议患者定期复查。于 2019 年 8 月赴湖北省妇幼保健院检查，HPV（＋），DNA＞2.5 的细胞 2 个，TCT：ASC-US，行阴道镜检＋宫颈活检，病理报告（1918382）：①（2、4、9、11 点）CIN 2～3；②（6 点）CIN 1。其间患者无同房出血及白带增多，为进一步诊治，门诊以"CIN 2～3"收入院。病程中，患者精神好，食欲好，睡眠好，大小便正常，体力、体重无明显变化。

筛查方法　2019 年 8 月 HPV（＋）；DNA＞2.5 的细胞 2 个；TCT：ASC-US。

病理诊断　2019 年 8 月：CIN 2～3。

入院妇检　宫颈轻度糜烂状，子宫附件未触及异常。

入院诊断　CIN 2～3。

手术方式　2019 年 9 月 29 日：CKC。

术后病检　2019 年 10 月 8 日（1920098）：

（1）（14～17 号切片）CIN 2～3 累及腺体，（17 号切片）可见微小 AIS 病灶；p16（＋），Ki-67（Li 约 60％）。

（2）其余切片及各切缘未见癌及 CIN 病变。

出院诊断　CIN 2～3 合并 AIS。

随访信息　电话随访患者本人，患者术后定期复查，结果均正常。

NO. 17-31　江某　年龄 41

住院日期　2018 年 8 月 25 日—2018 年 9 月 11 日。

主诉　阴道溢液 1 年多。

现病史　患者于 2017 年开始无明显诱因出现阴道溢液，白色，稀薄如水样，无异味，初始量少，呈点滴样，后逐渐增多（每天需用 1～2 片护垫），持续至今，其间未行特殊处理。患者于 2018 年 7 月 19 日赴湖北省妇幼保健院就诊，HC-Ⅱ：13.47，DNA＞2.5 的细胞 10 个，TCT：AGC。行阴道镜检＋宫颈活检＋ECC，病理报告（1815288）：①（3 点）慢性宫颈炎，另见少许游离破碎的原位腺癌病灶，建议做进一步的检查。免疫组化结果：p16（＋），Ki-67（Li 约 70％）。②（6、9、12 点及 ECC）慢性宫颈炎。患者患病以来，无同房出血等不适。为进一步诊治，门诊以"宫颈原位腺癌"收入院。病程中，患者精神好，食欲好，睡眠好，大小便正常，体力、体重无明显变化。

筛查方法　2018 年 7 月 19 日 HC-Ⅱ：13.47；DNA＞2.5 的细胞 10 个；TCT：AGC。

病理诊断　2018 年 7 月 19 日（1815288）：AIS。

入院妇检　宫颈肥大，光滑，子宫附件未触及异常。

入院诊断　AIS。

手术方式　2018 年 9 月 3 日：Leep 锥切术＋诊刮术。

术后病检　2018 年 9 月 6 日（1816179）：

（1）（Leep 组织）（1、6～7、11 点）AIS，病变呈散在多灶性，（6 点）处纤维间质切缘可见 AIS

病灶，其余各点及切缘未见 CIN 及 AIS 病灶。免疫组化：p16（+），Ki-67（Li 约 70%）。

（2）（宫腔刮出物）内膜呈增生性改变。

进一步手术方式　2018 年 9 月 7 日：腹腔镜下全子宫切除术＋双侧输卵管切除术。

术后病检　2018 年 9 月 18 日（1816501）：

（1）全子宫标本，宫颈全部取材，镜下见 AIS，病变呈广泛多灶性，局灶区可见浸润腺癌（高分化，肿块大小 1.0 cm×0.5 cm，肿瘤侵及纤维肌层＜1/2）；脉管内未见瘤栓，神经未见癌累及；免疫组化：p16（+），ER（−），PR（−），Ki-67（Li 约 80%）；肿瘤向上未累及子宫下段，向下未累及阴道穹隆。

（2）阴道断端及（双侧）宫旁组织未见癌。

（3）子宫内膜呈增生性改变。

（4）（双侧）输卵管管壁血管扩张、淤血。

出院诊断　宫颈腺癌 Ⅰb 1 期。

随访信息　电话随访问患者本人，患者术后转湖北省肿瘤医院行术后放疗，现定期复查，情况良好。

NO. 17-32　任某　年龄 46

住院日期　2017 年 6 月 6 日—2017 年 6 月 20 日。

主诉　同房出血 2 个多月，发现宫颈病变 1 个多月。

现病史　患者今年 3 月份出现同房出血，点滴状，色红，出血当天自行停止，未行特殊处理。2017 年 4 月在单位常规体检，提示宫颈病变（未见报告）。2017 年 4 月 22 日赴安徽省淮北市妇幼保健院就诊，TCT：HSIL，HPV 16、HPV 18（+），5 月 22 日行阴道镜检＋宫颈活检，病理报告：（3、6、9、12 点）高级别鳞状上皮内病变累及腺体，部分区域考虑浸润。入院盆腔 B 超提示：子宫内膜增厚并回声不均匀（宫腔线形回声清晰，内膜前后径 1.6 cm，回声不均匀，内可见点状、条状血流）。于 5 月 26 日行分段诊刮术：（宫颈）血性分泌物中少量内膜组织无异常，可见小块宫颈上皮组织倾向高级别鳞状上皮内瘤变；（子宫腔）内膜组织、腺体呈增殖期样改变。为进一步诊治，门诊以"HSIL"收入院。病程中，患者精神好，食欲好，睡眠好，大小便正常，体力、体重无明显变化。

筛查方法　2017 年 4 月 22 日 TCT：HSIL，HPV 16、HPV 18（+）。

病理诊断　2017 年 5 月 22 日：高级别鳞状上皮内病变累及腺体，部分区域考虑浸润。

入院妇检　宫颈肥大，下唇轻度糜烂，触血（−），子宫附件未触及异常。

入院后阴道镜再评估　见图 17-15。

入院诊断　HSIL。

手术方式　2017 年 6 月 7 日：Leep 锥切术。

术后病检　2017 年 6 月 9 日（1708390）：（1～11 点）CIN 2～3 累及腺体；（6 点）小区可见早期浸润（深度＜1 mm，水平宽度＜7 mm）；（3～8 点）可见 AIS，（1、8 点）内口切缘可见 CIN 2～3；（7、11 点）近内口切缘可见 CIN 2～3 累及腺体，其余切缘未见 CIN 病变。

更正诊断　宫颈鳞癌 Ⅰa 1 期合并 AIS。

进一步手术方式　2017 年 6 月 13 日：腹腔镜筋膜外全宫＋双侧输卵管切除术。

术后病检　2017 年 6 月 15 日（1708775）：

（1）送检全子宫标本，宫颈全取材。镜下见慢性宫颈炎伴纳氏囊肿，鳞状上皮增生，原 Leep 切口处可见出血、变性及炎症细胞浸润，阴道断端被覆鳞状上皮增生。

（2）（双侧）宫旁组织及子宫下段未见异常改变。

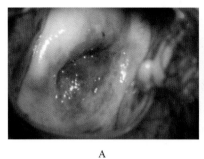 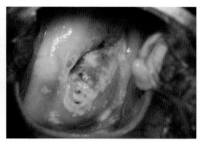 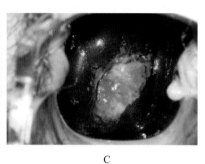

A   B   C

图 17-15　患者任某阴道镜图像

A. 生理盐水作用后；B. 醋酸作用 3 min 后；C. 高碘作用后

（3）子宫浆膜下平滑肌瘤（肌瘤 1 枚，最大径 5 cm）。

（4）子宫内膜呈萎缩性改变；（双侧）输卵管积水伴（双侧输卵管系膜）副中肾管囊肿。

出院诊断　①宫颈鳞癌Ⅰa1 期合并 AIS；② 子宫平滑肌瘤。

随访信息　电话随访患者本人，患者术后定期在吴绪峰主任门诊复查，TCT 及 HPV 均正常。

NO. 17-33　唐某　年龄 41

住院日期　2017 年 8 月 25 日—2017 年 9 月 14 日。

主诉　体检发现宫颈病变 12 d。

现病史　患者于 2017 年 8 月 13 日赴湖北省妇幼保健院体检，TCT 报告 AGC，DNA 倍体检测提示高倍体细胞，HC-Ⅱ：36.16。盆腔超声报告：子宫声像图未见明显异常，宫颈后唇回声改变（宫颈前后唇可见多个大小不等的无回声，其中一个大小约 0.5 cm×0.5 cm。宫颈后唇似可见 2.2 cm×1.8 cm×2.2 cm 的低回声，边界不清，内可见少许血流信号）。于 2017 年 8 月 18 日行阴道镜检＋宫颈活检＋ECC，病理报告（1713254）：（5、6、7、9、12 点）原位腺癌伴高级别鳞状上皮内病变累及腺体；免疫组化结果显示：p16（＋），CK8（＋），Ki-67（Li 约 80%）。为进一步诊治，门诊以上述诊断收入院。病程中，患者精神好，食欲好，睡眠好，大小便正常，体力、体重较前稍下降。

筛查方法　2017 年 8 月 13 日 TCT：AGC；DNA 倍体检测提示高倍体细胞；HC-Ⅱ：36.16。

病理诊断　2017 年 8 月 18 日：AIS 合并 HSIL。

入院妇检　宫颈肥大，下唇重度颗粒状糜烂，下唇可触及一质硬赘生物，直径 2 cm，子宫附件未触及异常，双侧宫旁弹性好。

入院诊断　疑似宫颈癌。

手术方式　2017 年 8 月 31 日：Leep 锥切术＋诊刮术。

术后病检　2017 年 9 月 2 日（1714098）：

（1）（9～12 点）AIS；其中 5、7 号切片纤维间质切缘可见 AIS 病灶；免疫组化：Ki-67（Li 约 70%）、p16（＋）。

（2）宫颈组织共取材 20 块，其中第 15 号切片可见 AIS 病灶；其余切片未见 AIS 及 CIN 病变，切缘净。

（3）（4～7 点切缘）慢性宫颈炎，鳞状上皮增生。

（4）（宫腔刮出物）送检子宫内膜呈分泌性改变。

更正诊断　AIS 合并 HSIL。

进一步手术方式　2017 年 9 月 5 日：腹腔镜全子宫＋双侧输卵管切除术。

术后病检　2017 年 9 月 10 日（1714420）：送检宫颈组织全取材，镜下小区见 AIS 病灶，原 Leep 切口处可见出血、变性及炎症细胞浸润；手术断端、双侧宫旁组织及子宫下段未见癌累及；子宫内膜呈增生性改变；（双侧）输卵管管壁血管扩张、淤血。

出院诊断　AIS 合并 HSIL。

随访信息　电话随访患者本人，最后一次复查时间为 2020 年年底，结果均正常。

NO. 17-34　陶某　年龄 45

住院日期　2015 年 5 月 16 日—2015 年 6 月 5 日。

主诉　体检发现宫颈病变半个月。

现病史　患者绝经 3 年，无特殊不适。于 2015 年 4 月 30 日赴湖北省妇幼保健院体检，TCT：HSIL，HPV（＋），行阴道镜检＋宫颈活检，病理报告：CIN 3。其间患者无白带增多及同房出血等。为进一步诊治，门诊以"CIN 3"收入院。病程中，患者精神好，食欲好，睡眠好，大小便正常，体力、体重无明显变化。

筛查方法　2015 年 4 月 30 日 TCT：HSIL；HPV（＋）。

病理诊断　2015 年 5 月 11 日：CIN 3。

入院妇检　宫颈肥大，光滑，子宫附件未触及异常。

入院诊断　CIN 3。

手术方式　2015 年 5 月 18 日：CKC＋诊刮术。

术后病检　2015 年 5 月 22 日（1506512）：AIS，部分区域 CIN 3。

更正诊断　AIS 合并 CIN 3。

进一步手术方式　2015 年 5 月 25 日：腹腔镜下全子宫＋双附件切除术。

术后病检　2015 年 5 月 28 日（1506887）：慢性宫颈炎伴纳氏囊肿及鳞化。

出院诊断　AIS 合并 CIN 3。

随访信息　电话随访患者本人，患者每年定期在外院体检，结果均正常。

NO. 17-35　涂某　年龄 29

住院日期　2019 年 10 月 8 日—2019 年 10 月 16 日。

主诉　发现宫颈病变 1 个多月。

现病史　患者 1 个月前（8 月 20 日）赴武汉金域医学检验所体检，TCT 提示 ASC-H，HPV 16（＋）。于 2019 年 9 月 24 日转诊湖北省妇幼保健院行阴道镜检＋宫颈活检＋ECC，病理报告：（3、9、10、12 点）慢性宫颈炎，鳞状上皮增生；（颈管组织）CIN 3；免疫组化：p16（＋），Ki-67（Li 约 80％）。其间患者偶伴阴道分泌物增多，为进一步诊治，门诊以"CIN 3"收入院。病程中，患者精神好，食欲好，睡眠好，大小便正常，体力、体重无明显变化。

筛查方法　2019 年 8 月 20 日 HPV 16（＋），TCT：ASC-H。

病理诊断　2019 年 9 月 24 日：CIN 3。

入院妇检　宫颈光滑，子宫附件未触及异常。

入院诊断　CIN 3。

手术方式　2019 年 10 月 10 日：CKC。

术后病检　2019 年 10 月 16 日（1920725）：（6～7 号切片）可见小灶 AIS 病变；免疫组化：p16（＋），Ki-67（Li 约 80％）；其余切片呈慢性宫颈炎，鳞状上皮增生改变；其余各切缘未见 AIS 及 CIN

病变。

出院诊断　AIS 合并 CIN 3。

随访信息　电话随访患者本人，患者定期在外院复诊，结果均正常。

NO. 17-36　汪某　年龄 46

住院日期　2017 年 3 月 8 日—2017 年 3 月 24 日。

主诉　同房出血 1 个月。

现病史　患者于 2017 年 2 月在性生活后出现少量出血，1 d 后自行消失。于 2017 年 2 月 14 日赴湖北省妇幼保健院体检，TCT：ASC-H，HPV A9 组（＋）。于 2017 年 2 月 20 日在湖北省妇幼保健院行阴道镜检＋宫颈活检，病理报告：（3、6、8、10 点）CIN 3。其间患者无白带增多、阴道排液等不适。为进一步诊治，门诊以"CIN 3"收入院。病程中，患者精神好，食欲好，睡眠好，大小便正常，体力、体重无明显变化。

筛查方法　2017 年 2 月 14 日 TCT：ASC-H；HPV A9 组（＋）。

病理诊断　2017 年 2 月 20 日：CIN 3。

入院妇检　宫颈肥大，轻度糜烂状，子宫附件未触及异常。

入院诊断　CIN 3。

手术方式　2017 年 3 月 9 日：CKC。

术后病检　2017 年 3 月 14 日（1703140）：AIS，病变呈散在多灶性分布，切缘未见病变累及。

更正诊断　AIS 合并 CIN 3。

进一步手术方式　2019 年 11 月 4 日：腹腔镜下全子宫＋双侧输卵管切除术。

术后病检　2017 年 3 月 19 日（1703522）：

（1）（子宫＋双侧输尿管）送检全子宫，宫颈全部取材，镜下未见残留病变，原宫颈锥切处可见出血、变性及炎性细胞浸润。

（2）宫内膜呈增生性改变。

（3）（双侧）宫旁及（双侧）输卵管组织未见异常。

（4）阴道断端被覆鳞状上皮增生。

出院诊断　AIS 合并 CIN 3。

随访信息　电话随访患者本人，最后一次复查时间为 2020 年 7 月，结果正常。

NO. 17-37　汪某　年龄 45

住院日期　2018 年 10 月 4 日—2018 年 10 月 17 日。

主诉　体检发现宫颈病变 4 个月。

现病史　患者于 2018 年 6 月 14 日赴黄陂医院体检，HPV 18（＋），后于 2018 年 8 月 28 日转湖北省妇幼保健院行阴道镜检＋宫颈活检，病理报告：（12 点）CIN 2～3，局灶区 AIS，免疫组化：p16（＋），Ki-67（Li 约 60％）。其间患者无白带增多及同房出血等不适。为进一步诊治，门诊以"AIS 合并 CIN 2～3"收入院。病程中，患者精神好，食欲好，睡眠好，大小便正常，体力、体重无明显变化。

筛查方法　2018 年 6 月 14 日 HPV 18（＋）。

病理诊断　2018 年 8 月 28 日（1815789）：CIN 2～3，局灶区 AIS。

入院妇检　宫颈轻度糜烂状，子宫附件未触及异常。

入院后阴道镜再评估　见图 17-16。

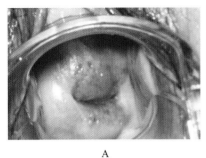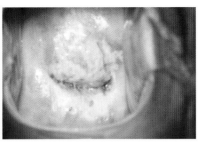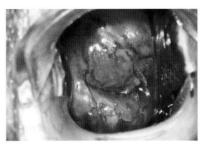

A　　　　　　　　　　　　B　　　　　　　　　　　　C

图 17-16　患者汪某阴道镜图像

A. 生理盐水作用后；B. 醋酸作用 3 min 后；C. 高碘作用后

入院诊断　AIS 合并 CIN 2～3。

手术方式　2018 年 10 月 7 日：Leep 锥切术。

术后病检　2018 年 10 月 8 日：（1～12 点）AIS，病变呈广泛多灶性，（6、8、9、12 点）小区呈 CIN 2～3 累及腺体，（5 点）小区呈 CIN 1，（3、9 点）纤维间质切缘可见 AIS 病灶，其余切缘未见 CIN 及 AIS 病灶，免疫组化：p16（＋），Ki-67（Li 约 60%）。

更正诊断　AIS 合并 CIN 2～3。

进一步手术方式　2018 年 10 月 10 日：腹腔镜全子宫＋双侧输卵管切除术。

术后病检　2018 年 10 月 15 日（1818321）：

（1）镜下未见残留 AIS 及 CIN 病灶，原 Leep 切口处可见出血、变性及炎症细胞浸润；手术断端及子宫下段组织未见 AIS 及 CIN 病变。

（2）子宫内膜呈分泌性改变。

（3）（双侧）输卵管管壁血管扩张、淤血伴（一侧输卵管系膜）副中肾管囊肿，免疫组化：p16（－），Ki-67（Li 低增值数）。

（4）（右）滤泡囊肿；（左）黄体囊肿伴出血、变性。

出院诊断　AIS 合并 CIN 2～3。

随访信息　电话随访患者本人，患者术后定期复查，结果均正常。

NO. 17-38　汪某　年龄 34

住院日期　2018 年 9 月 12 日—2018 年 9 月 28 日。

主诉　同房出血 1 年多。

现病史　患者 1 年前出现性生活后少量阴道出血，1 d 后自行消失，以后间断发作，未予注意。直到 2018 年 8 月 15 日赴湖北省妇幼保健院体检，初筛结果不详，转诊阴道镜检＋宫颈活检，病理报告：（3、6、8、12 点）CIN 3 累及腺体，局灶区可见 AIS；免疫组化：p16（＋），Ki-67（Li 约 60%）。其间患者伴阴道分泌物增多，有异味。为进一步诊治，门诊以上述诊断收入院。病程中，患者精神好，食欲好，睡眠好，大小便正常，体力、体重无明显变化。

筛查方法　不详（遗失）。

病理诊断　2018 年 8 月 15 日：CIN 3 累及腺体，局灶区可见 AIS。

入院妇检　宫颈轻度糜烂，触血（＋），子宫附件未触及异常。

入院诊断　CIN 3 合并 AIS。

手术方式　2018 年 9 月 14 日：CKC＋分段诊刮术。

术后病检　2018 年 9 月 19 日（1816969）：

（1）（10 点）灶区 AIS，（4～11 点）CIN 3 累及腺体，病变呈广泛多灶性，其余各点未见病变，各切缘未见病变，免疫组化：p16（＋），Ki-67（Li 约 60%）。

（2）（宫腔刮出物）子宫内膜组织呈分泌性改变。

（3）（ECC）送检黏液组织及少许破碎颈管腺体上皮呈慢性炎改变。

出院诊断　CIN 3 合并 AIS。

随访信息　电话随访患者丈夫，患者术后定期复查，结果均正常。

NO. 17-39　汪某　年龄 33

住院日期　2017 年 11 月 22 日－2017 年 12 月 16 日。

主诉　发现宫颈病变 1 个多月。

现病史　患者于 2017 年 10 月 13 日赴外院常规体检，TCT：LSIL，HPV 16（＋），行阴道镜检＋宫颈活检，病理报告：CIN 3 累及腺体。其间患者无白带增多及同房出血等不适。为进一步诊治，门诊以 "CIN 3" 收入院。病程中，患者精神好，食欲好，睡眠好，大小便正常，体力、体重无明显变化。

筛查方法　2017 年 10 月 13 日 TCT：LSIL；HPV 16（＋）。

病理诊断　2017 年 10 月 21 日：CIN 3。

入院妇检　宫颈光滑，子宫附件未触及异常。

入院诊断　CIN 3。

手术方式　2017 年 11 月 24 日：CKC。

术后病检　2017 年 11 月 28 日（1719416）：（7 点）CIN 2～3 累及腺体，（4 点）纤维间质切缘可见 AIS，其余各点及各切缘未见 AIS 及 CIN 病变；免疫组化：p16（＋），Ki-67（Li 约 90%）。

更正诊断　AIS 合并 CIN 3。

进一步手术方式　2017 年 11 月 30 日：腹腔镜下全子宫＋双侧输卵管切除术。

术后病检　2017 年 12 月 5 日（1719826）：宫颈全取材，镜下小区见 AIS 伴 CIN 2～3 累及腺体，子宫内膜呈增生性改变；双侧输卵管管壁血管扩张、淤血。

出院诊断　AIS 合并 CIN 3。

随访信息　电话随访患者本人，患者术后定期来院复查，结果正常。

NO. 17-40　王某　年龄 27

住院日期　2017 年 5 月 26 日－2017 年 6 月 1 日。

主诉　发现宫颈病变 14 d。

现病史　患者于 2017 年 5 月 12 日赴湖北省妇幼保健院体检，HC-Ⅱ：165.16，TCT 报告 NILM，DNA 倍体检测未发现异常。于 2017 年 5 月 19 日行阴道镜检＋宫颈活检，病理诊断（1707386）：（3、6、9、12 点）AIS，免疫组化：p16（强＋），Ki-67（Li 约 70%）。其间患者无白带增多及同房出血等不适。为进一步诊治，门诊以 "AIS" 收入院。病程中，患者精神好，食欲好，睡眠好，大小便正常，体力、体重无明显变化。

筛查方法　2017 年 5 月 12 日 HC-Ⅱ：165.16；TCT 及 DNA 倍体检测未发现异常。

病理诊断　2017 年 5 月 19 日（1707386）：AIS。

入院妇检　宫颈重度糜烂状，触血（－），子宫附件未触及异常。

入院后阴道镜再评估　见图 17-17。

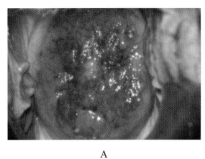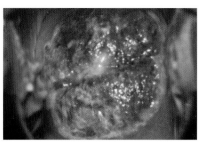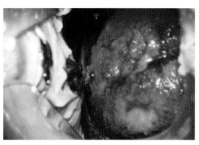

A B C

图 17-17 患者王某阴道镜图像

A. 生理盐水作用后；B. 醋酸作用 3 min 后；C. 高碘作用后

入院诊断 AIS。

手术方式 2017 年 5 月 28 日：Leep 锥切术。

术后病检 2017 年 5 月 31 日（1707899）：AIS，病变呈散在多灶性，其余未见异常改变；切缘可见 AIS，其余未见异常改变，免疫组化：Ki-67（Li 约 40%）。

出院诊断 AIS。

随访信息 电话随访患者本人，患者术后 3 个月后再次行 Leep 锥切术，术后病理阴性。定期复查，结果均正常。

NO. 17-41 王某 年龄 32

住院日期 2019 年 4 月 15 日—2019 年 4 月 20 日。

主诉 HPV 阳性 1 年多。

现病史 患者于 1 年前赴湖北省妇幼保健院体检，HC-Ⅱ：42.12，DNA 倍体检测及 TCT 均为阴性，于 2018 年 8 月 22 日赴湖北省妇幼保健院行阴道镜检＋宫颈活检，病理报告（1713485）：（1、3、6、11、12 点）慢性宫颈炎。予以抗病毒治疗 3 个月后未复查。于 2019 年 2 月 20 日来湖北省妇幼保健院复查，HC-Ⅱ：107.04，DNA 倍体检测及 TCT 均为阴性，行阴道镜检＋宫颈活检，病理报告（1904668）：CIN 3。其间患者无白带增多及同房出血，为进一步诊治，门诊以"CIN 3"收入院。病程中，患者精神好，食欲好，睡眠好，大小便正常，体力、体重无明显变化。

筛查方法 2019 年 2 月 20 日 HC-Ⅱ：107.04；DNA 倍体检测及 TCT 均为阴性。

病理诊断 2019 年 3 月 19 日：CIN 3。

入院妇检 宫颈重度糜烂状，触血（－），子宫附件未触及异常。

入院后阴道镜再评估 见图 17-18。

入院诊断 CIN 3。

手术方式 2019 年 4 月 17 日：Leep 锥切术。

术后病检 2019 年 4 月 20 日（1906988）：（12 号切片）小区可见 AIS；免疫组化：p16（＋），Bc12（－），Ki-67（Li 约 80%）；（16 号切片）CIN 3 累及腺体，其余各切片及各切缘均未见 AIS 病变及 CIN 病变。

出院诊断 AIS 合并 CIN 3。

随访信息 电话随访患者本人，患者术后复查 4 次，结果均正常，最后一次复查时间为 2020 年 4 月。

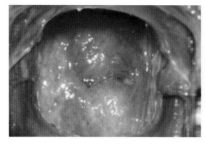 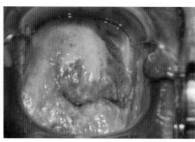 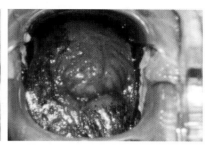

|　A　|　B　|　C　|

图 17-18　患者王某阴道镜图像

A. 生理盐水作用后；B. 醋酸作用 3 min 后；C. 高碘作用后

NO. 17-42　伍某　年龄 39

住院日期　2018 年 12 月 7 日—2018 年 12 月 11 日。

主诉　发现宫颈病变 1 个多月。

现病史　患者于 2018 年 10 月 30 日赴黄石市中心医院体检，TCT 未见异常，HPV 16、HPV 39（＋），阴道镜下活检，病理报告：CIN 1。于 2018 年 11 月 5 日赴武汉脑科医院长江航运总医院行冷刀锥切术＋宫腔镜下诊刮术，术后病理报告：增生期子宫内膜伴息肉，其内夹杂重度异型增生的鳞状上皮，慢性宫颈炎，腺体增生，局部区域鳞状上皮化生并下延至腺体，部分区域鳞状上皮高级别上皮内病变（CIN 3）并累及腺体，灶性区域呈原位腺癌结构（锥尖、带线及宫颈外切缘染墨汁处未见病变组织）。2018 年 11 月 12 日，华中科技大学同济医学院附属同济医院病理会诊报告：①慢性宫颈炎，局部 CIN 3 累及腺体，小灶区域疑有原位腺癌；②（宫腔刮出物）增生期子宫内膜，其内夹杂少许呈 CIN 3 改变的腺体。2018 年 12 月 7 日，湖北省妇幼保健院会诊结果报告：①（宫颈 Leep 组织）多灶原位腺癌（AIS），小区呈高级别鳞状上皮内病变（CIN 2～3）累及腺体，内、外口切缘及纤维间质切缘未见 CIN 及原位腺癌；②（宫腔刮出物）送检血凝块及增生反应子宫内膜中可见破碎游离的鳞状上皮呈高级别鳞状上皮内病变（CIN 2～3），小区可见破碎的原位腺癌病灶，因病变较小且破碎，建议做进一步检查排除浸润癌。病程中无阴道出血及白带增多等不适。今来湖北省妇幼保健院，建议进一步治疗，门诊遂以上述诊断收入院。患者起病以来，精神、食欲、睡眠尚可，大小便正常，体重无改变。

筛查方法　2018 年 10 月 30 日 TCT（－）；HPV 16、HPV 39（＋）。

病理诊断　2018 年 12 月 7 日会诊锥切病检。

（1）多灶 AIS，小区呈 CIN 2～3 累及腺体。

（2）送检血凝块及增生反应子宫内膜中可见破碎游离的鳞状上皮呈 CIN 2～3，小区可见破碎的 AIS 病灶。

入院妇检　宫颈呈锥切术后观，子宫附件未触及异常。

入院诊断　AIS 合并 CIN 2～3。

手术方式　拟行手术治疗，术前检查发现梅毒，转武汉大学中南医院治疗。

随访信息　电话随访患者本人，后续在武汉大学中南医院手术治疗，术后定期复查，结果正常。

NO. 17-43　许某　年龄 32

住院日期　2018 年 11 月 11 日—2018 年 11 月 17 日。

主诉　白带增多数月，发现宫颈病变 18 d。

现病史　患者 3 个月前无明显诱因出现白带异常，量多，无异味，无接触性出血。于 2018 年 9 月赴外院体检，HPV 16、HPV 18（＋），TCT：NILM。于 2018 年 10 月 18 日转诊湖北省妇幼保健院进一步诊治，行阴道镜检＋宫颈活检，病理报告（1819231）：（9、12 点）AIS，免疫组化：p16（＋），Ki-67（Li 约 70%）。为进一步诊治，门诊以"AIS"收入院。病程中，患者精神好，食欲好，睡眠好，大小便正常，体力、体重无明显变化。

筛查方法　2018 年 9 月 HPV 16、HPV 18（＋），TCT（－）。

病理诊断　2018 年 10 月 18 日：AIS。

入院妇检　宫颈上唇重度糜烂状，下唇轻度糜烂状，子宫附件未触及异常。

入院后阴道镜再评估　见图 17-19。

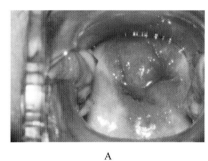 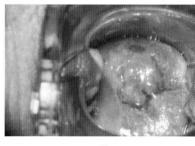 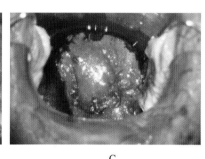

A　　　　　　　　　　　　B　　　　　　　　　　　　C

图 17-19　患者许某阴道镜图像

A. 生理盐水作用后；B. 醋酸作用 3 min 后；C. 高碘作用后

入院诊断　AIS。

手术方式　2018 年 11 月 13 日：CKC。

术后病检　2018 年 11 月 16 日：（6、11～1 点）AIS，病变呈多灶性，其中（12 点）灶性 CIN 2～3 累及腺体，其余各点及切缘未见 AIS 及 CIN 病变。

出院诊断　AIS 合并 CIN 2～3。

随访信息　电话随访患者本人，患者术后定期到吴绪峰主任门诊复查，结果均正常。

NO. 17-44　杨某　年龄 33

住院日期　2016 年 3 月 30 日—2016 年 4 月 9 日。

主诉　发现宫颈病变 5 年多。

现病史　患者于 2011 年初赴湖北省妇幼保健院体检，TCT 报告 ASC-US，HPV 16（＋）（未见报告），给予干扰素栓阴道上药，3 个月后复查 HPV 未转阴，其后怀孕分娩。产后 42 d 复查宫颈刮片无异常，HPV 未查。其间患者偶有白带带血丝，无同房出血及白带增多。2016 年 3 月 9 日赴湖北省妇幼保健院检查，HPV 16、HPV 18（＋），TCT 提示 LSIL。转诊阴道镜检＋宫颈活检，病理报告（1603668）：（5、6、8、12 点）宫颈原位腺癌，不排除更重病变，建议做进一步检查；鳞状上皮呈高级别上皮内病变（CIN 3）累及腺体；免疫组化：p16（＋），Ki-67（Li 约 70%）。为进一步诊治，门诊以"AIS 合并 CIN 3"收入院。病程中，患者精神好，食欲好，睡眠好，大小便正常，体力、体重无明显变化。

筛查方法　2016 年 3 月 9 日 HPV 16、HPV 18（＋）；TCT：LSIL。

病理诊断　2016 年 3 月 20 日：宫颈原位腺癌，不排除更重病变，建议做进一步检查；鳞状上皮呈高级别上皮内病变（CIN 3）累及腺体。

入院妇检　宫颈中度糜烂，触血（＋），子宫附件未触及异常。

入院后阴道镜再评估　见图 17-20。

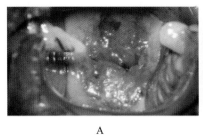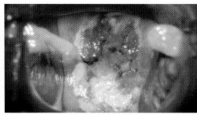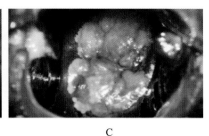

A　　　　　　　　　　　B　　　　　　　　　　　C

图 17-20　患者杨某阴道镜图像

A. 生理盐水作用后；B. 醋酸作用 3 min 后；C. 高碘作用后

入院诊断　AIS 合并 CIN 3。

手术方式　2016 年 4 月 1 日：CKC。

术后病检　2016 年 4 月 5 日（1604504）：AIS 伴 CIN 2～3 累及腺体，小区（7 点处）可见早期间质浸润（浸润深度＜2 mm，宽度＜7 mm），切缘鳞状上皮增生。

出院诊断　宫颈鳞癌 I a 1 期合并 AIS。

随访信息　电话随访患者本人，患者术后定期至门诊复查，结果均正常。

NO. 17-45　杨某　年龄 28

住院日期　2018 年 9 月 10 日—2018 年 9 月 15 日。

主诉　间断同房出血 1 年，发现宫颈病变 1 个多月。

现病史　患者 1 年前出现同房出血，粉红色，量少，无白带异常，分泌物增多、异味等。以后间断性发作，未予以注意。2018 年 8 月 14 赴湖北省妇幼保健院行孕前检查，TCT：非典型腺细胞，倾向于瘤变。HPV 16（＋）。于 2018 年 9 月 11 日行阴道镜检＋宫颈活检＋ECC，病理报告：①（3、6、9、12 点）CIN 2～3 累及腺体，局灶区可见 AIS，免疫组化：p16（＋），Ki-67（Li 约 60％）；②（颈管组织）送检颈管黏膜组织中可见极小片破碎的腺上皮呈 AIS；免疫组化：p16（＋），Ki-67（Li 约 30％）。为进一步诊治，门诊以"AIS 合并 CIN 2～3"收入院。病程中，患者精神好，食欲好，睡眠好，大小便正常，体力、体重无明显变化。

筛查方法　2018 年 8 月 14 日 TCT：非典型腺细胞，倾向于瘤变；HPV 16（＋）。

病理诊断　2018 年 9 月 1 日：CIN 2～3 累及腺体，局灶区及颈管黏膜组织中有极小片破碎的腺上皮可见 AIS。

入院妇检　宫颈中度糜烂状，触血（＋），子宫附件未触及异常。

入院后阴道镜再评估　见图 17-21。

入院诊断　AIS 合并 CIN 2～3。

手术方式　2018 年 9 月 11 日：Leep 锥切术。

术后病检　2018 年 9 月 15 日（1816750）：（10 点）CIN 2～3 累及腺体，其余各点及切缘未见 CIN 及 AIS 病变，免疫组化：p16（＋），Ki-67（Li 约 60％）。

出院诊断　AIS 合并 CIN 2～3。

随访信息　电话随访患者本人，患者术后定期赴吴绪峰主任门诊复查，结果均正常。

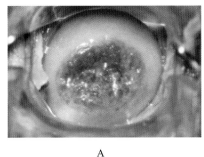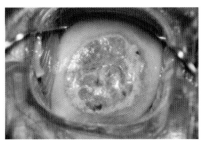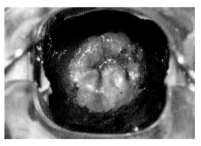

A   B   C

图 17-21 患者杨某阴道镜图像

A. 生理盐水作用后；B. 醋酸作用 3 min 后；C. 高碘作用后

NO. 17-46 杨某 年龄 32

住院日期 2018 年 3 月 19 日—2018 年 3 月 29 日。

主诉 体检发现宫颈病变半个多月。

现病史 患者既往月经规律，无异常阴道出血及白带增多。2018 年 3 月初在外院体检，TCT：HSIL。2018 年 3 月 5 日转湖北省妇幼保健院诊治，行阴道镜检＋宫颈活检，病理报告：（2、6、8、11 点）慢性宫颈炎，部分区呈高级别鳞状上皮内病变（CIN 2）累及腺体，伴腺上皮不典型增生，建议进一步检查排除原位腺癌病变。免疫组化结果：p16（＋），Ki-67（Li 约 60%）。今来湖北省妇幼保健院要求治疗，门诊遂以"CIN 2"收入院。患者起病以来，精神、食欲尚可，大小便正常，体重无改变。

筛查方法 2018 年 3 月 TCT：HSIL。

病理诊断 2018 年 3 月 5 日：CIN 2 伴腺上皮不典型增生。

入院妇检 宫颈肥大、光滑，子宫附件未触及异常。

入院诊断 CIN 2。

手术方式 2018 年 3 月 21 日：CKC。

术后病检 2018 年 3 月 26 日（1804501）：（10、11 号）局灶区可见 AIS 病变，其余切片为慢性宫颈炎伴纳氏囊肿及鳞化，鳞状上皮增生，切缘未见 AIS 及 CIN 病变，免疫组化：p16（＋），CK7（＋），p63（－），Ki-67（Li 约 60%）。

出院诊断 AIS 合并 CIN 2。

随访信息 电话随访患者家属，患者术后定期复查，结果均正常。

NO. 17-47 姚某 年龄 36

住院日期 2018 年 5 月 21 日—2018 年 6 月 2 日。

主诉 白带增多 1 年，发现宫颈病变 10 d。

现病史 患者近 1 年白带增多，有时伴有阴道溢液。于 2018 年 5 月 8 日赴外院检查，TCT：LSIL，HPV 18（＋）。10 d 前赴武汉市妇幼保健院进一步检查，行阴道镜检＋宫颈活检，病理报告：宫颈高级别上皮内瘤变累及腺体，局灶上皮呈 AIS 改变。今来湖北省妇幼保健院要求治疗，门诊遂以"AIS 合并 HSIL"收入院。患者起病以来，精神、食欲尚可，大小便正常，体重无改变。

筛查方法 2018 年 5 月 8 日 HPV 18（＋）；TCT：LSIL。

病理诊断　2018 年 5 月 11 日：AIS 合并 HSIL。

入院妇检　宫颈中度糜烂状，子宫附件未触及异常。

入院诊断　AIS 合并 HSIL。

手术方式　2018 年 3 月 21 日：CKC。

术后病检　2018 年 5 月 26 日（1809013）：（3、7～11 点）AIS，病变呈多灶性，（3、6 点）CIN 3 累及腺体，其余各点及切缘未见 CIN 病变及原位癌。

进一步手术方式　2018 年 3 月 29 日：腹腔镜全子宫＋双侧输卵管切除术。

术后病检　2018 年 4 月 1 日：未见 CIN 病变及原位癌病灶，原宫颈锥切部分可见出血、变性及炎性细胞浸润，宫内膜呈增生性改变。

出院诊断　AIS 合并 HSIL。

随访信息　电话随访患者，患者术后 3 个月来湖北省妇幼保健院复查，检查结果均正常，后未再复查，已对其进行宣教。

NO.17-48　殷某　年龄 50

住院日期　2019 年 9 月 21 日—2019 年 10 月 6 日。

主诉　体检发现宫颈病变 2 周。

现病史　患者于 2019 年 9 月 7 日赴华中科技大学同济医学院附属同济医院体检，HPV 16（＋）。2019 年 9 月 10 日转湖北省妇幼保健院进一步检查，TCT 报告 NILM，HPV A7、A9 组（＋）。转诊阴道镜检＋宫颈活检，病理报告（12 点）：CIN 2～3，小区呈 AIS，p16（＋），Ki-67（Li 约 80％）。其间患者偶有阴道分泌物增多，无接触性出血等不适，为进一步诊治，门诊以 "CIN 3 合并 AIS" 收入院。病程中，患者精神好，食欲好，睡眠好，大小便正常，体力、体重无明显变化。

筛查方法　2019 年 9 月 7 日 HPV 16（＋）。2019 年 9 月 10 日 TCT（－）；HPV A7、A9 组（＋）。

病理诊断　2019 年 9 月 16 日：（12 点）CIN 2～3，小区呈 AIS，p16（＋），Ki-67（Li 约 80％）。

入院妇检　宫颈轻度糜烂状，子宫附件未触及异常。

入院后阴道镜再评估　见图 17-22。

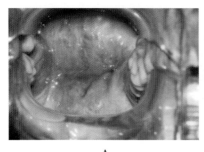 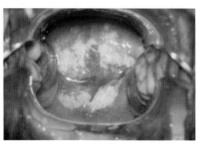 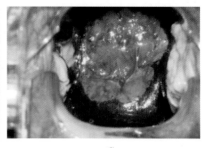

A	B	C

图 17-22　患者殷某阴道镜图像

A. 生理盐水作用后；B. 醋酸作用 3 min 后；C. 高碘作用后

入院诊断　CIN 3 合并 AIS。

手术方式　2019 年 9 月 24 日：CKC＋分段诊刮术。

术后病检　2019 年 9 月 24 日（1919666）：

（1）（宫颈锥切组织）（10 号切片）小区 AIS，病灶距外口切缘约 3 mm；其余各切片及各切缘未见

AIS 及病变；免疫组化：p16（＋），Ki-67（Li 约 40％）。

（2）（宫腔刮出物）送检宫内膜组织呈增生性改变。

（3）（宫颈管刮出物）送检宫内膜组织呈增生性改变。

进一步手术方式 2019 年 9 月 29 日：腹腔镜全子宫＋双附件切除术。

术后病检 2019 年 10 月 4 日（1920099）：

（1）送检全子宫标本，宫颈全部取材，镜下见慢性宫颈炎，鳞状上皮增生，未见 CIN 及 AIS 病变，原锥切切口处可见出血、变性及炎症细胞浸润；子宫下段未见 CIN 及 AIS 病变。

（2）子宫腺肌症。

（3）子宫内膜呈增生性改变。

（4）（双侧）输卵管组织伴（双侧输卵管系膜）副中肾管囊肿；（左侧）卵巢组织未见病变；（右侧卵巢）黄素囊肿。

出院诊断 ①CIN 3 合并 AIS；②子宫腺肌症。

随访信息 电话随访患者本人，复查 HPV（＋），阴道镜检＋宫颈活检（－），医生嘱再次复查。

NO. 17-49 尹某 年龄 30

住院日期 2019 年 1 月 1 日—2019 年 1 月 5 日。

主诉 同房后出血 1 次，发现宫颈病变半个多月。

现病史 患者自诉 2018 年 12 月 10 日同房后出现阴道出血，量少，鲜红色，白带黏稠、有异味，无腹痛，于 12 月 11 日就诊，HPV 16（＋），TCT 报告 ASC-US。转诊阴道镜检＋宫颈活检，病理报告（1823517）：①（6 点）AIS 伴局灶区 CIN 2～3，免疫组化：p16（＋），Ki-67（Li 约 40％）；②（12 点）CIN 2～3 累及腺体，免疫组化：p16（＋），Ki-67（Li 约 60％）。为进一步诊治，门诊以"AIS 合并 CIN 2～3"收入院。病程中，患者精神好，食欲好，睡眠好，大小便正常，体力、体重无明显变化。

筛查方法 2018 年 12 月 11 日 HPV 16（＋）；TCT：ASC-US。

病理诊断 2018 年 12 月 17 日（1823517）：（6 点）AIS 伴局灶区 CIN 2～3；（12 点）CIN 2～3 累及腺体。

入院妇检 宫颈轻度糜烂状，子宫附件未触及异常。

入院后阴道镜再评估 见图 17-23。

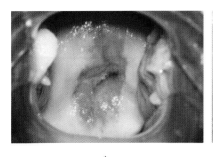 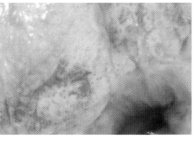 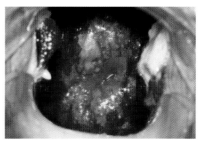

| A | B | C |

图 17-23 患者尹某阴道镜图像

A. 生理盐水作用后；B. 醋酸作用 3 min 后；C. 高碘作用后

入院诊断　AIS 合并 CIN 2～3。

手术方式及时间　2019 年 1 月 2 日：Leep 锥切术。

术后病检　2019 年 1 月 4 日（1900059）：

（1）（1、7 点）极小区可见 AIS，局灶区呈 CIN 2～3 累及腺体，免疫组化：p16（＋），Ki-67（Li 约 40％）。

（2）（12 点）局灶区呈 CIN 2～3 累及腺体，（2 点）小区呈 CIN 1，其余各点及各切缘未见 AIS 及 CIN 病变。

出院诊断　AIS 合并 CIN 2～3。

随访信息　电话随访患者本人，患者术后定期复查，每次 HPV 及 TCT 均为阴性。

邹苗

第十八章

宫颈浸润癌的诊断

前面的章节介绍了宫颈病变的诊断，主要讲的是癌前病变。本章主要介绍宫颈浸润癌的诊断。从临床实用的角度，我们将其分为临床前宫颈癌和临床型宫颈癌两大部分，因其具有不同的临床特征，诊断方法也不尽一致。

一、临床前宫颈癌

这里讲的临床前宫颈癌指的是缺乏典型的症状、没有肉眼所见的病灶，不能借助肉眼活检达到诊断的早期浸润癌。这个与 FIGO 临床分期的概念没有对应关系，可能包括微小浸润癌、镜下浸润癌，甚至包括浸润癌但没有典型的症状和肉眼所见的病灶，比如腺癌。

微小浸润癌指的是鳞状上皮微小浸润癌。目前最常用的两种定义分别来自国际妇产科联盟（international federation of gynecology and obstetrics，FIGO）和美国妇科肿瘤学会（society of gynecologic oncology，SGO）。

（1）FIGO 分期中的 Ia 期：仅指镜下病变，根据 FIGO 2018 年 10 月发布的分期系统，Ia 1 期和 Ia 2 期的诊断基于 Leep 锥切或冷刀锥切完整病灶的镜下检查，也可以用宫颈切除或全子宫切除的标本进行诊断。浸润深度从原发灶起源的上皮或腺体基底膜向下，分别不应大于 3 mm 或 5 mm。修订版不再考虑水平浸润宽度。

（2）SGO：指间质浸润深度不超过 3 mm，宽度无限制，但要排除淋巴脉管浸润。对于微小浸润癌的诊断，必须明确以下问题，微小浸润癌只能通过显微镜诊断，肉眼看不到，任何肉眼看到的肿瘤都不能成为微小浸润癌。既然只能从显微镜下看，需要强调的是，活检标本不可以诊断微小浸润癌。微小浸润癌必须通过 Leep 锥切或者冷刀锥切获得整块的标本，或者通过宫颈切除或者全子宫切除的标本进行诊断。

（3）镜下浸润癌：这里所指的是病变范围超过 Ia 2 期，临床未见病变的宫颈浸润癌。临床前宫颈癌的诊断，经过以"细胞学（或/和 HPV）—阴道镜—组织病理学"为主要内容的三阶梯诊断程序之后获得的"癌前病变"（这是活检病理所得，并不代表最后的诊断）或早期浸润癌待排除的病例，需要经过锥切手术获得再次诊断。其诊断流程如图 18-1 所示。

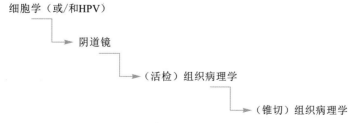

细胞学（或/和HPV）

阴道镜

（活检）组织病理学

（锥切）组织病理学

图 18-1 临床前宫颈癌诊断流程图

二、临床型宫颈癌

相比较临床前宫颈癌的诊断，临床型宫颈癌的诊断在流程上简单很多，比较容易"定性"，但"定期"需要一定的专业能力，至少由两名高年资的妇科肿瘤医生来完成。

（一）临床表现

1. 阴道出血 常为接触性出血，多见于性交后出血。早期出血量一般较少，中、晚期病灶较大时，出血量多，甚至表现为大出血。年轻患者也有表现为经期延长、月经周期缩短、经量增多等。绝经后妇女表现为绝经后出血等。

2. 白带增多 白带呈白色或血性，稀薄似水样、米汤水样，有腥臭味。继发感染时，白带呈脓性伴恶臭。

3. 晚期症状 根据病灶范围、累及的脏器而出现一系列症状，如腰骶疼痛、尿频、尿急、血尿、肛门坠胀感、大便秘结、里急后重、便血、下肢水肿和疼痛等，严重者导致输尿管梗阻、肾盂积水、尿毒症等。

（二）妇科检查

妇科检查宫颈是重点，在问诊的基础上，先看宫颈的形态、大小，然后进行肿瘤肉眼观后的分型，如糜烂状增生型肿瘤、菜花状肿瘤、结节状肿瘤、溃疡或空洞状肿瘤等。最后是双合诊和三合诊，特别要注意的是，宫颈腺癌患者宫颈粗大，但外观光滑呈桶状，质地坚硬，此时手的感觉很重要。笔者在临床实践中常常遇到这类病例，临床可疑，其他检查无异常发现，只是触诊异常，取活检后获得诊断。合适的三合诊是临床分期的基础，如前所述，建议由两名高年资的妇科肿瘤医生来完成。

（三）辅助检查及病理检查

对于临床型宫颈癌，我们不会再去查细胞学、HPV及阴道镜检，直视下活检就可以解决问题。至于活检方式，既然临床可见肉眼病灶，我们取活检时就用肉眼来定位，只是取材时注意以下几点：①肿瘤部位取活检，而不是边缘部位或溃疡部位；②活检后需用有尾纱布填塞，以免出血。

其他的影像学检查是对确诊后的进一步检查，明确疾病程度（分期），此处不再赘述。

在多年的临床实践中，我们对宫颈癌的筛查与诊断积累了丰富的经验，并将其简单地总结为"四步诊断法"，推广应用到各级临床医生的培训中。"四步诊断法"产生的动机是，目前制定的筛查方法都是对健康人群而言，而在机会性筛查或者是人群宫颈癌筛查中，我们在接诊时并不知道她是否健康，如果忽略这一点，没有详细的病史、没有医生的视诊和触诊等，就变为重结果（指报告单）、轻检查，长期下去，一些"被"阴性的患者面临误诊和漏诊的风险。在推广应用"四步诊断法"的过程中，我们感觉获益最大的是年轻医生，她们在肯定该方法的同时，也提出了修改意见，即如何与现在的三阶梯诊断法接轨，从成果名称即可知道该成果的作用和意义，于是，便有了"四步诊断法"的升级版，即 3＋2 诊断法，如图 18-2 所示。

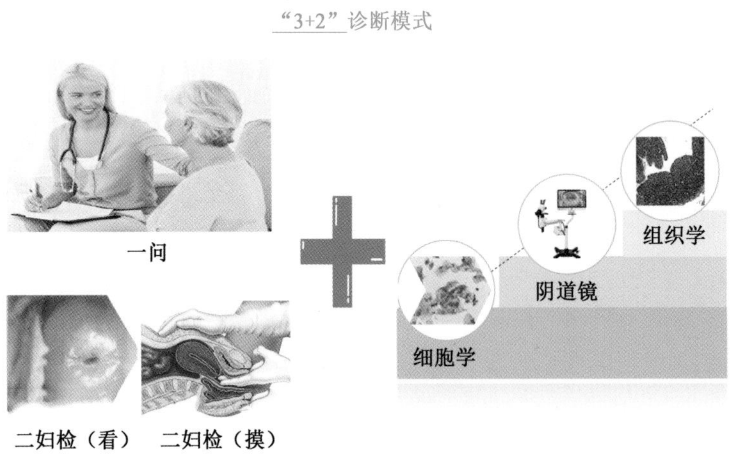

图 18-2 3＋2 诊断模式

三、腺癌

AIS 是宫颈腺癌的前驱病变，常常在获得组织学诊断时即与浸润癌并存，无论是在筛查、诊断还是治疗及预后方面，都不能与 HSIL 及早期鳞癌相提并论。自 20 世纪 50 年代在全球范围开展宫颈癌筛查及其对癌前病变的阻断性治疗以来（近 10 年又加入了 HPV 疫苗的应用），宫颈鳞癌的发病率和死亡率明显下降，而腺癌的发病率和死亡率不断上升（无论是相对发病数还是绝对数）且趋于年轻化。这就提示，过去以细胞学为主的宫颈癌筛查方法在降低腺癌的发病率和死亡率的作用有限，我们需要寻找有效的筛查方法。

有关宫颈癌的组织学分类，目前国内采用的是《WHO 分类（2014）》。这个分类系统中，只有 AIS 与腺癌两个级别的诊断，删除了"早期腺癌"。这是因为早期腺癌诊断的重复性差，因此不再建议使用。

回到腺癌的诊断，对于临床前宫颈腺癌，筛查和诊断流程与临床前宫颈鳞癌一样，只是要强调关注筛查方法对腺癌的敏感性，强调用细胞学＋HPV 的联合筛查，更加重视 ECC 及内膜诊刮在诊断中的作用及地位。而对于临床型宫颈腺癌，除了桶状宫颈常常为宫颈腺癌或低分化鳞癌外，其他类型的宫颈肿瘤是不能根据肉眼判断来区分腺癌和鳞癌的，必须在肉眼指导下进行活检，由组织病理学明确诊断。

蔡鸿宁

参考文献

［1］ Bentivegna E，Gouy S，Maulard A，et al. Oncological outcomes after fertility－sparing surgery for cervical cancer：a systematic review［J］. The Lancet Oncology，2016，17(6)：240-253.

［2］ 周晖，王东雁，罗铭，等.《FIGO 2018 妇癌报告》(宫颈癌指南解读)［J］.中国实用妇科与产科杂志，2019，35(1)：95-103.

［3］ 周琦.中国常见妇科恶性肿瘤诊治指南(2019)［M］.重庆：重庆大学出版社，2019.

［4］ 石一复.《第 4 版 WHO 女性生殖器官肿瘤组织学分类》解读［J］.国际妇产科学杂志，2014：41(6)：697-704.

第十九章 ♀

宫颈浸润癌的临床分期

恶性肿瘤分期是对肿瘤的发生、发展和扩散范围进行标准化分类的一种方法，相对客观，能在一定程度上反映疾病的严重程度。准确的分期是选择治疗方案和判断预后的基础和重要依据，已成为全世界肿瘤研究者的通用语言，可为临床资料的比较和分析、疗效的评价、预后的估计、临床信息的传播和交流提供统一的评判标准。

女性生殖系统肿瘤的分期多采用国际妇产科联盟妇科肿瘤委员会制定的 FIGO 分期系统。在宫颈癌中，该分期系统经过了几次修订。

FIGO 分期起始于 20 世纪的 20 年代，后于 1937 年进行首次修改。之后历经多次修改，应用最广泛的是 2009 年及 2018 年版的分期系统。

一、分期逐步演变的过程

1929 年宫颈癌临床分期标准如表 19-1 所示。

表 19-1　宫颈癌临床分期标准（1929 年）

分期	描述
Ⅰ 期	病变严格局限于宫颈，子宫可活动
Ⅱ 期	病变扩散到一侧或多侧穹隆部，邻近宫旁的浸润可有可无，子宫保留一定程度的可活动性
Ⅲ 期	
Ⅲa 期	一侧或双侧宫旁结节样浸润至盆壁，子宫具有限的可活动性或一侧宫旁团块状固定
Ⅲb 期	病变浸润大部分阴道，子宫可活动
Ⅲc 期	盆腔孤立淋巴结转移及有相对小的原发灶
Ⅲd 期	阴道下段孤立性转移
Ⅳ 期	
Ⅳa 期	双侧宫旁团块样浸润至盆壁
Ⅳb 期	病变累及膀胱、直肠
Ⅳc 期	病变浸润全阴道，或浸润一侧全阴道并与原发灶相连
Ⅳd 期	远处转移

1937 年宫颈癌临床分期标准的主要内容为：①分期不依据子宫是否活动；②将 Ⅱ 期明确为宫旁浸润未达盆壁，阴道浸润未达下 1/3；③将宫体侵犯确定为 Ⅱ 期；④Ⅲ 期宫旁浸润达盆壁，以直肠检查肿瘤和盆壁间无间隙为根据；⑤阴道浸润至下 1/3 为 Ⅲ 期；⑥宫旁团块浸润不属于 Ⅳ 期。

修订后的宫颈癌临床分期（1937 年）已在除美国以外的国家使用。1950 年，国际年报编委会在纽约举行的国际暨第四届美国妇产科大会上，与美国医学会妇产科部、美国妇产科学会、美国腹外科及妇科协会达成协议，在上述分期的基础上增加了 0 期，即原位癌，其他 4 期基本未变。此后，宫颈癌的临床分期成为全世界共同使用的宫颈癌临床分期，称之为宫颈癌国际临床分期。

1951 年开始使用修订后的分期标准，如表 19-2 所示。

表 19-2　宫颈癌临床分期标准（1951 年）

分期	描述
0 期	原位癌、浸润前期癌、上皮内癌及类似病变
Ⅰ 期	病变严格局限于宫颈
Ⅱ 期	病变超过宫颈，但未达盆壁
Ⅲ 期	病变已扩散到盆壁（直肠检查时，肿瘤与盆壁间无间隙），病变浸润至阴道下 1/3
Ⅳ 期	病变浸润膀胱和（或）直肠，或超出上述范围

1961 年在维也纳举行的国际妇产科联盟（FIGO）大会上，对分期标准再次进行了修订，并于 1962 年开始应用于临床。其修订的主要内容有：①明确 0 期即为原位癌、上皮内癌，不再提类似病变，并指出 0 期病例不包括在任何治疗统计中；②在 Ⅰ 期中明确指出，不再考虑宫体是否受累，并将 Ⅰ 期再分为 Ⅰa 期（早期间质浸润、临床前期癌）及 Ⅰb（其他 Ⅰ 期癌）；③膀胱泡样水肿不属 Ⅳ 期。

1970 年修订的内容有：① Ⅰa 期中再分为早期间质浸润及隐匿癌，后者并非临床所确定，而是在手术标本或大块活检组织中发现的；② Ⅱ 期中再分为 Ⅱa 期（无明显的宫旁浸润）及 Ⅱb 期（有明显的宫旁浸润）；③ Ⅲ 期中增加肾盂积水或无肾功能，Ⅲa 期指阴道浸润至下 1/3，宫旁浸润未至盆壁，Ⅲb 期为病变已至盆壁。为了使上述修订更适合临床使用和避免一些可能的误解，之后又补充说明了以下内容：① Ⅰa 期中的隐匿癌列为 Ⅰb 期，并标明"隐匿癌（OCC）"字样；② Ⅲ 期中将肾盂积水或无肾功能列入 Ⅲb 期中。

1985 年修订的核心内容为 Ⅰ 期不再包括隐匿癌。修订后的 Ⅰ 期标准如表 19-3 所示。

表 19-3　宫颈癌 Ⅰ 期分期标准（1985 年）

分期	描述
Ⅰ 期	病变局限于宫颈（宫体是否受累不予考虑）
Ⅰa 期	临床前癌，即肉眼未见病变，为显微镜下诊断
Ⅰa 1 期	显微镜下可见轻微间质浸润
Ⅰa 2 期	显微镜下可测量的微小癌，间质浸润深度从起始部的上皮或腺体基底膜向下＜5 mm，宽度＜7 mm，超过上述病变范围则为 Ⅰb 期
Ⅰb 期	病变范围超过 Ⅰa 2 期，临床可见或未见病变，静脉和淋巴管区的浸润不改变分期，但应注明有无浸润，以便确定此项是否影响治疗结果

1994 年在蒙特利尔召开的 FIGO 会议上，对 Ⅰ 期的分期标准再次进行了修订。修订后内容如表 19-4 所示。

表 19-4 宫颈癌Ⅰ期分期标准（1994 年）

分期	描述
0 期	原位癌、上皮内癌（此期病例不列入任何治疗统计中）
Ⅰ期	病变局限于宫颈（宫体是否受累不予考虑）
Ⅰa 期	显微镜下为浸润癌，肉眼所能见到的病变，即使表面浸润，也属Ⅰb 期；间质浸润的深度<5 mm，宽度<7 mm（浸润深度从起始部位上皮或腺体基底膜向下<5 mm，静脉或淋巴管区的浸润不改变分期）
Ⅰa 1 期	间质浸润深度<3 mm，宽度<7 mm
Ⅰa 2 期	间质浸润深度为 3～5 mm，宽度<7 mm
Ⅰb 期	临床检查病变局限于宫颈或临床前病变大于Ⅰa 期
Ⅰb 1 期	临床可见病变直径<4 cm
Ⅰb 2 期	临床可见病变直径>4 cm

到 2008 年，再次修订的临床分期对于Ⅰa 期的变化不大，仅为浸润深度以 3 mm 为界。对于Ⅱa 期的变化较大，分为Ⅱa 1 和Ⅱa 2 两个亚期。

2018 年 10 月，FIGO 发布了最新版的宫颈癌分期系统，这个分期系统相较以往的宫颈癌分期系统发生了重要的改变（表 19-5）。

表 19-5 宫颈癌 FIGO 分期（2018 年）

分期	描述
Ⅰ期	癌严格局限于宫颈（扩散至宫体，应不考虑）
Ⅰa	只是在显微镜下诊断，所测量的最大浸润深度<5.0 mm 的浸润癌
Ⅰa 1	所测量间质浸润深度<3.0 mm
Ⅰa 2	所测量间质浸润深度≥3.0 mm 而<5.0 mm
Ⅰb	所测量的最大浸润深度≥5.0 mm 的浸润癌（范围比Ⅰa 期大），病变局限在宫颈
Ⅰb 1	间质浸润深度≥5.0 mm 而最大径线<2.0 cm 的浸润癌
Ⅰb 2	最大径线≥2.0 cm 而<4.0 cm 的浸润癌
Ⅰb 3	最大径线≥4.0 cm 的浸润癌
Ⅱ期	宫颈癌侵犯超出子宫，但未扩散到阴道下 1/3 或骨盆壁
Ⅱa	累及阴道上 2/3，无宫旁浸润
Ⅱa 1	浸润癌最大径线<4.0 cm
Ⅱa 2	浸润癌最大径线≥4.0 cm
Ⅱb	宫旁浸润，但未达骨盆壁
Ⅲ期	癌累及阴道下 1/3，和/或扩散到骨盆壁，和/或导致肾积水或无功能肾，和/或累及盆腔和/或腹主动脉旁淋巴结
Ⅲa	癌累及阴道下 1/3，未扩散到骨盆壁
Ⅲb	扩散到骨盆壁和/或引起肾积水或肾脏无功能（明确排除其他原因所致）
Ⅲc	骨盆和/或腹主动脉旁淋巴结受累，不论肿瘤的大小与范围（采用 r 与 p 标记）

分期	描述
Ⅲc1	只有盆腔淋巴结转移
Ⅲc2	腹主动脉旁淋巴结转移
Ⅳ期	癌已扩散超出真骨盆或已累及膀胱或直肠黏膜（活检证实，因此出现泡状水肿并不足以将1个病例归为Ⅳ期）
Ⅳa	扩散至邻近的盆腔器官
Ⅳb	转移至远处器官

首次提出病理学结果及影像学检查结果用于分期，宫颈癌临床分期首次向手术病理分期靠拢，这也推动了宫颈疾病诊治的变革。FIGO 2018年分期的变化有：①Ⅰa期不再考虑病变浸润宽度，仅根据浸润深度分为Ⅰa1期和Ⅰa2期；②临界值都升级为较晚的分期，如将间质浸润深度3 mm归为Ⅰa2期，病灶仅位于宫颈，病灶直径4 cm归为Ⅰb3期，以及无宫旁浸润，但累及阴道上2/3的归为Ⅱa2期；③在Ⅰb期增加了2 cm作为病灶的临界点，根据病灶的直径分为Ⅰb1期、Ⅰb2期及Ⅰb3期；④Ⅲ期增加Ⅲc期，将淋巴结转移归入Ⅲc，并根据盆腔和腹主动脉淋巴结的转移分为Ⅲc1期和Ⅲc2期。

当有分期疑问时归入较低分期，所有分期都可以用影像学和病理学来补充妇科检查的结果，评估肿瘤大小和侵犯程度，形成最终分期。和以往不同，在以往分期中，即使初治患者，分期一旦确定，不会根据术后病理及影像结果进行修改。新的分期系统中，对于初治的患者，术后病理学检查可以修改术前分期，但复发和转移患者术后不再修改分期。尽管术前影像学检查可以评估淋巴结情况并作为Ⅲc期分期的依据，但金标准仍然是病理学，对于影像显示可疑淋巴结可以行细胞学穿刺或者手术切除活检。

二、分期的注意事项

妇科检查一直是宫颈癌临床分期的主要依据，妇科检查需由2名及以上高年资医师共同完成后确立临床分期，有条件时最好在麻醉状态下行盆腔检查。当分期有分歧时，以分期较早的为准。允许影像学和病理学检查结果用于分期。微小浸润癌诊断必须根据宫颈锥切标本由有经验的病理科医师做出诊断。

三、FIGO 2018年分期的意义和局限性

宫颈癌分期系统的不断更新是对宫颈癌的生物学行为不断认识的过程。从最初的分期由放疗联合会制订，为了使得各机构治疗的患者的疗效具有可比性，到0期即原位癌的提出，认为宫颈癌是一个可以有前驱病变即癌前病变的疾病，为宫颈癌成为一个可以预防和消除的肿瘤奠定了基础。但是，随着对宫颈癌生物学行为认识的不断深入，发现宫颈原位癌和浸润癌的生物学行为预后有明显差别，原位癌的病变尚未突破宫颈上皮的基底膜，因此不存在转移的可能，以此采取局部切除或者物理消融均可，但是为了排除微小浸润癌的存在，锥切后的全面病理检查更有利于疾病的准确诊断。

FIGO 2018年的宫颈癌分期依然采用临床分期，原因在于：①在资源欠发达的国家和地区，宫颈癌仍是女性最常见的恶性生殖道肿瘤，这些地方往往因为硬件设备条件限制或缺乏有经验的影像学家和病理学家，更易采取临床检查来确定分期；②相对于昂贵的影像学检查和手术，医生的临床检查能更好地评估局部晚期肿瘤情况，如肿瘤大小、侵犯位置（阴道和子宫旁）等；③对于因各种原因不适合手术治疗的患者，采用临床分期既可避免患者接受手术，又不影响治疗的效果。在2009年分期发布后

的近 10 年里，研究显示，肿瘤大小、淋巴结受累情况与宫颈癌预后明显相关，也对治疗决策具有重要影响，适当加入某些影像学和手术病理评价因素能够更好地体现分期对治疗的导向作用和对预后的推测作用。因此，2018 年 FIGO 再次更新了宫颈癌分期。

在新的分期中，取消了浸润宽度对 Ia 期宫颈癌分期的影响。Ia1 期与 Ia2 期的诊断是镜下诊断，活检标本是不可以进行诊断的，必须通过宫颈环形电切术（Leep）或者锥切术获取整块的标本，也可以通过宫颈切除术或子宫切除术获取的标本进行诊断。FIGO 认为，镜下浸润宽度的判断存在主观性，易出现人为错误，对于分期的价值不大。病理检查报告需要注明是否有淋巴脉管间隙浸润（LVSI），LVSI 虽然不改变分期，但作为术后复发的危险因素，会影响治疗方案的选择，因此需要注明。手术切缘情况需要说明，如果切缘未净，分期应归为 Ib1 期。因此，在对锥切标本、宫颈切除标本、子宫全切除标本进行病理检查时，尤其是使用电设备时，一定要注意检查切缘情况。Ia 期只能通过显微镜诊断，任何肉眼可见肿瘤应归为 Ib 期。

Ib 期是指宫颈间质浸润深度≥5 mm，但肿瘤仍局限在宫颈。其中，Ib1 期的间质浸润深度为 5 mm～2 cm，Ib2 期为 2～4 cm，Ib3 期≥4 cm。在新的 Ib 期分期中，按照病灶的大小进行了更为细致的亚分期。这是因为，当肿瘤局限于宫颈，实施保守性手术治疗，病灶<2 cm 和≥2 cm 时，预后明显不同。肿瘤直径<2 cm 的患者实施保留生育功能的根治性宫颈切除，其复发率低，预后更好，而肿瘤直径>2 cm 的患者，实施微创手术或者保留生育功能的手术会降低患者的生存率，以 2 cm 作为亚期的界限反映了保留生育功能手术的治疗结局，也为治疗方案的选择提供了准确的界定依据。Ib3 期则将有利于患者接受手术和放射治疗之间的分流，避免双重治疗。按照 2018 年的 FIGO 标准，局部肿瘤直径≥4 cm 的 Ib3 期和 IIa2 期宫颈癌被定义为局部晚期宫颈癌（locally advance cervical cancer，LACC）。对 LACC 的处理，一直以来备受争议。LACC 局部肿瘤大，伴发高危因素多，预后差。采用新辅助化疗联合手术治疗的模式，能够为年轻患者提供保留卵巢的机会，改善治疗后的生活质量。在新版分期中，FIGO 首次提出新辅助化疗（neoadjuvant chemotherapy，NACT）可以使局部肿瘤缩小，宫旁吸收，降低宫颈癌的分期，为后续治疗创造条件。同时，2018 年的分期允许术后根据病理结果对于宫颈癌的分期进行术前、术后的修正，这就出现了新的问题，即 NACT 可能使部分淋巴结阳性患者阴转，这部分患者的术后治疗如何决策？研究显示，NACT 的 5 年总体生存率（overall survival，OS）较直接手术组低（70.7% vs 74.4%）。美国国立综合癌症网络（national comprehensive cancer network，NCCN）指南不推荐 NACT 用于 LACC 的治疗，其可用于临床研究或缺乏放疗设备的地区。同样，在外照射（external-beam radiation therapy，EBRT）的基础上辅助子宫切除术亦不能使患者生存获益。同步放化疗（concurrent chemoradiation，CCRT）是通过对宫颈癌患者进行同期化疗，对放疗增敏、提高放疗效果，以达到控制肿瘤并改善预后的目的。美国等发达国家将 CCRT 作为治疗局部晚期宫颈癌的标准治疗方案（EBRT＋顺铂同期化疗＋阴道近距离放疗）。

在 III 期中，根据病理学检查结果和影像学增加了 IIIc 期，盆腔淋巴结转移为 IIIc1 期，腹主动脉旁淋巴结阳性者归为 IIIc2 期，在记录时须注明影像（R）和病理（P）。有学者研究表明，转移淋巴结数目、直径是宫颈癌的独立预后因素。Liu 研究结果表明，宫颈癌 III 期各亚组患者 3 年无进展生存期分别为 IIIa 期 79.9%，IIIb 70.4%，IIIc1 期 66.3% 和 IIIc2 期 29.8%，差异有统计学意义。

影像学检查的目的是评估肿瘤的转移范围，不同医疗机构，其影像检查水平不一致，炎症感染时也可表现为局部淋巴结肿大，FIGO 并未对影像学表现进行说明，因此这可能成为下一步研究的方向。在临床应用中，妇科肿瘤医生需要考虑影像检查是否足够用于分期，当影像学检查异常时，需考虑是否采取活检病理明确诊断，以排除假阴性和假阳性。

2018 年的分期使得宫颈癌的分期更为精准，也为宫颈癌的精准治疗提供了依据，对于预后的预测有重要的意义。但是分期中仍然存在有争议的地方，需要更多的临床研究来提供高级别的循证依据。妇科肿瘤医生在进行治疗决策时，应该按照分期原则，综合患者和当地医疗水平进行个性化的治疗，改善患者的预后。

蔡鸿宁

参考文献

[1] 林仲秋,吴珠娜. FIGO 2009 外阴癌、宫颈癌和子宫内膜癌新分期解读 [J]. 国际妇产科学杂志,2009,36(5):411-412.

[2] 周晖,王东雁,罗铭,等.《FIGO 2018 妇癌报告》——宫颈癌指南解读 [J]. 中国实用妇科与产科杂志,2019,35(1):95-103.

[3] 吴小华. 宫颈癌的新分期与临床意义 [J]. 实用妇产科杂志,2011,27(6):406-407.

[4] Bhatla N,Denny L. FIGO Cancer Report 2018 [J]. International journal of gynaecology and obstetrics,2018,143(2):2-3.

[5] Plante M. Evolution in fertility-preserving Options for Early-Stage Cervical Cancer:Radical Trachelectomy,Simple Trachelectomy,Neoadjuvant Chemotherapy [J]. International Journal of Gynecological Cancer,2013,23(6):982-989.

[6] Marchiole P,Benchaib M,Buenerd A,et al. Oncological safety of laparoscopic-assisted vaginal radical trachelectomy (LARVT or Dargent's operation):A comparative study with laparoscopic-assisted vaginal radical hysterectomy (LARVH) [J]. Gynecologic Oncology,2007,106(1):132-141.

[7] Bentivegna E,Maulard A,Pautier P,et al. Fertility results and pregnancy outcomes after conservative treatment of cervical cancer:a systematic review of the literature [J]. Fertility and Sterility,2016,106(5):1195-1211.

[8] Slama J,Cerny A,Dusek L,et al. Results of less radical fertility-sparing procedures with omitted parametrectomy for cervical cancer:5 years of experience [J]. Gynecologic Oncology,2016,142(3):401-404.

[9] Plante M,Renaud MC,Sebastianelli A,et al. Simple Vaginal Trachelectomy:Early-Stage Cervical Cancer [J]. International journal of gynecological cancer:official journal of the International Gynecological Cancer Society,2017,27(5):1021-1027.

[10] Pöka R,Molnár S,Daragó P,et al. Intention-to-for Early-Stage Cervical Cancer With Special Reference to Oncologic Failures:Single-Institutional Experience in Hungary [J]. International Journal of Gynecological Cancer,2017,27(7):1438-1445.

[11] Tomao F,Maruccio M,Preti EP,et al. Conization in Early Stage Cervical Cancer:Pattern of Recurrence in a 10-Year Single-Institution Experience [J]. International journal of gynecological cancer:official journal of the International Gynecological Cancer Society,2017,27(5):1001-1008.

[12] Li J,Wu X,Li X,et al. Abdominal radical trachelectomy:Is it safe for Ⅰb1 cervical cancer with tumors≥2 cm? [J]. Gynecologic Oncology,2013,131(1):87-92.

[13] Abu-Rustum NR,Yashar CM,Bean S,et al. NCCN 1.2020 [J]. Journal of the National Comprehensive Cancer Network,2020,18(6):660-666.

[14] Liu X,Wang J,Hu K,et al. Validation of the 2018 FIGO staging system of cervical cancer for stage Ⅲ patients with a cohort from China [J]. Cancer Management and Research,2020,12:1405-1410.

第二十章 ♀

宫颈浸润癌的治疗原则

第一节　基　本　原　则

宫颈癌的治疗方法主要有手术治疗和放疗，化疗广泛应用于与手术、放疗配合的综合治疗和晚期复发性宫颈癌的治疗。

宫颈癌综合治疗不是几种方法的盲目叠加，而是有计划的分步骤实施，治疗中根据手术结果和放疗后肿瘤消退情况予以调整，原则上早期宫颈癌以手术治疗为主，中晚期宫颈癌以放疗为主，化疗为辅。

放疗适用于各期宫颈癌，外照射可采用前后对穿野、盆腔四野、三维适形、调强放疗。适形放疗和调强放疗已应用于临床，由于宫颈癌后装腔内放疗的剂量学特点，因此具有不可替代性。

手术治疗适用于分期早于Ⅱb期（不含Ⅱb期）的患者。Ⅰb3期及Ⅱa2期首选同步放化疗，在放疗资源缺乏地区可选择手术。

对于未绝经的患者，特别是年轻患者，放疗容易引起盆腔纤维化和阴道萎缩狭窄，早于Ⅱb期、无手术禁忌证者应首先选择手术治疗。手术入路可选择开腹、腹腔镜、机器人或经阴道联合腹腔镜等，应该根据手术者方法熟悉程度、手术资质和手术准入综合考虑，予以选择。基于腹腔镜宫颈癌治疗（LACC）的研究结果，术前有必要向患者交代各种手术入路的风险及获益。

目前化疗已广泛适用于宫颈癌治疗，采用以铂类为基础的单药或联合化疗。

治疗方式的选择应取决于本地区现有的设备、妇科肿瘤医师的技术水平以及患者的一般状况、年龄、愿望和肿瘤分期，治疗前应进行充分医患沟通。

需要指出的是，2021年的NCCN指南以及我国2021版的宫颈癌的诊断与治疗指南明确指出，本指南适用于宫颈鳞癌、腺癌、腺鳞癌及宫颈小细胞神经内分泌肿瘤（neuroendocrine carcinoma of the cervix，NECC）。其他特殊病理学类型，如透明细胞癌、肉瘤等发病率低，国际、国内尚未就诊断与治疗方法达成共识，因此，指南不包括这些少见病理学类型的诊治，部分诊治可参照指南。

第二节　初始宫颈癌的治疗

手术治疗主要适用于Ⅱa2期以前的早期宫颈癌。宫颈癌手术治疗方式包括保留生育功能手术、不保留生育功能手术、盆腔廓清术和腹主动脉±盆腔淋巴结切除分期手术。保留生育功能手术包括宫颈锥切术和经腹或经阴道根治性宫颈切除术。不保留生育功能手术采用Querleu Morrow（QM）分型，包括筋膜外子宫切除术（A型）、改良根治性子宫切除术（B型）、根治性子宫切除术（C型）和超根治性子宫切除术（D型）。C型手术又分为保留膀胱神经（C1型）和不保留膀胱神经（C2型）。2018年美国国家综合癌症网络和欧洲妇科肿瘤学会指南表明，剖腹手术（开放手术）或腹腔镜手术（使用常规或机器人技术进行的微创手术）是早期（Ⅰa2～Ⅱa期）宫颈癌患者根治性子宫切除术的可接受方法。这些建议导致微创方法被广泛应用于根治性子宫切除术，尽管缺乏有足够统计学功效，对生存结局进行评估的前瞻性、随机试验。对早期宫颈癌患者的回顾性研究表明，与开腹根治性子宫切除术相比，腹腔镜根治性子宫切除术与较少的术中出血量、较短的住院时间和较低的术后并发症风险相关。并且，与开腹手术相比，微创手术并未与较低的5年无病生存率或总生存率相关。回顾性研究表明，两种手术方法的复发率和生存率无显著差异。但是，2018年的多中心随机对照研究结果使得腹腔镜手术在早期宫颈癌中的应用被叫停。该项研究开始于2008年，历时10年，在全球33个研究中心招募了631例患者，患者的分期在Ⅰa1期至Ⅰb1期，随机分组为经腹手术组和腹腔镜手术组，对患者的无病生存率及复发率进行比较，最终结果发现微创手术的复发率较高，无病生存率较低。此外，在接受微创手术的患者中，总生存率也较低。

若患者有保留生育功能的要求，推荐用于Ⅰa1期无淋巴脉管间隙浸润，该期淋巴结转移率<1%，不需要切除淋巴结。建议先锥切。如锥切切缘阴性，术后可随访观察。如切缘阳性，建议再次锥切或行宫颈切除术。不推荐小细胞神经内分泌肿瘤、胃型腺癌（即微偏腺癌或恶性腺癌）等病理类型的患者保留生育功能。

Ⅰa1期伴淋巴脉管间隙浸润和Ⅰa2期可选择：①锥切＋盆腔淋巴结切除，可考虑行前哨淋巴结显影。锥切切缘阴性者术后随访观察。切缘阳性者，再次锥切或行宫颈切除术。②直接行根治性宫颈切除术＋盆腔淋巴结切除，可考虑行前哨淋巴结显影。Ⅰb1期和肿瘤直径2 cm的Ⅰb2期适合根治性宫颈切除术＋盆腔淋巴结切除±主动脉旁淋巴结切除，可考虑行前哨淋巴结显影。保留生育功能原则上推荐选择肿瘤直径≤2 cm者，可选择经阴道或经腹行根治性宫颈切除术。肿瘤直径2～4 cm者，推荐行经腹根治性宫颈切除术。

若患者不保留生育功能，Ⅰa1期无淋巴脉管间隙浸润先锥切诊断。锥切切缘阴性并有手术禁忌证者，可观察随访。无手术禁忌证者行筋膜外子宫切除术。切缘阳性者最好再次锥切以评估浸润深度，排除Ⅰa2期/Ⅰb1期。不再次锥切直接手术者，切缘为HSIL行筋膜外全子宫切除，切缘为癌者行改良根治性子宫切除术＋盆腔淋巴结切除术（淋巴切除证据等级2B），可考虑行前哨淋巴结显影。Ⅰb1期/Ⅰb2期和Ⅱa1期可选择根治性子宫切除术＋盆腔淋巴结切除（证据等级1）±主动脉旁淋巴结切除，可考虑行前哨淋巴结显影。

Ⅰb3期和Ⅱa2期，NCCN指南推荐可选择根治性子宫切除术＋盆腔淋巴结切除±主动脉旁淋巴结切除作为首选初始治疗，亦可选择放疗。我国最新的指南认为，因为80%患者需要术后放疗或同步放化疗，手术加放疗会增加并发症从而影响生活质量，双重治疗模式也增加了不必要的手术和放疗资源负担，因此，认为同步放化疗是Ⅰb3期和Ⅱa2期的标准治疗方法。在宫颈癌防治中心，会根据患者的年龄和身体状况来分流患者。若患者年轻，我们一般采用介入化疗，使得局部肿瘤缩小，尽量创造手术机会，手术有利于保留患者的卵巢功能及部分阴道功能，提高患者后续的生活质量。如果患者年龄大，经济状况差，建议患者直接选择同步放化疗或者化疗、放疗的序贯治疗。

Ⅱb期至Ⅳa期首选同步放化疗。同步放化疗前需对淋巴结状态进行全面评估。可以先行CT、MRI、PET等影像进行评估，亦可选择手术分期。病理学检查提示淋巴结阴性，采用盆腔全量放化疗＋后装腔内放射治疗。病理学检查提示盆腔淋巴结阳性、腹主动脉旁淋巴结阴性，选择盆腔全量放疗＋后装腔内放射治疗＋含铂药物同步化疗。病理学检查提示腹主动脉旁淋巴结阳性，需行全身检查排除远处转移，若无远处转移，选择延伸野全量放疗＋后装腔内放射治疗＋含铂药物同步化疗；若存在远处转移，选择系统性全身治疗及个体化治疗。影像学分期提示盆腔淋巴结阳性、腹主动脉旁淋巴结阴性，也可再次选择腹主动脉旁淋巴结切除手术，如果病理学检查提示腹主动脉旁淋巴结阴性，采用盆腔全量放疗＋后装腔内放射治疗＋铂类药物同步化疗；如果腹主动脉旁淋巴结阳性，选择延伸野全量放疗＋后装腔内放射治疗＋铂类药物同步化疗。

第三节　复发性宫颈癌的治疗

复发性宫颈癌包括局部复发和远处转移复发。对于复发性宫颈癌，治疗前要评估复发的情况，一般建议采用 PET/CT 评估。复发性宫颈癌的治疗包括放疗±化疗或手术。局部复发的病例，如果初治没有接受放疗或者复发部位在原来放射野之外，能切除者可以考虑手术切除后继续个体化外照射±全身化疗±近距离放疗。不能耐受手术或者不接受手术的患者，可直接选择外照射±同步放化疗和（或）近距离放疗。放疗后中心性复发者可考虑盆腔器官廓清术±术中放疗（IORT）（证据等级 3）。中心性复发病灶直径≤2 cm 的病例，经仔细选择也可以考虑行根治性子宫切除术或近距离放疗。不适合手术切除者，可给予全身系统性治疗。对于非中心性复发者，可选择个体化外照射±全身化疗或手术切除±术中放疗或全身系统治疗。再次复发的患者选择化疗或支持治疗。

对于复发性宫颈癌病例，还可以在化疗的同时加上贝伐珠单抗治疗。

第四节　妊娠期宫颈癌的处理

妊娠合并宫颈癌没有完全统一的、明确的定义，但大多数学者认为在妊娠期间及产后 6 个月发现的宫颈癌，称为妊娠合并宫颈癌。妊娠合并宫颈癌患者的治疗，需要综合考虑肿瘤的病理类型、临床分期，孕妇的孕周以及胎儿在宫内生长和发育情况，孕妇对于是否保留胎儿及是否保留生育功能等多方面因素。因此，在治疗前需要与患者及家属充分沟通及知情同意，必要时需要联合多学科制定个性化的治疗策略。

对于不希望保留胎儿者，则终止妊娠后其治疗原则同非妊娠期宫颈癌。患者有保留胚胎的意愿，可根据 2021 版我国抗癌协会宫颈癌诊治指南意见处理。

（1）妊娠早期（20 周以内），除宫颈癌Ⅰa1 期外，不建议患者继续妊娠；Ⅰa1 期患者应严密监测，每 8 周行 1 次阴道镜检查，必要时宫颈活检，直至妊娠结束开始治疗。无 LVSI 可行宫颈锥切并行宫颈环扎术（低级别证据）。

（2）妊娠中期（20～28 周）诊断为宫颈癌、要求继续妊娠、Ⅱb 期以内者，可继续妊娠。Ⅱb 期以上者，不建议继续妊娠。Ⅰb2 期及Ⅰb3 期继续妊娠患者考虑行新辅助化疗，新辅助化疗可以维持至孕 34～35 周。对于妊娠中期的处理目前争议较大，应充分评估风险和尊重患者选择权。

（3）妊娠晚期（28 周以上）诊断宫颈癌，无论分期如何，要求继续妊娠者，在孕 34 周、胎儿肺成熟后采用剖宫产结束妊娠为宜。然后根据分期制订相应的治疗方案：小于Ⅱb 期者在剖宫产同时行根治性子宫切除术＋淋巴结切除术，避免放疗引起的纤维化，并保留卵巢功能；根治性手术后如果需要行放疗的患者，可在切口愈合后进行；Ⅱb 期以上的宫颈癌患者，结束妊娠后按分期选择同期放化疗。

第五节　全子宫切除术后发现的宫颈癌

全子宫切除术后意外发现的宫颈癌的处理，FIGO 2018 版的癌症报告和 2021 版的 NCCN 指南稍有不同，相比之下，FIGO 2018 版的癌症报告兼顾患者的卫生经济学效益，以及考虑世界范围的医疗水平，建议先行 PET-CT（如可行）或盆腹部 CT 或 MRI 及胸部影像来评估病灶范围。后续治疗计划根据组织学和影像学的发现来制定。尽管术后放疗（PORT）对意外发现的宫颈癌有益，但是患者的预后仍然很差，5 年无复发生存率是 48%，所以治疗上经常会加上 CCRT。2021 版的 NCCN 指南，其分层处理更为细致，经病理复核确认的Ⅰb 1 期无淋巴脉管间隙浸润者，可随访观察。Ⅰa 1 期伴淋巴脉管间隙浸润或Ⅰa 2 期/Ⅰb 1 期或切缘阳性或有肉眼残留病灶者，先完善病史、体格检查、血常规（含血小板）和肝肾功能检测及影像学检查。①切缘及影像学检查均阴性者，可选择盆腔外照射＋近距离放疗±含铂同期化疗。对于已切除的子宫，病理无 Sedlis 标准所述的危险因素者，也可行宫旁广泛切除加阴道上段切除＋盆腔淋巴结切除±主动脉旁淋巴结取样（主动脉旁淋巴结取样 2B 类证据）。术后淋巴结阴性且无残余病灶者可以观察，术后淋巴或切缘或宫旁阳性者，补充盆腔外照射（若主动脉旁淋巴结阳性，加主动脉旁区放疗）＋含铂的同期化疗（1 类证据）±个体化近距离放疗（阴道切缘阳性者）。②初次手术切缘为癌，存在肉眼残留病灶、影像学检查阳性或肿瘤特征符合 Sedlis 标准者，直接行盆腔外照射（若主动脉旁淋巴结阳性，加主动脉旁区放疗）＋含铂的同期化疗（1 类证据）±个体化近距离放疗（阴道切缘阳性者）。

全宫术后出现的宫颈癌应根据当地医疗卫生条件进行下一步处理。若当地医疗水平受到限制，比如放疗设备缺乏等，建议转诊处理。

蔡鸿宁

参考文献

［1］　周琦.中国常见妇科恶性肿瘤诊治指南（2019）［M］.重庆：重庆大学出版社,2019.

［2］　Cibula D,Pötter R,Planchamp F,et al. The European Society of Gynaecological Oncology/European Society for Radiotherapy and Oncology/European Society of Pathology guidelines for the management of patients with cervical cancer［J］. Radiotherapy and Oncology,2018,127(3):404-416.

［3］　Reid E,Suneja G,Ambinder RF,et al. Cancer in people living with HIV,version1.2018,NCCN Clinical Practice Guidelines in Oncology［J］. Journal of the National Comprehensive Cancer Network,2018,16(8):986-1017.

［4］　Conrad LB,Ramirez PT,Burke W,et al. Role of Minimally Invasive Surgery in Gynecologic Oncology:An updated survey of members the Society of Gynecologic Oncology［J］. International Journal of Gynecological Cancer,2015,25(6):1121-1127.

［5］　Zhao Y,Hang B,Xiong GW,et al. Laparoscopic［J］. Journal of Laparoendoscopic & Advanced Surgical Techniques Part A,2017,27(11):1132-1144.

［6］　Diver E,Hinchcliff E,Gockley A,et al. Minimally invasive radical hysterectomy for cervical cancer is associated with reduced morbidity and similar survival outcomes compared with laparotomy［J］. The Journal of Minimally Invasive Gynecology,2017,24(3):402-406.

［7］　Park DA,Yun JE,Kim SW,et al. Surgical and clinical safety and effectiveness of robot-assisted laparoscopic hysterectomy compared to conventional laparoscopy and laparotomy for cervical cancer:A systematic review and meta-analysis［J］. European Journal of Surgical Oncology,2017,43(6):994-1002.

［8］　Cao T,Feng Y,Huang Q,et al. Prognostic and safety roles in laparoscopic versus abdominal radical hysterectomy in cervical cancer:a meta-analysis［J］. Journal of laparoendoscopic & advanced surgical techniques Part A,2015,25(12):990-998.

［9］　Holloway RW,Finkler NJ,Pikaart DP,et al. Comparison of Total Laparoscopic and Abdominal Radical Hysterectomy for Patients With Early-Stage Cervical Cancer［J］. Obstetrics & Gynecology,2007,110 (5):1174-1175.

［10］　Lee EJ,Kang H,Kim DH. A comparative study of laparoscopic radical hysterectomy with radical abdominal hysterectomy for early-stage cervical cancer:a long-term follow-up study［J］. European Journal of Obstetrics and Gynecology,2010,156(1):83-86.

［11］　Malzoni M,Tinelli R,Cosentino F,et al. Total laparoscopic radical hysterectomy versus abdominal radical hysterectomy with lymphadenectomy in patients with early cervical cancer:our experience[J]. Annals of Surgical Oncology, 2009,16(5):1316-1323.

[12] Nam JH,Park JY,Kim DY,et al. Laparoscopic versus open radical hysterectomy in early-stage cervical cancer:long-term survival outcomes in a matched cohort study [J]. Annals of Oncology,2012,23(4):903-911.

[13] Shazly SA,Murad MH,Dowdy SC,et al. Robotic radical hysterectomy in early stage cervical cancer:A systematic review and meta-analysis [J]. Gynecologic Oncology,2015,138(2):457-471.

[14] Sert BM,Boggess JF,Ahmad S,et al. Robot-assisted versus open radical hysterectomy:A multi-institutional experience for early-stage cervical cancer [J]. European Journal of Surgical Oncology,2016,42(4):513-522.

[15] Soliman PT,Frumovitz M,Sun CC,et al. Radical hysterectomy:A comparison of surgical approaches after adoption of robotic surgery in gynecologic oncology [J]. Gynecologic Oncology,2011,123(2):333-336.

[16] Ramirez PT,Frumovitz M,Pareja R,et al. Minimally invasive versus abdominal radical hysterectomy for cervical cancer[J].N Engl J Med,2018,379:1895-1904.

[17] 周晖,刘昀昀,罗铭,等.《2021 NCCN宫颈癌临床实践指南(第1版)》解读 [J].中国实用妇科与产科杂志,2020,36 (11):71-77.

[18] 周晖,王东雁,罗铭,等.《FIGO 2018妇癌报告》—宫颈癌指南解读 [J].中国实用妇科与产科杂志,2019,35 (1):95-103.

第二十一章

宫颈浸润癌的治疗方法

宫颈癌的治疗方法主要包括手术、放疗和化疗。宫颈癌的综合治疗不是几种方法的盲目叠加，原则上早期宫颈癌以手术治疗为主，中晚期宫颈癌以放疗为主，化疗为辅。有关宫颈癌的治疗原则详见本书的第 20 章。

第一节　放　射　治　疗

宫颈癌的放射治疗是宫颈癌的主要治疗手段，自宫腔内镭疗开始至今已超过一个世纪，目前仍是宫颈癌的主要治疗方法之一。在世界范围内，宫颈癌患者在治疗中曾用过放疗的病例超过总数的 80%。其适应范围广，各期均可应用，疗效确定。

一、宫颈癌放射治疗原则

宫颈癌的放射治疗原则与其他治疗手段一样，要最大限度地杀灭癌细胞，尽最大可能保护正常组织和重要器官，即尽量提高治疗效果，降低并发症发生率。因此，放射治疗应包括适当的治疗工具、照射范围、足够的照射剂量、均匀的剂量分布和合理的照射体积。宫颈癌规范的放射治疗是体外照射联合近距离照射。近距离照射主要照射宫颈癌的原发区域。体外照射主要照射宫颈癌的盆腔蔓延和转移区域。

（一）适当的治疗设备

目前可供临床使用的放射治疗设备很多，包括近距离治疗及远距离治疗设备。近距离治疗包括腔内照射、管道内照射、组织间照射等。远距离治疗包括深部 X 线治疗机、^{60}Co 治疗机、加速器等，各种治疗设备之间有其不同的照射特点。放射治疗就要根据肿瘤的不同情况，选择适当的照射工具。

（二）适宜的照射范围

宫颈癌的放射治疗也和其他治疗手段一样，除了极少数的早期癌可以对其蔓延转移区、淋巴引流区不做处理外，都需要包括肿瘤原发区及其蔓延转移区、淋巴引流区。照射范围的确定主要是以肿瘤的恶性程度、侵犯周围组织的范围及区域淋巴结转移的可能性等方面来考虑的。因此，要求有一定临床经验的医师来确定放射野。照射野要足够大，又不能过大。照射野不够大，肿瘤照射不全，肿瘤难以控制，疗效欠佳，降低生存概率；照射野过大，增加放射治疗并发症，降低疗效，影响生存质量，所以要求照射范围要适宜。

（三）足够的照射剂量

是否在一定的时间内给予足够的照射剂量，也是影响放射治疗效果的一个因素。由于肿瘤的组织类型、细胞成分、生长部位、肿瘤体积及患者全身情况等因素不同，肿瘤对放射线的敏感性各异，其所需放射剂量也不尽相同。例如宫颈鳞癌，它生长在以纤维组织为主的宫颈上，所以宫颈癌的瘤床对放射线有很高的耐受量，一般其受量均在 $100\sim200$ Gy 以上，而其他部位的鳞癌受到瘤床组织对放射线耐受量的限制是很难做到的。肿瘤的放射剂量必须根据患者的实际情况给予足够剂量，当然也不能超量。如果照射剂量不足，肿瘤必然复发，照射剂量过高，则造成瘤床坏死，影响组织的修复功能，也影响放射治疗效果。体外照射的剂量计算比较容易，而且准确，而腔内照射剂量，因为影响因素很多，所以很难计算，且不甚准确。

（四）均匀的剂量分布

体外照射在治疗体积内，使剂量分布较均匀是较易做到的，而近距离照射在治疗体积内的剂量分布很难均匀，放射剂量随着与放射源距离的增加，组织受量按反平方定律而下降。这种近距离照射的剂量分布特点，既有其不利的一面，又有可利用的一面。宫颈癌常用的腔内照射就是利用其有利的一面。近距离照射可以通过选择适宜的施源器、合理布置放射源，以减少治疗体积内剂量分布不均匀的程度。宫颈癌放射治疗中，最常用的是体外照射及腔内照射的联合应用，两者的适当配合，可以弥补一部分近距离照射剂量分布不均匀的弊端。

（五）合理的照射体积

治疗靶体积确定以后，就要利用一切可能，使靶体积内的照射剂量最高，而正常组织和器官的辐射剂量在最低范围内。因为组织器官的放射损伤概率与照射剂量和体积成正相关，因此要求在病变范围以外的正常组织和器官受照射的范围和剂量愈小愈好。

（六）个体化治疗原则

由于个体的差异及肿瘤的多种多样，对每个患者的肿瘤治疗不可能有统一的标准治疗模式。如果按某一标准模式治疗，只有适合某一标准模式治疗的患者可能获得治愈，而不适宜这种标准模式治疗的患者就很难获得较好的效果。因此，对肿瘤的治疗必须正确运用个别对待的治疗原则，才能取得应有的最好效果。

二、同步放化疗

1999 年美国公布了 5 项大型Ⅲ期临床试验的结果，证实了以顺铂为基础的同步放化疗在中晚期宫颈癌治疗中可以显著获益，同步放化疗与单纯放疗相比可以使死亡风险下降 $30\%\sim50\%$。基于这 5 个大型临床试验的结果，目前 NCCN 等多个治疗指南已将其列为中晚期宫颈癌治疗的标准模式。

目前发现的同步化疗的可能机制为：化疗抑制放疗导致的肿瘤细胞损伤后的修复；化疗通过其本身的细胞毒作用缩小肿瘤的体积，减少对放疗不敏感的乏氧细胞的比例；化疗可促使肿瘤细胞同步进入对放疗敏感的细胞周期；启动非增殖细胞进入细胞周期；最大限度减少了肿瘤细胞在放疗后期的加速再增殖和产生对治疗的交叉耐受性；化疗和放疗作用于细胞周期的不同时相，起互补作用，但不延长总体治疗时间。

三、放射治疗并发症

由于放射源种类、放射方法、照射面积、照射部位、单位剂量、总剂量、总的分割次数及总治疗时间等因素的不同，以及患者对放射线敏感性的差异，放射治疗并发症的发生概率及严重程度也各不相同。放射治疗工作者一方面要了解放射治疗并发症，另一方面要熟悉腹腔、盆腔器官对放射线的耐受剂量，以减少放射治疗的并发症。

第二节　手术治疗

手术治疗是宫颈癌最常采用也是最重要的治疗方法之一，是早期宫颈浸润癌首要的治疗手段之一，也是处理某些晚期宫颈癌及疑难问题不可缺少的综合治疗手段，本节内容主要涉及手术治疗在早期宫颈癌中的应用。概括来说，临床早期是宫颈癌的手术适应证，以Ⅰa期至Ⅱb期为主，个别情况下Ⅱa期仍可考虑手术，Ⅱb期多采用放化疗。但目前在新辅助化疗实施后，特别是对中青年尚未绝经的Ⅰb 3期至Ⅲb期患者，均可在新辅助化疗1~2个疗程后，对评估有效者施行广泛子宫切除术。

一、手术分型

可采用 Querleu-Morrow（QM）分型（表 21-1）和 Piver 分型（表 21-2），腹腔镜手术已广泛应用于宫颈癌手术。其中 C 型手术又可以分为保留膀胱神经型（C1）和不保留膀胱神经型（C2）。

表 21-1　Querleu-Morrow 分型

QM 分型	术式
A 型	筋膜外子宫切除术，在输尿管和宫颈之间切断宫颈旁组织，骶韧带和膀胱宫颈韧带不切除，切除阴道＜10 mm，病灶＜20 mm、盆腔淋巴结阴性、无脉管受侵的，实施缩小手术的安全性评价根据临床试验而设计；也适用于晚期癌放疗和/化疗后需行手术切除术的患者
B 型	改良式广泛性子宫切除术，在输尿管隧道处切断宫颈旁组织，不切除子宫深静脉后方的膀胱神经，切除阴道 10 mm 或距肿瘤 10 mm，也称 B1 型手术；B2 型手术是 B1 型手术＋宫颈旁淋巴结切除
C 型	经典的根治性子宫切除术，切除宫颈旁组织至与髂内血管系统交界处；近直肠水平切断骶韧带、近膀胱水平切断膀胱宫颈韧带，距肿瘤或宫颈下缘 15~20 mm，切除阴道及相应的阴道旁组织，完全游离输尿管
D 型	超根治性子宫切除术，D1 型近盆侧壁血管切除宫颈旁、下腹部血管及邻近的筋膜；D2 型即盆腔脏器廓清术（LEER 术）

表 21-2　Piver 分型

Piver 分型	手术范围					适应证
	子宫动脉	主韧带	宫骶韧带	阴道	淋巴结	
Ⅰ型	宫颈筋膜外侧缘	宫颈筋膜外侧缘	宫颈筋膜外侧缘	宫颈外侧缘	不切除	宫颈癌Ⅰa 1期
Ⅱ型	与输卵管交汇处结扎	从中间切断	靠近子宫切断	切除上 1/3	选择切除增大的淋巴结	宫颈癌Ⅰa 2期
Ⅲ型	髂内动脉起始处结扎	全部切除	近骶骨处切断	切除上 1/2	常规盆腔淋巴结切除术	宫颈癌Ⅰb 1期
Ⅳ型	必要时于盆壁结扎髂内动脉	全部切除	近骶骨处切断	切除 3/4	常规盆腔淋巴结切除术	宫颈癌中央型复发
Ⅴ型	结扎髂内动脉	全部切除	近骶骨处切断	切除 3/4	常规盆腔淋巴结切除术	宫颈癌中央型复发，累及远端输尿管或膀胱

二、前哨淋巴结切除

前哨淋巴结（SLN）定位与切除（2a 级证据）作为部分 I 期宫颈癌患者手术时使用，肿瘤直径＜2 cm的检出率和定位效果最好。采用宫颈局部注射染料或放射性胶体锝-99。宫颈注射后，SLN 取样经病理诊断，识别微转移。SLN 注射染料采用直观观察有色染料来识别，放射性胶体锝-99 采用 γ 探测器，吲哚菁绿（ICG）采用荧光摄像，切除任何可疑或肿大的淋巴结，一并将原发肿瘤和宫旁组织整块切除。

三、宫颈癌手术治疗的优点

（1）了解准确的病理结果以指导随后治疗。

（2）完整切除原发癌灶和转移淋巴结能改善预后。

（3）淋巴血管间隙浸润为高危因素而影响预后。手术后病理标本明确后确定是否给予辅助治疗。

（4）可避免因放射治疗引起的晚期放疗并发症，也可避免放化疗后残存肿瘤的危险。

（5）最重要的是可保留卵巢内分泌功能和避免因放射后纤维化引起阴道狭窄而丧失性功能。

（6）在盆腔慢性炎症不宜放射治疗时仍可施行手术。

（7）宫颈癌同时伴有盆腔包块或阴道解剖不正常难于施行腔内放疗或患者对放疗依从性差者可选择手术治疗。

（8）目前化疗后广泛子宫切除手术已成为中青年宫颈癌患者治疗方案的首选。肥胖患者根据医生经验决定是否是手术禁忌证。

（9）放疗后小于 2 cm 的中心复发或手术未控制病灶，可做子宫广泛手术而不用廓清术，但尿瘘、肠梗阻的发病率比未放疗者明显升高。

（10）细胞分化、血管淋巴管间隙扩散到宫腔都不影响手术选择，但术后需密切观察，必要时加用放化疗。

（11）宫颈局部大肿瘤 I b 2 期（≥4 cm），最好化疗后手术而不宜直接手术，而内生型癌侵及阴道则应放化疗。

四、各期治疗方案

见本章第四节。

第三节　化学治疗

一、宫颈癌化疗的发展历程

对宫颈癌而言，手术和放疗一直是主要的治疗手段。经典的宫颈癌术式历经数十年的发展和实践，最终确立于 20 世纪 50 年代。这一革新在很大程度上改善了当时宫颈癌的治疗结局，使无数患者获得了治愈的机会。化疗在宫颈癌中的研究起步较晚，至今仍在不断的探索和提高之中。作为一种全身性的抗肿瘤治疗，化疗不仅能够改善晚期患者的预后和生活质量，也能够提高早期患者的治疗效果。当前，宫颈癌已经成为多学科联合治疗的典范，其中化疗占据了不可忽视的一环。如果说 20 世纪上半叶可归结为宫颈癌手术治疗的演变史，那么 20 世纪的下半叶则见证了宫颈癌的化学治疗探索之路。

顺铂（cisplatin）的出现是肿瘤治疗史上划时代的事件，也是宫颈癌化疗发展历程中的第一个里程碑。1965 年美国生物物理学家 Barnett Rosenberg 首次报道了顺铂的抗肿瘤活性，并在 1971 年将其投入临床试验，最终在 1979 年通过美国食品药品监督管理局（FDA）的批准将顺铂应用于临床。在随后的研究中，顺铂展现出了广谱的抗癌活性及显著优于其他药物的疗效。对宫颈癌而言，顺铂是第一个高度有效的药物。1981 年，美国妇科肿瘤学组报道了一项 Ⅱ 期研究的结果，这项研究使用顺铂单药静脉注射（50 mg/m²，每 3 周 1 次）治疗 34 例晚期或复发的宫颈癌患者，总体客观有效率为 38%，而在既往未接受过化疗的患者中，有效率达到了 50%。尽管所使用的剂量较低，这一结果已经明显优于当时使用的其他药物。随后的研究证实，顺铂单药治疗宫颈癌的有效率可稳定在 25%～30%。

紫杉醇（paclitaxel）的加入是宫颈癌化疗史上第二个里程碑事件。于 1993 年问世的紫杉醇是一种天然植物碱，具有抑制微管蛋白合成，阻止细胞有丝分裂的作用。Ⅱ 期临床试验数据表明，紫杉醇单药用于宫颈癌的化疗只有 17%～25% 的有效率，但由于其独特的抗肿瘤机制，与其他药物联合使用时可单独发挥作用，避免交叉耐药的发生，从而显著提高化疗的效果。1998 年的一项研究报道显示，对局部晚期宫颈癌，联合使用 IFO、顺铂和紫杉醇的总体缓解率高达 84%，其中 16% 的患者达到病理完全缓解。另一项 1999 年的研究报道显示，对复发或转移性宫颈癌，联合使用紫杉醇和顺铂可达到 46.3% 的缓解率。2004 年一项 Ⅲ 期临床研究报道显示，相比单独使用顺铂，联合使用顺铂与紫杉醇显著提高了晚期和复发性宫颈癌的疗效。这一研究首次证实了联合化疗优于顺铂单药化疗，标志着经典 TP 方案（紫杉醇＋顺铂）的确立。NCCN 临床实践指南也因此将 TP 方案推荐为晚期宫颈癌的一线化疗方案。

在早期的研究中，化疗主要是作为一种姑息性的治疗手段用于晚期和复发宫颈癌患者。随着研究的不断深入，人们发现有些化疗药物在理论上具有放疗增敏的作用，包括顺铂、5-氟尿嘧啶以及后来的紫杉醇等。同步放化疗的概念由此产生，并在 20 世纪 80 年代经初步实践证明了其安全性。自 20 世纪 90 年代后期开始，5 项大样本前瞻性随机对照研究结果相继出炉。这些研究共包含了 1 894 例具有高危因素的宫颈癌患者，将同步放化疗与单纯放疗进行随机对照分析，结果显示，相较单纯放疗，同步放化疗使患者的死亡风险下降了 30%～50%。1999 年，美国国立癌症研究所（NCI）发表公告，推荐对晚期宫颈癌在放疗的同时用顺铂 40 mg/m² 进行周疗。2004 年，NCCN 公布的宫颈癌临床诊疗指南已将同步放化疗作为 Ⅰb 3 期和 Ⅱa 期宫颈癌的标准治疗之一。

二、宫颈癌的新辅助化疗

1983 年，Friedlander 第一次报道并提出了宫颈癌新辅助化疗（neoadjuvant chemotherapy，NACT）的概念，从此新辅助化疗逐渐被妇科肿瘤专家关注。宫颈癌的新辅助化疗是指在手术或放疗前先予抗癌药物化疗，以期缩小肿瘤，增加疗效。目前主要应用于局部晚期宫颈癌患者。局部晚期宫颈癌有广义及狭义之分，广义是指 Ⅱb 3 期及 Ⅱa 2 期至 Ⅳa 期患者，而狭义指的是 Ⅰb 3 期或 Ⅱa 2 期，这两个期别的宫颈癌患者，因局部肿瘤较大，手术难度增加，治疗后容易复发，5 年生存率仅 50%～60%，预后较差，目前宫颈癌的新辅助化疗主要用于此类患者，并且已经成为重要的治疗手段之一。在亚洲、欧洲及拉丁美洲，新辅助化疗已经被广泛地应用，并取得良好的疗效。

（一）宫颈癌新辅助化疗应用的依据及其意义

（1）宫颈癌是化疗敏感性肿瘤。

（2）新辅助化疗可增加局部晚期宫颈癌的手术机会，并减少并发症。

（3）新辅助化疗可消灭微转移病灶，减少转移概率。

（4）新辅助化疗的敏感程度可预示患者预后并指导后续治疗。

（5）新辅助化疗能减少术后辅助治疗。

（6）新辅助化疗能增加保留生育功能的机会。

（7）新辅助化疗能使妊娠期宫颈癌患者延长孕周，增加胎儿成活率。

（8）绝大部分患者对于新辅助化疗毒性均能较好耐受。

（二）宫颈癌新辅助化疗的适应证

目前宫颈癌新辅助化疗适用的病理类型为鳞癌、腺癌或腺鳞癌，对于应用在较为罕见的神经内分泌癌或微偏腺癌，尚无太多证据。对于上述常见的病理类型，新辅助化疗主要运用于以下 3 个方面的患者：①局部晚期宫颈癌；②保留生育功能的宫颈癌患者；③已妊娠的宫颈癌患者。

（三）宫颈癌新辅助化疗的用药方案

目前的化疗方案均为以铂类为基础的联合方案。2000 年以后，紫杉醇＋DDP（TP）的 TP 方案被多个研究证明能给宫颈癌患者带来更高的有效率及更长的无进展生存期。

化疗疗程方面，既往研究报道 1～3 个疗程为多，化疗敏感的患者，可能 1 个疗程后肿瘤即明显缩小，可以达到降低手术难度的目的。但多个研究均提示，若新辅助化疗后肿瘤获得了完全缓解甚至病理学完全缓解，则可明显改善患者预后。所以，目前建议在毒副作用能耐受的情况下，尽量化疗 3 个疗程，现报道的文献亦以 3 个疗程为限。

第四节   各期宫颈癌的治疗选择建议

一、Ⅰa 1 期宫颈癌治疗

应根据患者是否有生育要求选择治疗方法。

有生育要求者可采用宫颈锥切术，宫颈锥切标本无脉管浸润，切缘达 3 mm 阴性距离为适应证；有脉管浸润时，采用广泛性宫颈切除术＋盆腔淋巴结切除术，手术先行盆腔淋巴结切除，送冰冻检查或快速石蜡切片。有转移者，改行改良广泛性子宫切除术（Ⅱ型子宫切除术）±腹主动脉旁淋巴结取样；无转移者，行广泛性宫颈切除术。

无生育要求者行筋膜外全子宫切除。如果患者伴有淋巴血管受侵，行改良广泛性子宫切除术（Ⅱ型子宫切除术）＋盆腔淋巴结切除术。

有手术禁忌者行后装腔内放疗，剂量参考点选择 A 点剂量 60～65 Gy。

二、Ⅰa 2 期宫颈癌治疗

Ⅰa 2 期宫颈癌治疗仍可以按照是否有生育要求选择治疗方法。

有生育要求者行广泛性宫颈切除术＋盆腔淋巴结切除±腹主动脉旁淋巴结取样。手术先行盆腔淋巴结切除，送冰冻或快速石蜡切片检查，有转移者，改行广泛性子宫切除术（Ⅲ型）±腹主动脉旁淋巴结取样（当髂总淋巴结阳性或疑有腹主动脉旁淋巴结转移者）；无转移者，再行广泛性宫颈切除术。

无生育要求者行广泛性子宫切除术（Ⅲ型子宫切除术）＋盆腔淋巴结切除术，年龄小于 45 岁者可切除输卵管、保留双侧卵巢。

有手术禁忌、无生育要求者可选择根治性放疗。腔内放疗±盆腔放疗 A 点总剂量 60～65 Gy，B 点剂量 40 Gy，放疗前可根据需要行卵巢移位术，并银夹标记。

三、Ⅰb1期、Ⅰb2期及Ⅱa1期宫颈癌

有生育要求者可行广泛性宫颈切除术，肿瘤直径小于 2 cm 者可经阴道联合腹腔镜进行。肿瘤直径 2~4 cm 者，采用经腹或腹腔镜手术。术中先行盆腔淋巴结切除，送冰冻检查，如有转移，改行广泛性子宫切除术（Ⅲ型）＋盆腔淋巴结切除术；如无转移，再行广泛性宫颈切除术＋盆腔淋巴结切除±腹主动脉旁淋巴结取样（当髂总淋巴结阳性或疑有腹主动脉旁淋巴结转移者）。

无生育要求者行广泛性子宫切除术（Ⅲ型子宫切除术）＋盆腔淋巴结切除术±腹主动脉旁淋巴结取样（当髂总淋巴结阳性或疑有腹主动脉旁淋巴结转移者）。

有手术禁忌者采用根治性放疗，对于阴道明显侵犯者，加用阴道塞进行后装腔内放疗，给予黏膜下 0.5 cm 处 20~30 Gy。

四、Ⅰb3期及Ⅱa2期宫颈癌

（1）盆腔放疗＋以铂类为主的同步化疗＋近距离放疗（A 点总剂量 85 Gy，B 点剂量 40~50 Gy）。对于阴道侵犯明显的患者，必要时可加用阴道塞进行后装腔内放疗，给予黏膜下 0.5 cm 处 20~30 Gy，需根据病情适当调整（首选）。

（2）广泛性子宫切除术（Ⅲ型）＋盆腔淋巴结切除＋腹主动脉旁淋巴结取样，术前可行以铂类为基础的新辅助化疗，术后根据病理高危因素选择术后放疗或术后同步放化疗。

（3）根治性放疗后宫颈病灶残存者，可行辅助性全子宫切除术。

五、Ⅱb期至Ⅳa期宫颈癌

采用以铂类为基础同步放化疗，可选择 1 周化疗或 3 周化疗。常规放疗剂量：肿瘤直径≥4 cm，A 点剂量应达到 85 Gy 及以上，Ⅲb 期患者 B 点剂量应达到 45~50 Gy。对于盆壁受侵明显的患者，必要时可高适形缩野局部盆腔加量 5~10 Gy。对于阴道侵犯明显的患者，必要时可加用阴道塞进行后装腔内放疗阴道补量，治疗剂量一般采用黏膜下 0.5 cm 处给予 20~30 Gy，需根据病情个体化调整。

六、Ⅳb期宫颈癌

盆腔局部放疗的同时，应加强以铂类为基础的联合化疗，并针对转移灶进行个体化治疗，加强对症治疗、营养治疗、止痛治疗，控制病情进展，改善生存质量。

第五节　宫颈癌术后补充治疗

宫颈癌初始手术治疗的患者，应根据术后病理检查结果决定是否需要补充治疗。

一、高危因素

存在以下任何一个高危因素，术后均需补充放疗：盆腔淋巴结阳性、切缘阳性或宫旁组织阳性。术后补充盆腔放疗＋铂类同步化疗（1 类证据）±阴道近距离放疗。

二、中危因素

推荐按照 Sedlis 标准补充盆腔放疗±铂类同步化疗（表 21-3）。

表 21-3 Sedlis 标准

淋巴脉管间隙浸润 （LVSI）	间质浸润 （病理）	肿瘤大小/cm （临床判断）
＋	深 1/3	任何大小
＋	中 1/3	≥2
＋	浅 1/3	≥5
－	中或浅 1/3	≥4

采用 Sedlis 标准的同时，还需考虑肿瘤的组织学类型（如腺癌、腺鳞癌等）和病灶是否靠近切缘这两个因素。符合中危因素标准，术后辅助放疗，行外放疗±含铂类的同步化疗±阴道腔内放疗。因国内病理连续切片数与 NCCN 指南相关合作医院尚有差距，对于 Sedlis 标准需个体化考虑。

三、腹主动脉旁淋巴结阳性

行 PET-CT 检查明确有无其他转移。对于有远处转移的患者，只要有指征就应在可疑部位取活检以明确诊断，活检阴性者应接受针对腹主动脉旁淋巴结放疗＋以铂类为基础的同步化疗＋盆腔放疗±近距离放疗，活检阳性者应接受全身化疗和个体化放疗。

颜彬

参考文献

[1] 曹泽毅.中华妇产科学[M].3 版.北京:人民卫生出版社,2014.

[2] 安菊生,黄曼妮.宫颈癌常规放疗联合腔内三维放疗的初步研究[J].中华放射肿瘤学杂志,2014,23(5):38-42.

[3] 黄曼妮,徐英杰,吴令英,等. 宫颈癌调强放射治疗靶区设计的临床研究[J]. 癌症进展杂志,2008,6(5):523-527.

[4] Gold MA,Tian C,Whitney CW,et al. Surgical versus radiographic determination of paraaortic lymph node metastases before chemoradiation for locally advanced cervical carcinoma:a Gynecologic Oncology Group Study[J]. Cancer,2008, 112(9):1954-1963.

[5] 谢幸,孔北华,段涛. 妇产科学[M].9 版.北京:人民卫生出版社,2018.

[6] Marchiole P,Tigaud JD,Costantini S,et al. Neoadjuvant chemotherapy and vaginal radical trachelectomy for fertilitysparing treatment in women affected by cervical cancer (FIGO stage Ⅰb-Ⅱa 1)[J]. Gynecol Oncol,2011,122(3): 484-490.

[7] Plante M,Lau S,Brydon L,et al. Neoadjuvant chemotherapy followed by vaginal radical trachelectomy in bulky stage IB1 cervical cancer:case report[J]. Gynecol Oncol,2006,101(2):367-370.

[8] Robova H,Halaska M,Pluta M,et al. The role of neoadjuvant chemotherapy and surgery in cervical cancer[J]. Int J Gynecol Cancer,2010,20(11 Suppl 2):42-46.

[9] Robova H,Pluta M,Hrehorcak M,et al. High-dose density chemotherapy followed by simple trachelectomy:full-term pregnancy[J]. Int J Gynecol Cancer,2008,18(6):1367-1371.

[10] (临床判断)Lu Q,Zhang Y,Wang S,et al. Neoadjuvant intra-arterial chemotherapy followed by total laparoscopic radical trachelectomy in stage Ⅰb 1 cervical cancer[J]. Fertil Steril,2014,101(3):812-817.

[11] Wang D,Yang J,Shen K,et al. Neoadjuvant chemotherapy followed by fertility-sparing surgery for women with stage Ⅰb 1 cervical cancer[J]. J Gynecol Oncol,2013,24(3):287-290.

[12] Rosenberg B. Inhibition of cell division in Escherichia coli by electrolysis products from a platinum electrode[J]. Na-

ture,1965,205:698-699.

［13］ Thigpen T,Shingleton H,Homesley H,et al. Cis-platinum in treatment of advanced or recurrent squamous cell carcinoma of the cervix:a phase Ⅱ study of the Gynecologic Oncology Group[J]. Cancer,1981,48(4):899-903.

［14］ Wiebe E,Denny L,Thomas G. Cancer of the cervix uteri[J]. Int J Gynaecol Obstet,2012,119(Suppl 2):100-109.

［15］ Robova H,Halaska MJ,Pluta M,et al. Oncological and pregnancy outcomes after high-dose density neoadjuvant chemotherapy and fertility-sparing surgery in cervical cancer[J]. Gynecol,2014,135(2):213-216.

［16］ Maneo A,Chiari S,Bonazzi C,et al. Neoadjuvant chemotherapy and conservative surgery for stage Ⅰb 1 cervical cancer[J]. Gynecol Oncol,2008,111(3):438-443.

［17］ Lanowska M,Mangler M,Speiser D,et al. Radical vaginal trachelectomy after laparoscopic staging and neoadjuvant chemotherapy in women with early-stage cervical cancer over 2 cm:oncologic,fertility,and neonatal outcome in a series of 20 patients[J]. Int J Gynecol Cancer,2014,24(3):586-593.

第二十二章

宫颈浸润癌治疗后的随访

第一节　随访的意义

随访是指医疗、科研工作中，为了解患者医疗处理的预后、康复情况、远期疗效及新技术临床应用效果等所采取的定期医疗复查及访视活动。随访是医疗工作不可缺少的重要组成部分，准确随访患者在各个不同时期的治疗及治疗后效果和生活质量、生存时间等对于妇科肿瘤防治研究有着非常重要的意义。严谨的随访对于宫颈癌具有重要的诊疗意义、科研学术意义、社会意义及经济意义。

第一，严格的随访是恶性肿瘤诊治工作的重要组成部分。通过了解患者治疗后病情变化及远期并发症，可以更加全面掌握肿瘤的进展规律，了解并评价治疗效果；可以及早发现肿瘤的复发和转移，了解肿瘤的复发转移规律，从而及早进行治疗以改善患者预后；同时，通过积累并总结临床经验，有利于不断提高医疗质量。

第二，随访有助于保存宝贵的科研资料，有利于科研工作的开展。了解患者经某一治疗或者某一新技术应用后的病情转归及生活质量，可以更加真实地评价该治疗方案或新技术应用的疗效，从而推动医学临床及科研工作的发展。

第三，随访有利于降低患者的医疗成本。对妇科恶性肿瘤及时规范的随访，有利于早期发现疾病复发和转移，以便早期治疗，提高疾病控制率，延长患者寿命，降低患者晚期复发的医疗成本。

第四，随访有利于改善医患关系，提高患者生活质量。对于恶性肿瘤患者而言，医护人员与患者或家属的良好沟通，释疑解惑，是心理疏导的一种有效手段，减轻了患者及家属的精神压力，提高了他们对医院的信任度，改善了医患关系，从而提高了患者生活质量。

与其他恶性肿瘤一样，宫颈癌即使经过规范的治疗（如手术、化疗、放疗等），仍有复发、转移的可能。而一旦复发后诊断延迟，其治疗则更加困难，患者预后更差。因此，宫颈癌治疗后宜密切随访，特别是在治疗结束后 2～3 年宜根据肿瘤类型制定严密的随访计划，按期随访，以便及早发现复发，及时治疗，以改善患者的预后，延长患者生命，提高患者生活质量，降低治疗费用。另外，宫颈癌的其他治疗措施如化疗会导致患者骨髓抑制、恶心、呕吐、腹泻，以及心、肝、肾功能损害等不良反应；而放疗的并发症如阴道粘连或狭窄、放射性肠炎、放射性膀胱炎、输尿管狭窄致肾功能不良、膀胱/直肠阴道瘘等则常于治疗后半年甚至数年才逐渐出现，并严重影响患者生活质量。对此类患者治疗后进行严密随访，有助于及时发现并发症，及时给予相关检查、对症处理和生活指导。

第二节　随访相关问题

一、复发转移的时间特点

经治疗后的宫颈浸润癌患者，多数（约 65%）可获长期治愈，据估计，大约 35% 的患者治疗后复发或未控。在因复发或未控而导致死亡的患者中，最集中是在治疗后的第一年内，约占 50%。以后开始下降，第二年约为 25%，第三年约 15%，在第三年末达到总死亡数的 85%。死于宫颈癌的患者，有92.5% 发生在治疗后的前 5 年。

二、复查时间

前面提到，宫颈浸润癌治疗后最初的 2 年是治疗并发症和疾病复发最密集的时期，因此，术后 2 年之内的随访亦应最为密集而规范。宫颈癌患者在患者治疗结束后出院时就应制定随访计划，确定随访期限：宫颈癌 2 年内严密随访，5 年内密切随访，需终生随访。总体来说，第 1~2 年应每 3 个月随访 1次，第 3 年每 3~6 个月随访 1 次。如在随访期间发现异常，应给予相应处理，并适当缩短随访间隔，或根据患者具体情况再次制定随访计划。治疗后第 4~5 年，病灶消失、生活质量良好者，每半年随访1 次；病灶存在或复发转移者，仍需每 3 个月随访 1 次或根据情况给予更为密集的随访。治疗后第 6 年开始，无病灶者每年随访 1 次；病灶存在或复发转移者，仍然每 3 个月随访 1 次或根据情况给予更为密集的随访。

三、复查内容

(一) 问诊

宫颈浸润癌患者治疗后复查的目的包括了解患者治疗后情况，发现并治疗并发症，及早发现复发证据，及时处理。详细的问诊是了解患者治疗效果及疾病转归，发现并处理治疗并发症和及早发现复发的第一步。

(二) 全身检查

包括患者的一般情况，生命体征，营养状态；仔细触诊锁骨上（尤其是左侧）和腹股沟区域的淋巴结。建议进行常规的乳腺触诊。检查肾区有无叩痛；腹部刀口愈合情况，局部有无异常包块或结节；腹部放射野皮肤是否完好；触诊全腹是否可触及异常包块，包括肝脾肿大、腹主动脉旁包块，尤其注意双侧是否有淋巴囊肿形成；注意触诊腹部切口或腹腔镜穿刺口有无肿物；注意会阴及下肢是否有水肿及水肿的性质及特点等。

(三) 盆腔检查

每次门诊复查均应行盆腔检查，包括三合诊检查。仔细的阴道视诊和触诊有助于发现阴道转移。对手术后的患者，应观察阴道断端有无新生病灶和愈合不良等；行三合诊检查阴道残端和盆腔内包括侧盆壁有无包块有助于及早发现盆腔内复发。对于放疗后的患者，仔细进行阴道宫颈的视诊和阴道穹隆及宫颈的触诊，了解宫颈前、后、左、右组织与器官有无异常、与周围组织有无粘连、炎性或癌性增厚改变，邻近器官有无包块、压痛以及其与子宫位置的关系等。细致的盆腔检查有助于及早发现阴道断端及盆腔内的复发病灶，及时发现并处理相关并发症如放疗后阴道溃疡等。

（四）超声检查

每次复查均应行肝、胆、脾、肾、输尿管、膀胱及盆腔的 B 超，慎重对待任何一个 B 超上新出现的肿物或结节。经阴道 B 超有助于及早发现阴道残端的复发，对保留卵巢的患者更应进行。由于部分患者手术时进行过卵巢移位，因此，填写 B 超申请单时需要详细注明哪侧卵巢进行了移位，以便 B 超医师在检查时有的放矢。

（五）胸片

宫颈癌的肺转移的发生率是 1.5%。建议每 6 个月复查一次胸片，如胸片发现异常，及时复查胸部 CT。

（六）肿瘤标志物

SCC 是目前宫颈鳞癌最重要的肿瘤标志物。血清 SCC 可评价手术、放疗、化疗疗效，对监测宫颈鳞癌病情和估计预后、监测复发具有重要的临床参考价值。

宫颈腺癌目前尚缺乏有效的肿瘤标志物。对于治疗前有某项肿瘤标志物增高的患者，治疗后可定期复查，以作为肿瘤控制情况和早期发现复发的指标。可选择的肿瘤标志物包括 CA125、CA199 等。

（七）CT 或 MRI

CT 或 MRI 不是随访中的常规内容，但在随访中如怀疑肿瘤有复发或转移时，或者需要判断复发或转移的部位、确定进一步治疗方案时可以根据病情选择应用。

（八）PET-CT 或 ECT

PET-CT 或 ECT 亦不是随访中的常规内容，但在随访中如怀疑肿瘤复发或转移时，或者需要判断复发或转移的部位时可以酌情应用。这两种方法对诊断远处转移如头部、骨骼和全身多处转移的效果优于 CT 或 MRI。

（九）静脉肾盂造影

由于 95% 的有宫颈癌病史的患者的输尿管梗阻是由复发引起的，因此，如果患者有泌尿系症状，则可考虑行静脉肾盂造影。

四、随访方法

（一）门诊随访

患者治疗结束出院时，由病房负责医师告知患者下次来院复诊时间，患者应如约来诊，进行查体、相关影像学、实验室检查等，并记录随访资料。复诊后医师再次预约下次复诊日期，周而复始。门诊随访获得的临床资料最可靠且最全面。对于外省市或偏远地区的患者，可于当地大医院复查相关项目，并定期电话或信函随访。

（二）电话随访

其优点在于直接与患者或家属联系，缩短了医患之间的距离，将健康教育延伸至患者家庭，能对患者的病情变化、后续治疗等实施指导与监控，及时督促患者门诊复查，早期发现复发、转移，提高患者对医嘱的遵从性。

电话随访需要一定的技巧。随访者应先报出所在医院、科室，简要说明随访的目的，对患者致以问候，同时技巧地询问患者是否仍存活。如患者存活，可逐步询问患者相关情况，并提醒患者定期到医院复查。对患者已死亡，应对患者去世致以哀悼，并委婉地询问患者疾病复发的时间、复发治疗情况及死亡时间等。恶性肿瘤患者的随访中常遇到患者死亡、家属情绪激动者，此时随访者应保持冷静和情绪平和，尽量安抚患者家属的情绪，尽力获得患者的死亡信息。

（三）信件随访

信访特别适合于农村、边远地区，有经济适用的优势，但有工作量大、随访周期较长、信息准确率差、随访回复率低的缺点。

（四）网络随访

医患之间可以通过电子邮件、微博、微信平台等方式进行交流。这种方法扩大了医患交流的途径，值得推广。

（五）家庭随访

若以上随访方法均失败，患者居住在相对较近的区域内，随访小组可以考虑进行家庭随访。但现在人口流动性相对较大，此种随访方式多不易进行。

五、治疗后生活方式的调整

目前已经明确宫颈癌的发病主要与过早开始性生活、早婚、多产（有3次或3次以上妊娠）、性生活卫生不良、长期应用口服避孕药、吸烟、免疫抑制、体力劳动者、受教育程度低、未进行过宫颈癌筛查、低营养状态和某些特定饮食营养的缺乏等有关。由于宫颈浸润癌在某种程度上可以考虑为一种不良生活方式导致的疾病，因此，其治疗后生活方式的调整尤为重要。

患者治疗后应戒烟限酒，杜绝性生活混乱、改善营养状态。保持性生活卫生，性交时采用避孕套有助于降低HPV的双向传播和再感染。治疗沙眼衣原体、单纯疱疹病毒-2和其他性传播疾病。如患者合并HIV，应积极控制HIV疾病进展。同时还应及时发现患者情绪和心理方面的问题，及时指导患者赴精神心理门诊就诊，及早诊治和调整。对于性功能异常，可推荐有相关资质的正规医疗单位咨询治疗。对于部分保留生育功能的宫颈浸润癌患者，还应给予适当的生育指导。

总之，宫颈浸润癌治疗后患者生活方式的调整包括方方面面，作为随访医生需要了解生活方式对患者治疗的重要意义，从各个方面给予建议和指导，鼓励患者以积极健康的生活方式应对疾病并战胜疾病。

颜彬

参考文献

［1］　连丽娟.林巧稚妇科肿瘤学［M］.4版.北京：人民卫生出版社，2013.

［2］　杨越波.子宫肿瘤［M］.北京：人民军医出版社，2011.

［3］　吕爱兰.女性生殖系恶性肿瘤患者出院后电话随访的意义［J］.浙江预防医学，2008，20（11）：62-64.

［4］　Strauss HG，Laban C，Lautenschlager C，et al. SCC antigen in the serum as an independent prognostic factor in operable squamous cell carcinoma of the cervix［J］. Eur J Cancer，2002，38（15）：1987-1991.

［5］　曹泽毅.中华妇产科学［M］.北京：人民卫生出版社，1999.

第二十三章

宫颈鳞癌病例分享

NO. 23-1　杨某　年龄 60

住院日期　2017 年 12 月 25 日－2018 年 1 月 15 日。

主诉　绝经 10 年，同房出血 13 d。

现病史　患者 50 岁绝经。2017 年 12 月 12 日同房后出现阴道流血，量少于平时月经量，伴肛门坠胀，阴道出血渐止。遂就诊于洪湖市华康医院，同时行细胞学筛查及宫颈活检，标本外送检查。2017 年 12 月 12 日武汉康圣达医学检验所 TCT 报告：HSIL；12 月 18 日宫颈活检病理：（3、6、9、12 点）鳞状细胞癌。为进一步诊治，门诊以"宫颈鳞癌"收入院。患者精神好，睡眠好，大小便正常。

筛查方法　TCT；HSIL。

病理诊断　①2017 年 12 月 18 日（康圣达）：（3、6、9、12 点）鳞状细胞癌。②2017 年 12 月 27 日会诊病理：（3、6、12 点）鳞状细胞原位癌累及腺体，建议做进一步检查排除浸润癌；（9 点）送检黏液样组织及血凝块中可见少许破碎的鳞状上皮呈高级别上皮内病变（CIN 2～3）。③2017 年 12 月 28 日宫颈活检（1721494）：宫颈鳞状细胞原位癌累及腺体，灶区间质可见早期浸润。

入院妇检　宫颈略呈小菜花状，质硬，直径约 1 cm，子宫附件无异常发现，双宫旁弹性好。

入院后阴道镜再评估　见图 23-1。

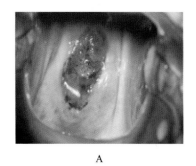 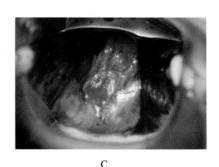

A　　　　　　　　　　　　　　B　　　　　　　　　　　　　　C

图 23-1　患者杨某阴道镜图像

A. 生理盐水作用后；B. 醋酸作用 3 min 后；C. 高碘作用后

入院诊断　宫颈鳞癌（疑似 I 期）。

手术方式　2017 年 12 月 29 日：Leep 锥切术。

术后病检　2018 年 1 月 3 日（1721621）：（2～5、9～10、12 点）鳞状细胞原位癌累及腺体，其中（5 点）可见间质早期浸润（浸润深度＜3 mm，浸润宽度＜7 mm），其余宫颈各点未见 CIN 及癌病变，切缘未见 CIN 及癌病变；免疫组化结果：p16（＋），Ki-67（Li 约 30％）。

更正诊断　宫颈鳞癌 I a 1 期。

进一步手术方式　2018年1月4日：腹腔镜全子宫＋双侧附件切除术。

术后病检　2018年1月9日（1800264）：宫颈组织全取材，原Leep切口处可见出血、变性明显、间质炎性细胞浸润伴血管扩张、淤血；慢性宫颈炎伴纳氏囊肿，宫颈残端组织被覆鳞状上皮增生；子宫内膜呈萎缩性改变。

出院诊断　宫颈鳞癌Ⅰa1期。

随访信息　电话随访患者本人，患者定期复查，情况良好。

NO. 23-2　张某　年龄53

住院日期　2017年12月23日—2018年1月12日。

主诉　阴道出血2个月，发现宫颈鳞状细胞癌1周。

现病史　患者绝经6年，无白带多及阴道出血等。患者近2个月间断少量阴道出血，褐色，伴腰骶部胀痛不适。于2017年12月15日赴湖北省妇幼保健院诊治，HPV 18（＋），TCT报告"上皮内高度病变"，转诊阴道镜检＋宫颈活检，病理诊断：①（3、6、9、12点）鳞状细胞原位癌，局灶区可疑间质浸润；②（宫颈搔刮组织）送检凝血块中可见小块游离破碎鳞状上皮呈高级别鳞状上皮内病变（CIN 3）。今来湖北省妇幼保健院，以"CIS"收入院。患者起病以来，精神好，睡眠及大小便正常。

筛查方法　HPV 18（＋）；TCT：HSIL。

病理诊断　2017年12月15日：①（3、6、9、12点）鳞状细胞原位癌，局灶区可疑间质浸润；②（宫颈搔刮组织）送检凝血块中可见小块游离破碎鳞状上皮呈高级别鳞状上皮内病变（CIN 3）。

入院妇检　宫颈轻度糜烂状，触血（＋），质地偏硬。子宫附件无异常发现，双宫旁弹性好。

入院诊断　宫颈鳞癌（疑似Ⅰa期）。

手术方式　2017年12月25日：Leep锥切术。

术后病检　2017年12月28日（1721358）：浸润性鳞状细胞癌。

更正诊断　宫颈鳞癌Ⅰb1期。

进一步手术方式　2017年12月29日：腹腔镜下广泛全子宫＋双侧附件切除术＋盆腔淋巴结清扫术。

术后病检　2018年1月4日（1721693）：

（1）宫颈全取材，镜下局灶区见残留的浸润性鳞状细胞癌（非角化型，浸润深度约3 mm）；脉管内未见瘤栓，神经未见癌累及，原Leep切口处可见出血、变性及炎症细胞浸润；免疫组化结果：p16（＋），Ki-67（Li约60％）；肿瘤向上未累及宫颈管内口，向下未累及阴道穹隆。

（2）阴道断端、子宫下段及（双侧）宫旁组织未见癌累及。

（3）子宫内膜呈增生性改变。

（4）（双侧）输卵管积水，（双侧）卵巢组织未见癌累及。

（5）（双侧）盆腔淋巴结未见癌转移（0/43）。

出院诊断　宫颈鳞癌Ⅰb1期。

随访信息　电话随访患者本人，患者定期复查，情况良好。

NO. 23-3　杨某　年龄53

住院日期　2017年11月28日—2017年12月30日。

主诉　宫颈鳞癌Leep术后5 d。

现病史　患者于2017年10月31日在武汉市新洲区辛冲镇卫生院行宫颈癌筛查，TCT报告：

ASC-US；DNA 倍体检测报告：可见 DNA 异常倍体细胞。后于 11 月 16 日转至武汉市妇幼保健院行阴道镜检查，拟诊疑似宫颈病变。活检病理报告：宫颈鳞状细胞癌。于 11 月 23 日行 Leep 锥切术，病检结果未回。自诉下半年以来，有 3 次接触性出血，出血量较少，持续数小时后可自行停止。平素白带正常，量少，无异味。今来湖北省妇幼保健院要求进一步治疗，门诊以"宫颈癌"收入院。病程中，患者精神、食欲、睡眠尚可，大小便正常，体力、体重无明显改变。

筛查方法 （武汉市免费两癌筛查）TCT：ASC-US；DNA 倍体检测：可见异倍体细胞。

病理诊断 2017 年 11 月 16 日：宫颈鳞状细胞癌。

入院妇检 宫颈内 1/2 呈浅 Leep 锥切术或物理治疗后外观，子宫附件未触及异常，双侧宫旁弹性好。

入院诊断 宫颈鳞癌Ⅰb1 期。

手术方式 2017 年 12 月 4 日：广泛全子宫＋双附件切除术＋盆腔淋巴结清扫术＋膀胱造瘘术。

术后病检 2017 年 12 月 8 日（1720086）：

（1）宫颈组织全部取材，镜下可见残留的浸润性鳞状细胞癌病灶（非角化型，肿瘤侵及纤维肌层＜1/3 层）；脉管内可见瘤栓，神经未见癌累及；肿瘤向上未累及宫颈管内口，向下未累及阴道穹隆。

（2）阴道断端、子宫下段及（双侧）宫旁组织未见癌，左侧宫旁组织可见一枚淋巴结未见癌转移。

（3）子宫黏膜下、肌壁间、浆膜下平滑肌瘤（肌瘤 3 枚，最大径 0.8 cm）；子宫腺肌症；子宫内膜呈增生性改变，局灶区可见内膜息肉形成。

（4）（双侧）输卵管管壁血管扩张、淤血。

（5）（左侧）卵巢组织并纤维脂肪组织变性钙化；（右侧）卵巢单纯性囊肿。

（6）（双侧盆腔＋右侧腹股沟前哨淋巴结）送检淋巴结可见癌转移。

出院诊断 ①宫颈鳞癌Ⅰb1 期；②子宫平滑肌瘤；③子宫腺肌症。

术后放化疗

（1）艾素 115 mg d1＋ 顺铂 57.5 mg d2～3。

（2）艾素 115 mg d1＋ 顺铂 57.5 mg d2～3。

（3）艾素 115 mg d1＋ 顺铂 35 mg d1 ＋ 顺铂 40 mg d2～3。

2018 年 4 月转武汉大学中南医院放化疗。

随访信息 患者赴吴绪峰主任门诊随访，情况良好。

NO. 23-4　吴某　年龄 32

住院日期 2018 年 1 月 11 日—2018 年 1 月 22 日。

主诉 月经间期阴道少量出血 10 d。

现病史 既往月经规律，月经量正常，末次月经时间为 2017 年 12 月 19 日，月经干净后第 5 天出现少量阴道出血，于 2017 年 12 月 28 日湖北省妇幼保健院妇科宫腔镜示：宫颈管形态及结构未见明显异常，子宫腔形态、大小尚正常，子宫内膜稍增生，部分内膜呈丘状增生凸向宫腔，双侧宫角及输卵管开口均显示清晰。行诊刮术，送病检。病检示：（宫内刮出物）送检破碎子宫内膜呈增生性改变，另见游离鳞状上皮呈高级别鳞状上皮内病变。2018 年 1 月 4 日湖北省妇幼保健院妇科电子阴道镜示：HSIL，行阴道镜检＋宫颈活检，病理报告：①（颈管搔刮）送检黏液变性组织及少许破碎的颈管黏膜腺体呈慢性炎症改变；②（3、6、9、12 点）高级别鳞状上皮内病变（CIN 3）累及腺体。为进一步治疗，门诊以"CIN 3"收入院。病程中，患者精神、食欲、睡眠尚可，大小便正常，体力、体重无明显改变。

筛查方法 未筛查。

病理诊断　高级别鳞状上皮内病变（CIN 3）累及腺体。

入院妇检　宫颈肥大，轻度糜烂状，子宫附件未触及异常。

入院诊断　CIN 3。

手术方式　2018 年 1 月 12 日：宫颈锥切术。

术后病检　2018 年 1 月 15 日（1800762）：（1～8 点）鳞状细胞原位癌累及腺体，病变呈多灶性；（宫颈 7 点）可见间质浸润（浸润深度＜3 mm，浸润宽度＜7 mm），毛细血管淋巴结内未见瘤栓，（12 点）局灶区呈 CIN 2～3 累及腺体，其余各点及切缘未见癌及 CIN 病变。

出院诊断　宫颈鳞癌 I a 1 期。

随访信息　电话随访患者本人，患者定期复查，情况良好。

NO. 23-5　程某　年龄 53

住院日期　2018 年 1 月 19 日—2018 年 2 月 12 日。

主诉　绝经 3 年，少量不规则阴道出血近 1 年。

现病史　患者绝经 3 年，于 2017 年 4 月同房后出现少量阴道出血，后自行停止，外院就诊，未行宫颈筛查。此后，患者仍有不规则阴道出血，遂于 2018 年 1 月 8 日赴湖北省妇幼保健院就诊，行双筛，TCT：未见上皮内瘤变细胞或恶性肿瘤细胞。HC-II：469.39。DNA 倍体检测：未见异倍体及异倍体细胞峰。于 2018 年 1 月 11 日转诊阴道镜检＋宫颈活检，病理报告（1880604）：浸润性鳞状细胞癌（非角化型）、毛细淋巴管血管内见瘤栓。为进一步诊治，门诊以"宫颈鳞状细胞癌"收入院。病程中，患者精神好，食欲好，睡眠好，大小便正常，体力、体重无明显变化。

筛查方法　HC-II：469.39；DNA 及 TCT 均为阴性。

病理诊断　浸润性鳞状细胞癌（非角化型）、毛细淋巴管血管内见瘤栓。

入院妇检　宫颈点状充血，外观无异常，质地稍硬，子宫附件、双侧宫旁弹性好。

入院诊断　宫颈鳞癌 I b 1 期。

手术方式　2018 年 1 月 25 日：腹腔镜下广泛全子宫＋双侧附件切除术＋盆腔淋巴结清扫＋耻骨上膀胱造瘘术。

术后病检　2018 年 2 月 6 日（1801553）：

（1）宫颈浸润性鳞状细胞癌（非角化型，肿块大小为 2.5 cm×2 cm，肿瘤侵及纤维肌层＜1/2）；脉管内可见瘤栓，神经未见癌累及；免疫组化结果：p16（＋），p63（＋），Ki-67（Li 约 80%）；肿瘤向上未累及宫颈管内口，向下未累及阴道穹隆。

（2）阴道断端及（双侧）宫旁组织未见癌。

（3）子宫肌壁间平滑肌瘤（肌瘤 1 枚，最大径 0.5 cm）；子宫腺肌症；子宫内膜呈增生性改变。

（4）（双侧）输卵管管壁血管扩张、淤血及（双侧）卵巢组织未见异常。

（5）（双侧盆腔＋双侧宫旁淋巴结）送检淋巴结未见癌转移。

出院诊断　①宫颈鳞癌 I b 1 期；②子宫平滑肌瘤；③子宫腺肌症。

术后放化疗

（1）艾素 110 mg d1＋顺铂 55 mg d1～2。

（2）艾素 110 mg d1＋顺铂 55 mg d1～2。

（3）艾素 105 mg d1＋顺铂 52.5 mg d1～2。

（4）艾素 105 mg d1＋顺铂 52.5 mg d1～2。

随访信息 HC-Ⅱ：1 312.34，DNA 高倍体细胞 2 个，TCT：ASC-US，其余情况良好。术后复查 HPV 持续阳性，活检（一）。

NO. 23-6 陶某 年龄 44

住院日期 2018 年 1 月 25 日—2018 年 2 月 14 日。

主诉 间断同房出血 3 个月。

现病史 患者平素月经规则，经量正常。于 2017 年 10 月同房后出现少量阴道出血，点滴状鲜红色，1 d 后出血自行停止。后仍有间断性同房出血，淡粉色，持续 1～2 d 出血停止，其间患者无白带增多，无异常阴道流液。近 20 d，患者自觉阴道分泌物有异味。于 2018 年 1 月 23 日赴湖北省妇幼保健院就诊，TCT 报告：鳞状细胞癌，HC-Ⅱ：15.29，DNA 高倍体细胞 44 个。转诊阴道镜门诊，镜下取宫颈组织活检（结果待回报）。为进一步诊治，门诊以"疑似宫颈癌"收入院。病程中，患者精神好，食欲好，睡眠好，大小便正常，体力、体重无明显变化。

筛查方法 TCT：鳞状细胞癌；HC-Ⅱ：15.29；DNA 高倍体细胞 44 个。

病理诊断 2018 年 1 月 28 日：浸润性鳞状细胞癌，部分癌细胞呈乳头状外生型生长。

入院妇检 宫颈下唇菜花状肿瘤直径 3 cm，子宫附件、双侧宫旁弹性好。

入院后阴道镜再评估 见图 23-2。

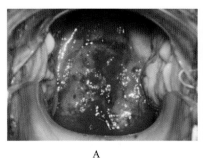 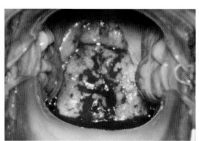 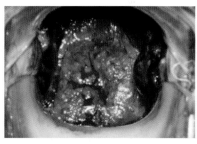

A B C

图 23-2 患者陶某阴道镜图像

A. 生理盐水作用后；B. 醋酸作用 3 min 后；C. 高碘作用后

入院诊断 宫颈鳞癌Ⅰb 2 期。

手术方式 2018 年 1 月 29 日：腹腔镜下广泛全子宫＋双侧附件切除术＋盆腔淋巴结清扫＋耻骨上膀胱造瘘术。

术后病检 2018 年 2 月 6 日（1801772）：

（1）（全子宫＋双附件）宫颈浸润非角化型鳞状细胞癌（肿瘤侵及纤维肌层＜1/2 肌层）；局灶区脉管内可见瘤栓。

（2）（左侧）卵巢滤泡囊肿合并皮质囊肿，（右侧）卵巢黄体囊肿合并皮质囊肿；（双侧）输卵管组织未见异常。

（3）子宫下段、阴道残端及（双侧）宫旁组织未见癌累及；子宫内膜呈增生性改变。

（4）送检（双侧盆腔）淋巴结未见癌转移。

出院诊断 宫颈鳞癌Ⅰb 2 期。

术后放化疗

（1）安素泰 240 mg d1＋顺铂 60 mg d1～2。

（2）艾素 120 mg d1＋顺铂 60 mg d1～2。

（3）艾素 125 mg d1＋顺铂 62.5 mg d1～2。

（4）艾素 125 mg d1＋顺铂 62.5 mg d1～2。

随访信息 患者定期于吴绪峰主任门诊复查，情况良好。

NO. 23-7 黄某 年龄 65

住院日期 2018 年 1 月 29 日—2018 年 2 月 14 日。

主诉 绝经 18 年，体检发现宫颈病变近 1 个月。

现病史 患者绝经 18 年，于 2018 年 1 月 2 日赴武汉美年大健康体检中心体检，TCT 报告：鳞状上皮内高度病变（HSIL）。遂转入湖北省妇幼保健院进一步检查，HC-Ⅱ：1 446.76。阴道镜拟诊：CIN 3。镜下活检，病理报告：（1、7、9、11 点）鳞状细胞原位癌，局灶区可疑间质浸润，建议做进一步检查以排除浸润癌。患者近 1 年无同房史，无白带异常及阴道流血。为进一步诊治，门诊以"CIN 3"收入院。病程中，患者精神好，食欲好，睡眠好，大小便正常，体力、体重无明显变化。

筛查方法 TCT：HSIL。HC-Ⅱ：1 446.76。

病理诊断 2018 年 1 月 21 日（1801270）：CIS，局灶区可疑浸润。

入院妇检 穹隆变浅，宫颈略呈小结节状，表面无破溃，触诊质硬。子宫附件未触及异常，双侧宫旁弹性好。

入院后阴道镜再评估 见图 23-3。

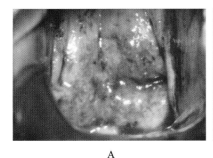 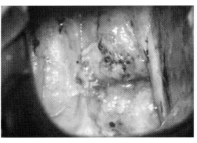 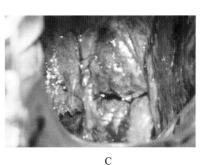

A   B   C

图 23-3 患者黄某阴道镜图像

A. 生理盐水作用后；B. 醋酸作用 3 min 后；C. 高碘作用后

入院诊断 CIS。

手术方式 2018 年 1 月 31 日：Leep 锥切术。

术后病检 2018 年 2 月 3 日（1801900）：

（1）（3、12～2 点）浸润性鳞状细胞癌（非角化型）。

（2）（Leep 组织）鳞状细胞癌累及腺体，病变呈广泛多灶性，其中（2、4～8 点）内切缘、纤维间质切缘可见 CIN 3 累及腺体。

更正诊断 宫颈鳞癌Ⅰb 1 期。

进一步手术方式 2018 年 2 月 5 日：腹腔镜下广泛全子宫＋双侧附件切除术＋盆腔淋巴结清扫＋耻骨上膀胱造瘘术。

术后病检 2018 年 2 月 10 日（1802200）：

（1）送检全子宫标本，宫颈全部取材，镜下可见残留宫颈鳞状细胞原位癌累及腺体病灶，原 Leep 切口处可见出血、变性及炎性细胞浸润。

（2）子宫肌壁间平滑肌瘤（2 枚，最大径 1.5 cm）；子宫内膜呈增生性改变。

（3）（双侧）宫旁及子宫下段组织未见癌累及。

（4）阴道残端组织被覆鳞状上皮增生。

（5）（双侧）卵巢组织伴（双侧）输卵管管壁血管扩张、淤血。

（6）送检（双侧盆腔）淋巴结未见癌转移。

出院诊断 ①宫颈鳞癌Ⅰb1 期；②子宫平滑肌瘤。

术后治疗 无。

随访信息 电话随访患者本人，患者定期复查，情况良好。

NO. 23-8　黄某　年龄 50

住院日期 2018 年 1 月 28 日—2018 年 2 月 9 日。

主诉 经期延长 2 个多月，发现宫颈病变 17 d。

现病史 患者平素月经规则，经期 7 d，无痛经，2017 年 10 月起无明显诱因经期延长至 10 d。于 2018 年 1 月 6 日赴湖北省妇幼保健院体检，盆腔超声未见明显异常。HC-Ⅱ：1.48。DNA 倍体检测提示：大于 2.5 的细胞 41 个。TCT：NILM。遂转诊阴道镜门诊，阴道镜拟诊：低度 CIN。镜下 4 点活检，病理报告：宫颈组织被覆鳞状上皮呈湿疣样改变伴低级别鳞状上皮内病变，局灶区呈高级别鳞状上皮增生病变（CIN 2）。为进一步诊治，门诊以“CIN 2”收入院。病程中，患者精神好，食欲好，睡眠好，大小便正常，体力、体重无明显变化。

筛查方法 HC-Ⅱ：1.48；DNA 倍体检测高倍体细胞 41 个；TCT：NILM。

病理诊断 宫颈鳞状上皮呈湿疣样改变伴低级别鳞状上皮内病变，局灶区呈高级别鳞状上皮增生病变（CIN 2）。

入院妇检 宫颈轻度糜烂状，触血（一），子宫附件未触及异常。

入院后阴道镜再评估 见图 23-4。

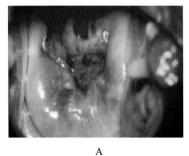 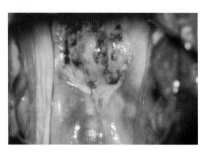 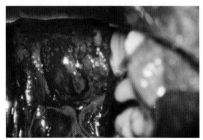

| A | B | C |

图 23-4　患者黄某阴道镜图像

A. 生理盐水作用后；B. 醋酸作用 3 min 后；C. 高碘作用后

入院诊断 CIN 2。

手术方式 2018 年 1 月 29 日：Leep 锥切＋内膜诊刮术。

术后病检 2018 年 2 月 1 日（1801699）：

（1）（宫颈 Leep 组织）全取材 15 块，镜下（宫颈）鳞状细胞原位癌，病变呈多灶性，部分区可见间质浸润，其中浸润最深处 8 号切片（浸润深度＜3 mm，宽度＜7 mm）、5 号切片内切缘、8 号及 9 号切片外切缘可见鳞状细胞原位癌，建议做进一步检查。

（2）（宫腔刮出物）送检子宫内膜呈分泌性改变。

更正诊断 宫颈鳞癌 Ⅰa 1 期。

进一步手术方式 2018 年 2 月 2 日：腹腔镜下筋膜外全子宫＋双侧输卵管切除术。

术后病检 2018 年 2 月 7 日（1802022）：送检全子宫标本，宫颈全部取材，镜下未见残留癌病灶。原 Leep 切口处可见出血、变性及炎症细胞浸润；阴道断端、子宫下段和双侧宫旁组织未见癌；子宫内膜呈增生性改变；（双侧输卵管）输卵管管壁血管扩张、淤血伴（一侧输卵管系膜）副中肾管囊肿。

出院诊断 宫颈鳞癌 Ⅰa 1 期。

随访信息 电话随访患者本人，患者定期赴吴绪峰主任门诊随访，情况良好。

NO. 23-9 赵某 年龄 47

住院日期 2018 年 3 月 2 日—2018 年 3 月 9 日。

主诉 同房出血 2 个月。

现病史 患者于 2018 年 1 月初开始出现同房出血，量少，色暗红，当天出血自净，其间未行治疗。于 2018 年 2 月 8 日就诊于武汉大学中南医院，HPV 16（＋），TCT（－），盆腔超声提示：子宫肌层低回声光团，宫腔少量积液（未见报告单，具体不详）。转诊阴道镜检，镜下活检病理报告：高度鳞状上皮内病变累及腺体，由于组织较破碎，无法判断有无浸润；宫颈管组织见高度鳞状上皮内病变累及腺体。遂于 2018 年 2 月 22 日在该院行腹腔镜全子宫切除术＋双侧输卵管切除术＋左卵巢囊肿剥除术＋左侧卵巢成形术＋盆腔粘连松解术＋阴道成形术。手术经过顺利，术后予预防感染、止血、补液治疗。术后病检示：慢性宫颈炎伴乳头状糜烂图像，局部呈低分化鳞状细胞癌图像。免疫组化染色结果：CK5/6（＋），Ki-67（Li 约为 70%），p16（＋），p40（＋）。送检双侧宫旁组织未见癌。增殖期子宫内膜局部呈息肉样增生，子宫浆膜下平滑肌瘤，（左卵巢）黄体血肿，（双侧）慢性输卵管炎伴（一侧）输卵管系膜囊肿。患者术后第 6 天，无阴道流水、流血等不适。为进一步诊治，门诊以"宫颈鳞癌 Ⅰb 期"收入院。病程中，患者精神好，食欲好，睡眠好，大小便正常，体力、体重无明显变化。

筛查方法 HPV 16（＋），TCT（－）。

病理诊断 高度鳞状上皮内病变累及腺体。

入院妇检 阴道残端 DG 线未脱，充血水肿并增厚，盆腔未触及异常，浅表淋巴结未触及肿大。

入院诊断 宫颈鳞癌 Ⅰb 期（单纯全子宫切除术后）。

入院后诊疗计划 再手术或补充放疗。患者选择放疗。

出院诊断 宫颈鳞癌 Ⅰb 1 期（单纯全子宫切除术后）。

术后放化疗 出院后转华中科技大学同济医学院附属协和医院肿瘤中心放疗。

随访信息 患者定期赴吴绪峰主任门诊复查，情况良好。

NO. 23-10 常某 年龄 40

住院日期 2018 年 2 月 22 日—2018 年 3 月 11 日。

主诉 体检发现宫颈病变 20 多天。

现病史 患者于 20 多天前进行常规体检，HPV 16、HPV 33（＋），TCT：NILM。转诊湖北省妇幼保健院阴道镜门诊，拟诊：HSIL（CIN 2）。镜下活检，病理报告：（2、3、6、8、12 点）高级别鳞状上皮内病变累及腺体，部分区可疑浸润，建议进一步检查。为进一步诊治，门诊以"HSIL"收入院。病程中，患者精神好，食欲好，睡眠好，大小便正常，体力、体重无明显变化。

筛查方法 HPV 16、HPV 33（＋）；TCT：NILM。

病理诊断 （2、3、6、8 及 12 点）高级别鳞状上皮内病变累及腺体，部分区可疑浸润。

入院妇检 宫颈中度糜烂状，触血（－），子宫附件未触及异常。

入院诊断 HSIL。

手术方式 2018 年 2 月 23 日：宫颈锥切术。

术后病检 2018 年 2 月 28 日（1802819）：（1～6、11～12 点）鳞状细胞原位癌累及腺体，病变呈多灶性，其中宫颈（3 点）处灶区间质见早期浸润灶（深度＜2 mm，宽度＜7 mm），其余各点未见 CIN 病变；内切缘（1 点）、外切缘（6、8 点）均可见 CIN 3，其余切缘未见 CIN 病变。

更正诊断 宫颈鳞癌Ⅰa1 期。

进一步手术方式 2018 年 3 月 5 日：腹腔镜下筋膜外全子宫＋双侧输卵管切除术。

术后病检 2018 年 3 月 7 日（1803179）：剩余宫颈组织取材 4 块，镜下可见明显出血、变性及散在炎性细胞浸润，被覆鳞状上皮增生；子宫平滑肌瘤伴部分区出血、变性（肌瘤 2 枚，最大直径 2 cm）；子宫内膜呈不规则增生；阴道残端组织、双侧输卵管组织及系膜副中肾囊肿。

出院诊断 ①宫颈鳞癌Ⅰa1 期；②子宫平滑肌瘤。

随访信息 电话随访患者本人，患者一直在定期复查，情况良好。

NO. 23-11　李某　年龄 33

住院日期 2018 年 3 月 21 日—2018 年 4 月 15 日。

主诉 白带异常 1 年多，发现宫颈病变 16 d。

现病史 患者 1 年来无明显诱因出现白带异常，量不多，色黄，呈豆腐渣样，有异味，伴外阴瘙痒。3 个月前出现两次少量阴道出血，呈咖啡色，点滴状，持续 1～2 d 自行停止，于 3 月 5 日赴赤壁惠民医院就诊，TCT 报告：鳞状上皮内高度病变（HSIL）。后于 3 月 9 日转湖北省妇幼保健院就诊，HPV 16（＋），阴道镜检拟诊：HSIL、宫颈尖锐湿疣。镜下宫颈活检，病检报告：①（2、6、7 及 12 点）浸润性鳞状细胞癌（非角化型）；②（颈管组织）送检凝血块中可见少许破碎游离鳞状上皮呈高级别鳞状上皮内病变（CIN 3）改变。门诊以"宫颈鳞状细胞癌"收入院。病程中，患者精神好，食欲好，睡眠好，大小便正常，体力、体重无明显变化。

筛查方法 TCT：HSIL；（湖北省妇幼保健院）HPV 16（＋）。

病理诊断 宫颈浸润性鳞状细胞癌（非角化型）。

入院妇检 宫颈轻度糜烂状，触血（－），质硬，子宫附件及宫旁无异常。

入院后阴道镜再评估 见图 23-5。

入院诊断 宫颈鳞癌Ⅰb1 期。

手术方式 2018 年 3 月 26 日：腹腔镜下广泛全子宫＋双侧输卵管切除术＋右卵巢悬吊术＋双侧卵巢活检＋盆腔淋巴结清扫＋膀胱造瘘术。

术后病检 2018 年 4 月 4 日（1804807）：

（1）宫颈浸润性鳞状细胞癌（非角化型，肿块大小为 2.7 cm×1.5 cm）；肿瘤侵及深纤维肌层＞2/3，

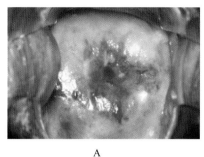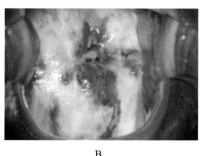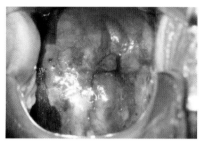

　　　　A　　　　　　　　　　　　B　　　　　　　　　　　　C

图 23-5　患者李某阴道镜图像

A. 生理盐水作用后；B. 醋酸作用 3 min 后；C. 高碘作用后

未侵及浆膜面；脉管内可见瘤栓；神经未见癌累及；肿瘤向上未累及宫颈管内口，向下未累及阴道穹隆。

　　（2）阴道残端、子宫下段及双侧宫旁未见癌；右宫旁可见淋巴结 3 枚，未见癌转移，左宫旁可见淋巴结两枚，未见癌转移。

　　（3）子宫内膜呈增生性改变。

　　（4）（双侧卵巢活检组织）未见癌；（双侧）输卵管管壁血管扩张、淤血（一侧输卵管系膜）伴副中肾管囊肿。

　　（5）（双侧盆腔淋巴结）未见癌转移。

　　出院诊断　宫颈鳞癌Ⅰb 1 期。

　　术后放化疗

　　（1）艾素 115 mg d1＋顺铂 57.5 mg d1～2。

　　（2）艾素 115 mg d1＋顺铂 57.5 mg d1～2。

　　（3）艾素 115 mg d1＋顺铂 57.5 mg d1～2。

　　（4）艾素 115 mg d1＋顺铂 57.5 mg d1～2。

　　随访信息　电话随访患者本人，患者最近一年多未复查，之前复查情况良好。

NO. 23-12　饶某　年龄 37

　　住院日期　2018 年 4 月 22 日—2018 年 5 月 23 日。

　　主诉　同房出血 4 个多月，发现宫颈病变 1 个多月。

　　现病史　患者于 2017 年 12 月底出现同房出血，量少，自行缓解，未行特殊处理，之后偶有发生。于 2018 年 3 月 10 日赴随州市中心医院体检，TCT：非典型鳞状细胞，转诊阴道镜门诊，镜下宫颈活检，病理报告：高级别上皮内肿瘤（CIN 3）累及腺体，局灶癌变。转湖北省妇幼保健院进一步诊治，湖北省妇幼保健院病理科会诊意见：（宫颈活检）鳞状细胞原位癌累及腺体，局灶区可见间质浸润。为进一步诊治，门诊以"宫颈鳞状细胞癌"收入院。病程中，患者精神好，食欲好，睡眠好，大小便正常，体力、体重无明显变化。

　　筛查方法　TCT：ASC-US。

　　病理诊断　（宫颈）鳞状细胞原位癌累及腺体，局灶区可见间质浸润。

　　入院妇检　宫颈肥大，直径 5～6 cm，中度糜烂状，略呈浅菜花状，触血（＋）。子宫附件未触及异常，双侧宫旁弹性好。

入院后阴道镜再评估　见图 23-6。

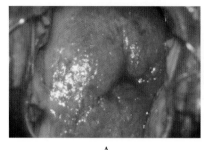 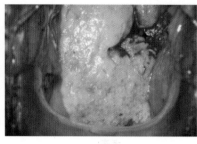 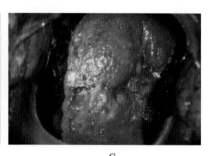

　　　　A　　　　　　　　　　　　B　　　　　　　　　　　　C

图 23-6　患者饶某阴道镜图像

A. 生理盐水作用后；B. 醋酸作用 3 min 后；C. 高碘作用后

入院诊断　宫颈鳞癌（疑似 I 期）。

手术方式　2018 年 4 月 24 日：Leep 锥切术。

术后病检　2018 年 5 月 2 日（1806962）：浸润性鳞状细胞癌（非角化型）。免疫组化：脉管内可见瘤栓。

更正诊断　宫颈鳞癌 I b 1 期。

进一步手术方式　2018 年 5 月 3 日：腹腔镜下广泛全子宫＋双侧输卵管切除术＋双侧卵巢活检＋右侧卵巢移位＋盆腔淋巴结清扫＋膀胱造瘘术。

术后病检　2018 年 5 月 11 日（1807484）：

（1）（宫颈）浸润性鳞状细胞癌（非角化型）；宫颈癌根治标本：剩余宫颈组织全部取材，原 Leep 切口处呈明显出血、变性，局灶区可见残留浸润性鳞状细胞癌病灶（浸润深度＜1/2 纤维肌层）。

（2）子宫下段、阴道残端及双侧宫旁组织未见癌累及。

（3）子宫内膜呈增生性改变；（双侧）输卵管组织及其中一侧系膜副中肾管囊肿。

（4）送检（双侧盆腔）淋巴结未见癌转移。

出院诊断　宫颈鳞癌 I b 1 期。

随访信息　电话随访患者本人，患者定期复查，情况良好。

NO. 23-13　冯某　年龄 59

住院日期　2018 年 4 月 19 日—2018 年 4 月 25 日。

主诉　绝经 10 年，少量阴道出血 2 个月。

现病史　患者绝经 10 年，平素月经规则，于 2 个月前无明显诱因出现阴道出血，色鲜红，点滴状，偶有下腹胀痛不适，未行特殊处理，出血持续 3 d 自行停止。1 个月前同房后出现阴道出血，色鲜红，量少于平时月经量，于当地医院就诊，盆腔 B 超未发现异常，HPV 18（＋），TCT：ASC-US，行宫颈活检，病理报告：符合浸润性宫颈鳞状细胞癌。进一步诊治，门诊以"疑似宫颈鳞状细胞癌"收入院。病程中，患者精神好，食欲好，睡眠好，大小便正常，体力、体重无明显变化。

筛查方法　HPV 18（＋）；TCT：ASC-US。

病理诊断　（宫颈）鳞状细胞癌。

入院妇检　宫颈上唇轻度糜烂样改变；下唇重度糜烂样改变；宫颈质硬，直径约 3.5 cm，触血（＋），子宫附件及双宫旁未触及异常。

入院后阴道镜再评估　见图 23-7。

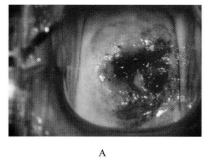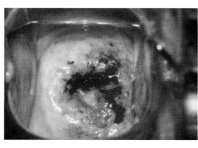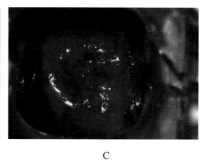

A

B

C

图 23-7　患者冯某阴道镜图像

A. 生理盐水作用后；B. 醋酸作用 3 min 后；C. 高碘作用后

入院诊断　宫颈鳞癌Ⅰb 2 期。

手术方式　2018 年 4 月 22 日：Leep 锥切术。

术后病检　2018 年 4 月 23 日（1806757）：浸润性鳞状细胞癌（非角化型）。

出院诊断　宫颈鳞癌Ⅰb 2 期。

术后放化疗　患者拒绝手术，要求外院放疗，办理出院。

随访信息　电话随访患者本人，患者定期复查，情况良好。

NO. 23-14　陈某　年龄 37

住院日期　2018 年 3 月 13 日—2018 年 4 月 18 日。

主诉　同房出血 1 年多，发现宫颈病变 3 个多月。

现病史　患者 1 年前无明显诱因出现同房出血，量少、褐色，未做特殊处理，2017 年 12 月 15 日赴河南省新县人民医院体检，HPV 16（＋），TCT：ASC-US。转诊阴道镜检及镜下活检，病理报告：慢性宫颈炎伴腺上皮化生，部分鳞状上皮 CIN 3 累及腺体。为进一步诊治，门诊以"CIN 3"收入院。病程中，患者精神好，食欲好，睡眠好，大小便正常，体力、体重无明显变化。

筛查方法　HPV 16（＋）；TCT：ASC-US。

病理诊断　CIN 3 累及腺体。

入院妇检　宫颈肥大，质地中等，不全化生状，子宫附件未触及异常。

入院后阴道镜再评估　见图 23-8。

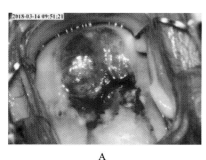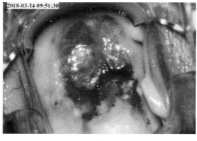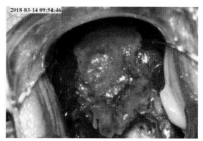

A

B

C

图 23-8　患者陈某阴道镜图像

A. 生理盐水作用后；B. 醋酸作用 3 min 后；C. 高碘作用后

入院诊断 CIN 3。

手术方式 2018 年 3 月 14 日：Leep 锥切术。

术后病检 2018 年 3 月 16 日（1804037）：宫颈浸润性鳞状细胞癌（非角化型），切缘可见癌；脉管内可见瘤栓；免疫组化结果：脉管内可见瘤栓。

更正诊断 宫颈鳞癌Ⅰb 1 期。

进一步手术方式 2018 年 3 月 20 日：腹腔镜下广泛全子宫＋双侧输卵管切除术＋盆腔淋巴结清扫＋双侧卵巢活检＋右侧卵巢移位术＋膀胱造瘘术。

术后病检 2018 年 3 月 27 日（1804395）：

（1）送检宫颈癌根治术标本，宫颈全取材，镜下可见残留的浸润性鳞状细胞癌病灶（非角化型，肿瘤侵及纤维层肌层＜1/3），脉管内可见大量瘤栓，神经未见癌累及；原 Leep 切口处可见出血、变性及炎症细胞浸润；免疫组化结果：脉管内可见瘤栓；肿瘤向上未累及宫颈管内口，向下未累及阴道穹隆。

（2）阴道壁断端、子宫下段及双侧宫旁未见癌；左侧宫旁组织可见 1 枚淋巴结，未见癌转移。

（3）子宫内膜呈分泌性改变；子宫肌壁间平滑肌瘤（肌瘤两枚，最大径 1 cm）。

（4）（双侧）输卵管管壁血管扩张、淤血。

（5）术中送检（双侧卵巢活检组织）（左侧卵巢）未见癌；（右侧卵巢）黄体囊肿伴出血；（双侧盆腔淋巴结）送检淋巴结可见癌转移，免疫组化结果：PCK（＋）。

出院诊断 ①宫颈鳞癌Ⅰb 1 期；②子宫平滑肌瘤。

术后放化疗

（1）艾素 120 mg d1＋顺铂 60 mg d1～2。

（2）安素泰 240 mg d1＋顺铂 60 mg d1～2。

（3）安素泰 240 mg d1＋顺铂 60 mg d1～2。

（4）安素泰 240 mg d1＋顺铂 60 mg d1～2。

随访信息 患者赴吴绪峰主任门诊复查，情况良好。

NO. 23-15　李某　年龄 46

住院日期 2018 年 4 月 28 日—2018 年 5 月 23 日。

主诉 体检发现宫颈病变 20 多天。

现病史 患者平素无不适，于 20 多天前进行常规体检，TCT 报告：HSIL。转诊湖北省妇幼保健院，阴道镜拟诊高度 CIN 病变。镜下活检病理报告：（3、6、8、9 及 12 点）鳞状细胞原位癌累及腺体，灶区可见间质浸润，因取材表浅，浸润深度无法判定，建议进一步检查。门诊以"宫颈鳞状细胞癌"收入院。病程中，患者精神好，食欲好，睡眠好。

筛查方法 TCT：HSIL。

病理诊断 宫颈鳞状细胞原位癌累及腺体，灶区可见间质浸润。

入院妇检 宫颈上唇轻度糜烂，下唇重度糜烂，触血（＋）。子宫附件及双宫旁未触及异常。

入院后阴道镜再评估 见图 23-9。

入院诊断 宫颈鳞状细胞癌（疑似Ⅰ期）。

手术方式 2018 年 5 月 2 日：Leep 锥切术。

术后病检 2018 年 5 月 4 日（1807431）：

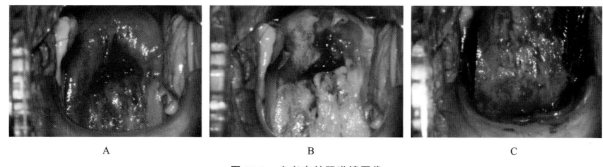

图 23-9　患者李某阴道镜图像

A. 生理盐水作用后；B. 醋酸作用 3 min 后；C. 高碘作用后

（1）送检宫颈组织全取材 17 块，其中 12 号、17 号切片见小灶浸润性鳞状细胞癌病灶（浸润深度约 3.5 mm），其余各切片为多灶性鳞状细胞原位癌累及腺体。

（2）12 号切片纤维间质切缘见浸润鳞状细胞癌病灶，4、11 号切片外切缘见鳞状细胞原位癌，宫颈其余各点切缘未见 CIN 病变。

更正诊断　宫颈鳞癌 I b 1 期。

手术方式　2018 年 5 月 7 日：腹腔镜下广泛全子宫＋左侧附件切除术＋右侧输卵管切除术＋盆腔淋巴结清扫＋双侧卵巢活检。

术后病检　2018 年 5 月 12 日（1807764）：

（1）送检全子宫标本，宫颈全部取材，镜下见残留多灶性的鳞状细胞原位癌病灶，未见浸润癌病灶，阴道穹隆可见 CIN 3 病灶。

（2）阴道断端、子宫下段及（双侧）宫旁组织未见癌累及。

（3）子宫肌壁间腺肌瘤及平滑肌瘤（肌瘤两枚，最大径 2 cm）；子宫内膜呈增生性改变。

（4）（双侧）输卵管管壁血管扩张、淤血；（左侧）卵巢组织未见病变。

（5）（右侧圆韧带）送检组织镜下未见癌。

（6）术中送检（双侧卵巢活检组织）镜下未见癌。

（7）（双侧盆腔淋巴结）送检淋巴结未见癌转移。

出院诊断　①宫颈鳞癌 I b 1 期；②子宫腺肌瘤及平滑肌瘤。

随访信息　电话随访患者本人，患者定期复查，情况良好。

NO. 23-16　王某　年龄 48

住院日期　2018 年 5 月 22 日—2018 年 6 月 14 日。

主诉　同房出血半年，发现宫颈病变半个月。

现病史　患者于 2017 年 11 月无明显诱因出现同房出血，淡红色，未处理，出血自行停止。之后，出血常有发生，未予以注意。2018 年 5 月 5 日未同房出现少许阴道流血，淡红色，即赴湖北省妇幼保健院就诊，盆腔彩超报告：①子宫多发肌瘤；②节育器下移；③宫颈前唇低回声。TCT：ASC-US，HC-Ⅱ：125.72，DNA 倍体检测：出现高倍体细胞，DNA 指数＞2.5 的细胞 28 个。转诊阴道镜门诊，阴道镜拟诊：疑似 HSIL。镜下取宫颈（2、12 点）活检，病理报告：浸润性鳞状细胞癌。为进一步诊治，门诊以"宫颈鳞状细胞癌"收入院。病程中，患者精神好，食欲好，睡眠好，大小便正常，体力、体重无明显变化。

筛查方法　HC-Ⅱ：125.72；DNA 高倍体细胞 28 个；TCT：ASC-US。

病理诊断　2018 年 5 月 11 日（1808148）：浸润性鳞状细胞癌。

入院妇检　宫颈上唇可见一直径 2 cm 结节，触血（＋），子宫附件及双宫旁未触及异常。

入院后阴道镜再评估　见图 23-10。

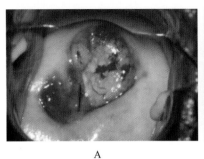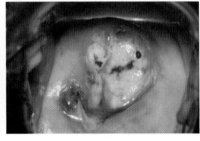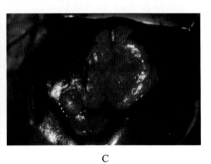

A   B   C

图 23-10　患者王某阴道镜图像

A. 生理盐水作用后；B. 醋酸作用 3 min 后；C. 高碘作用后（B）

入院诊断　宫颈鳞癌Ⅰb 1 期。

手术方式　2018 年 5 月 29 日：腹腔镜下广泛全子宫＋双附件切除术＋盆腔淋巴结清扫＋膀胱造瘘术。

术后病检　2018 年 6 月 6 日（1809393）：

（1）宫颈浸润性鳞状细胞癌（非角化型，肿块大小约 2.2 cm×2 cm，肿瘤侵及纤维肌层＞1/2，未达浆膜层），肿瘤向上未累及宫颈管内口，向下未累及阴道穹隆；脉管内未见瘤栓，神经未见癌累及；免疫组化结果：p16（＋），p63（＋），CK5/6（＋），CK8（局灶＋），CD31（－），Ki-67（Li 约 60%）。

（2）子宫下段及双侧宫旁未见癌；阴道断端被覆鳞状上皮增生。

（3）子宫内膜呈增生性改变；子宫壁间、浆膜下多发性平滑肌瘤伴局灶区透明变性（肌瘤 4 枚，最大径 3.8 cm）。

（4）（双侧附件＋双侧圆韧带）（双侧）卵巢滤泡囊肿；（双侧）输卵管及（双侧圆韧带）镜下未见癌累及；（双侧输卵管系膜）副中肾囊肿。

（5）（双侧盆腔淋巴结）送检盆腔淋巴结未见癌转移。

出院诊断　①宫颈鳞癌Ⅰb 1 期；②子宫平滑肌瘤。

术后放化疗　出院后于外院补充术后放疗。

随访信息　电话随访患者本人，患者术后放疗后转湖北省妇幼保健院随访，情况良好。

NO. 23-17　童某　年龄 37

住院日期　2018 年 6 月 3 日—2018 年 6 月 12 日。

主诉　体检发现宫颈病变 2 个多月。

现病史　患者于 2018 年 3 月 26 日在湖北省妇幼保健院体检，TCT：HSIL，HC-Ⅱ：21.38，DNA 倍体检测出现高倍体细胞，DNA 指数＞2.5 的细胞 386 个。转诊阴道镜门诊，阴道镜拟诊：疑似 LSIL。镜下取宫颈 1、6、9 点活检，病理报告：慢性宫颈炎伴鳞化，局灶区 CIN 2～3。其间患者无白带异常，无接触性出血。为进一步诊治，门诊以"CIN 2～3"收入院。病程中，患者精神好，食欲好，睡眠好，大小便正常，体力、体重无明显变化。

筛查方法　2018 年 3 月 26 日 HC-Ⅱ：21.38；DNA 高倍体细胞 386 个；TCT：HSIL。

病理诊断　2018 年 5 月 21 日（1808762）：CIN 2～3。

入院妇检　宫颈光滑，质地无异常，子宫附件无异常。

入院后再评估阴道镜　见图 23-11。

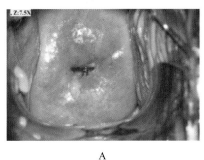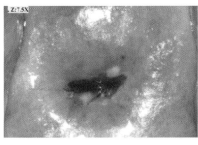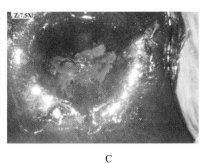

A　　　　　　　　　　　　B　　　　　　　　　　　　C

图 23-11　患者童某阴道镜图像

A. 生理盐水作用后；B. 醋酸作用 3 min 后；C. 高碘作用后

入院诊断　CIN 2～3。

手术方式　2018 年 6 月 4 日：Leep 锥切术。

术后病检　2018 年 6 月 7 日（1809733）：

（1）（宫颈 9～10 点）浅表浸润性鳞状细胞癌（病变呈融合性浸润性生长，每张切片浸润病灶深度＜3 mm，宽度＜7 mm），毛细淋巴管未见瘤栓，（9 点）宫颈内口切缘可见鳞状细胞原位癌累及腺体。

（2）（宫颈 5、7～8、11 点）CIN 3 累及腺体，病变呈多灶性，其余各点及切缘未见 CIN 病变。

更正诊断　宫颈鳞癌Ⅰa 1 期。

手术方式　2018 年 6 月 8 日：腹腔镜下单孔全子宫＋双侧输卵管切除术。

术后病检　2018 年 6 月 12 日（1810101）：宫颈组织全取材，原 Leep 切口处可见出血、变性及炎性细胞浸润，宫颈残端组织未见 CIN 病变，子宫内膜呈增生性改变；（双侧）输卵管组织及其中一侧副中肾管囊肿。

出院诊断　宫颈鳞癌Ⅰa 1 期。

随访信息　患者赴吴绪峰主任门诊复查，情况良好。

NO. 23-18　张某　年龄 35

住院日期　2018 年 7 月 20 日—2018 年 8 月 14 日。

主诉　同房出血 4 个多月。

现病史　患者于 2018 年 3 月无明显诱因出现同房出血，初始量少，色鲜红，后同房出血增多。从 2018 年 5 月至今无同房。其间曾于铜陵市人民医院就诊，TCT：NILM。后转湖北省妇幼保健院诊治，HPV A9 组（＋），转诊阴道镜门诊，拟诊：慢性宫颈炎。镜下取宫颈 3、6、9、12 点活检，病理报告：浸润性鳞状细胞癌。为进一步诊治，门诊遂以"宫颈鳞状细胞癌"收入院。病程中，患者精神好，食欲好，睡眠好，大小便正常，体力、体重无明显变化。

筛查方法　TCT：NILM；（湖北省妇幼保健院）HPV A9 组（＋）。入院后补充检查 HC-Ⅱ：

74.37；DNA 高倍体细胞 23 个；TCT：HSIL，不排除癌。

病理诊断　浸润性鳞状细胞癌。

入院妇检　宫颈口轻度糜烂，触血（＋），直径 3 cm，质地正常。子宫附件及双宫旁未触及异常。

入院后阴道镜再评估　见图 23-12。

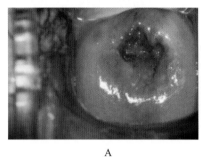 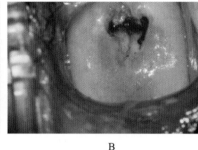 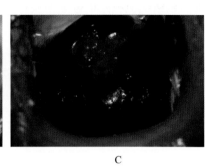

A　　　　　　　　　　　B　　　　　　　　　　　C

图 23-12　患者张某阴道镜图像

A. 生理盐水作用后；B. 醋酸作用 3 min 后；C. 高碘作用后

入院诊断　宫颈鳞癌Ⅰb1 期。

手术方式　2018 年 7 月 26 日：腹腔镜下广泛全子宫＋左侧输卵管切除术＋盆腔淋巴结清扫＋双侧卵巢活检＋右侧卵巢移位术。

术后病检　2018 年 8 月 2 日（1813496）：

（1）宫颈浸润性鳞状细胞癌（非角化型，肿块大小约 2.5 cm×1.8 cm，侵及浅纤维肌层＜1/3）；肿瘤向下累及阴道穹隆，向上未累及颈管内口；脉管内可见瘤栓，神经未见癌累及；双侧宫旁及子宫下段未见癌；阴道壁断端被覆鳞状上皮。

（2）子宫内膜呈分泌性改变。

（3）（左侧输卵管）及（双侧圆韧带）镜下未见癌；（双侧卵巢活检组织）未见癌。

（4）送检淋巴结可见癌转移。

出院诊断　宫颈鳞癌Ⅰb1 期。

术后放化疗

（1）艾素 120 mg d1＋ 顺铂 60 mg d1～2。

（2）艾素 120 mg d1＋ 顺铂 60 mg d1～2。

（3）艾素 120 mg d1＋ 顺铂 60 mg d1～2。

（4）艾素 120 mg d1＋ 顺铂 60 mg d1～2。

化疗结束后，转外院行辅助放疗。

随访信息　患者赴吴绪峰主任门诊复查，情况良好。

NO. 23-19　汪某　年龄 40

住院日期　2018 年 7 月 30 日—2018 年 8 月 28 日。

主诉　经期延长 4 个月，间断性同房出血 2 个月。

现病史　患者平素月经规则，月经量中等，无痛经。2018 年 4 月，患者自觉经量较前有减少，遂行中药调理，当月月经淋漓不尽 18 d，口服云南白药，阴道出血逐渐停止。此后经期延长至 8～10 d，经量无变化。2018 年 5 月出现间断性同房出血，量少，色红。于 6 月 29 日赴武汉市妇幼保健院检查，盆腔超声提示：宫颈内混合性回声（宫颈见 2.6 cm×2.3 cm 混合性回声，可见较丰富血流信号）。7 月 3 日转湖北省妇幼保健院就诊，HC-Ⅱ：39.33；TCT：HSIL，不排除癌。DNA 倍体：出现高倍体细胞，DNA 指数＞2.5 的细胞 207 个，遂行分段诊刮术＋宫颈活检。术后病检回报：（宫颈管刮出物）宫颈鳞状细胞原位癌累及腺体，局灶区可疑浸润；（宫腔刮出物）送检子宫内膜呈分泌性改变，另可见小块宫颈鳞状细胞原位癌累及腺体，建议进一步检查；（宫颈活检）宫颈浸润性鳞状细胞癌（非角化型）。为进一步诊治，门诊以"宫颈癌"收入院。病程中，患者精神好，食欲好，睡眠好，大小便正常，体力、体重无明显变化。

筛查方法　HC-Ⅱ：39.33；DNA 高倍体细胞 207 个；TCT：HSIL，不排除癌。

病理诊断　2018 年 8 月 8 日（1814036）：浸润性鳞状细胞癌（非角化型）。

入院妇检　宫颈上唇结节状，下唇光滑，宫颈直径 4～5 cm，质硬，子宫附件及双宫旁未触及异常。

入院后阴道镜再评估　见图 23-13。

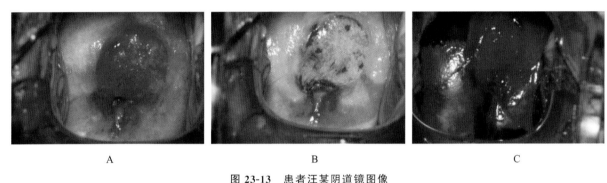

图 23-13　患者汪某阴道镜图像

A. 生理盐水作用后；B. 醋酸作用 3 min 后；C. 高碘作用后

入院诊断　宫颈鳞癌Ⅰb 3 期。

手术方式　2018 年 8 月 14 日：腹腔镜下广泛全子宫＋双侧输卵管切除术＋盆腔淋巴结清扫＋双侧卵巢活检＋右侧卵巢移位术。

术后病检　2018 年 8 月 23 日（1814879）：

（1）宫颈浸润性鳞状细胞癌（非角化型，肿块大小约 4.5 cm×3.5 cm，侵及深纤维肌层＞2/3，未达外膜层）；肿瘤向上未累及子宫下段，向下未累及阴道穹隆；脉管内可见瘤栓，神经未见癌累及；免疫组化结果。

（2）双侧宫旁、子宫下段及阴道壁断端未见癌累及。

（3）子宫内膜呈增生性改变；（双侧）输卵管管壁血管扩张、淤血伴（双侧输卵管系膜）副中肾管囊肿。

（4）送检（右侧圆韧带、宫旁组织）未见癌。

（5）术中送检（双侧卵巢活检组织）未见癌。

（6）送检（双侧盆腔）淋巴结未见癌转移。

出院诊断　宫颈鳞癌Ⅰb 3 期。

术后放化疗　外院进一步放疗。

随访信息　电话随访，患者治疗结束后一直在武汉大学中南医院复诊，情况很好。

NO. 23-20　薛某　年龄 36

住院日期　2018 年 6 月 8 日—2018 年 7 月 3 日。

主诉　不规则阴道出血 3 年。

现病史　患者平素月经规则，月经量中等，无痛经。2015 年无明显诱因出现月经间期阴道出血，量少，色红，就诊洪湖华康医院，行宫颈 Leep 锥切术，术后病理报告：慢性宫颈炎，鳞状上皮 CIN 2 累及腺体伴微小浸润（宽约 4 mm，深约 2 mm），切缘净。术后未定期复查 TCT 和 HPV。阴道出血好转。自 2017 年 8 月再次出现月经间期阴道出血，量少，色红，偶有同房后阴道出血，无阴道排液，遂于 2017 年 9 月赴当地镇医院诊治，予以抗感染、止血处理，可好转，停药后症状反复，后于 2018 年 5 月 25 日在当地行宫颈活检，病理报告：（1、7、11 点）宫颈鳞状上皮高级别上皮内瘤变伴局部早期浸润。于 6 月 1 日在洪湖市妇幼保健院住院治疗，行 Leep 锥切术，术后病检：（宫颈）鳞状细胞癌。为进一步诊治，门诊以"宫颈鳞癌"收入院。其间患者有同房后出血、无阴道排液。病程中，患者精神好，食欲好，睡眠好，大小便正常，体力、体重无明显变化。

病理诊断　2018 年 6 月 7 日：（宫颈）鳞状细胞癌。湖北省妇幼保健院会诊病理结果：（1、7、11 点）浸润性鳞状细胞癌（非角化型）。

入院妇检　宫颈呈 Leep 术后改变，子宫稍大，双侧附件及宫旁无异常。

入院诊断　宫颈鳞癌 Ⅰb 1 期。

手术方式　2018 年 6 月 12 日：腹腔镜下广泛全子宫＋双侧输卵管切除术＋盆腔淋巴结清扫＋双侧卵巢活检＋右侧卵巢移位术。

术后病检　2018 年 6 月 17 日（1810327）：

（1）送检宫颈癌根治标本，宫颈全取材，镜下（12～13、30、33 号切片）可见残留的浸润性鳞状细胞癌病灶（非角化型，肿瘤侵及纤维肌层＜1/3），肿瘤向上未累及宫颈管内口，向下未累及阴道穹隆，原 Leep 切缘处可见出血、变性及散在炎症细胞浸润；脉管内可见瘤栓，神经未见癌累及。

（2）子宫壁间、浆膜下多发性平滑肌瘤（肌瘤约 10 枚，最大径 3.8 cm）；子宫内膜呈增生性改变。

（3）阴道壁断端被覆鳞状上皮增生；双侧宫旁及子宫下段未见癌，右宫旁可见淋巴结 1 枚，未见癌转移。

（4）（双侧）输卵管组织及术中送检（双侧卵巢活检组织）未见癌累及。

（5）（双侧圆韧带）送检组织镜下未见癌累及。

（6）（双侧盆腔淋巴结）送检盆腔淋巴结可见癌转移。

出院诊断　①宫颈鳞癌 Ⅰb 1 期；②子宫平滑肌瘤。

术后放化疗

（1）艾素 114 mg d1＋顺铂 57 mg d1～2。

（2）艾素 114 mg d1＋顺铂 57 mg d1～2。

（3）艾素 114 mg d1＋顺铂 57 mg d1～2。

（4）艾素 114 mg d1＋顺铂 57 mg d1～2。

随访信息　电话随访，患者定期在洪湖复查，情况良好。

NO. 23-21　王某　年龄 46

住院日期　2018 年 6 月 29 日－2018 年 7 月 10 日。

主诉　发现宫颈病变 10 d。

现病史　患者平时无不适，于 2018 年 6 月 19 日赴湖北省妇幼保健院体检，HPV 16（＋），TCT 报告 HSIL。转诊阴道镜门诊，阴道镜拟诊：HSIL。镜下取宫颈 3、6、9、12 点活检，病理报告

(1811147)：宫颈高级别鳞状上皮内病变（CIN 3）。患者平时白带无异常增多，无异味，无接触性出血。为进一步诊治，门诊以"CIN 3"收入院。

筛查方法　2018 年 6 月 19 日 HPV 16（＋）；TCT：HSIL。

病理诊断　CIN 3。

入院妇检　宫颈肥大，光滑，质地无异常，子宫附件及双宫旁无异常。

入院后阴道镜再评估　见图 23-14。

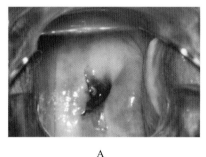 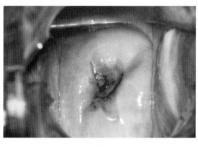 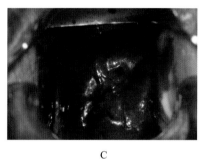

A　　　　　　　　　　　B　　　　　　　　　　　C

图 23-14　患者王某阴道镜图像

A. 生理盐水作用后；B. 醋酸作用 3 min 后；C. 高碘作用后

入院诊断　CIN 3。

手术方式　2018 年 7 月 1 日：Leep 锥切术。

术后病检　2018 年 7 月 5 日（1811574）：（2、5～11 点）鳞状细胞原位癌累及腺体，病变呈多灶性，其中（9、10 点）局灶区可见两处间质浸润灶（深度＜3 mm，宽度＜7 mm），未见血管淋巴管间隙侵犯，其余各点及切缘未见癌及 CIN 病变。

更正及出院诊断　宫颈鳞癌Ⅰa 1 期。

随访信息　电话随访，患者赴武汉大学中南医院手术治疗，术后定期于武汉大学中南医院复查，情况良好。

NO. 23-22　黄某　年龄 41

住院日期　2018 年 6 月 30 日—2018 年 7 月 13 日。

主诉　月经间期阴道少量出血 8 个月。

现病史　患者平素月经规律，于 2017 年 10 月开始，每次月经干净后 2～3 d 出现点滴状阴道出血，褐色，持续至下次月经来潮，不伴同房出血及白带增多，自行口服中药治疗 2 个月，未见明显好转。遂于 2018 年 5 月 23 日赴湖北省妇幼保健院诊治，TCT 报告上皮内高度病变，HC-Ⅱ：274.07。转诊阴道镜门诊，镜下活检病检报告：慢性宫颈炎伴鳞化，局灶区呈高级别鳞状上皮内病变（CIN 2～3）。免疫组织结果：p16（＋），Ki-67（Li 约 70%）。为进一步诊治，以上述诊断收入院。病程中，患者无同房出血及白带增多。

筛查方法　2018 年 5 月 23 日 HC-Ⅱ：274.07；TCT：HSIL。

病理诊断　2018 年 6 月 12 日：CIN 2～3。

入院妇检　宫颈肥大，光滑，子宫附件未触及异常。

入院后阴道镜再评估　见图 23-15。

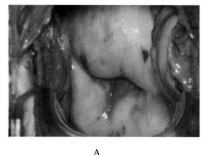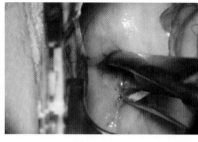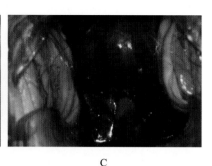

A　　　　　　　　　　　　　　B　　　　　　　　　　　　　　C

图 23-15　患者黄某阴道镜图像

A. 生理盐水作用后；B. 醋酸作用 3 min 后；C. 高碘作用后

入院诊断　CIN 2～3。

手术方式　2018 年 7 月 1 日：Leep 锥切术。

术后病检　2018 年 7 月 3 日（1811573）：

（1）（宫颈 Leep 组织 1～6 点）全取材 6 块（7～12 号切片），镜下均为鳞状细胞原位癌累及腺体，其中 11 号切片局灶区可见间质浸润灶（浸润深度＜3 mm，浸润宽度＜7 mm），未见血管淋巴管间隙侵犯，各切缘未见癌及 CIN 病变。

（2）（宫颈 Leep 组织 6～1 点）全取材 6 块（1～6 号切片），镜下均为慢性宫颈炎伴纳氏囊肿及鳞化，各点及切缘未见 CIN 病变。

更正诊断　宫颈鳞癌Ⅰa 1 期。

进一步手术方式　2018 年 7 月 4 日：腹腔镜筋膜外全子宫＋双侧输卵管切除术。

术后病检　2018 年 7 月 11 日（1811813）：送检子宫标本，宫颈全取材，镜下小区可见高级别鳞状上皮内病变（CIN 2），原 Leep 切缘处可见出血、变性及大量炎症细胞浸润；免疫组化结果：p16（＋），Ki-67（Li 约 70%）；阴道壁断端被覆鳞状上皮增生；双侧宫旁及子宫下段组织未见癌；子宫内膜呈增生性改变；（双侧）输卵管管壁血管扩张、淤血伴炎症细胞浸润。

出院诊断　宫颈鳞癌Ⅰa 1 期。

随访信息　电话随访，患者定期复查，情况良好。

NO. 23-23　何某　年龄 48

住院日期　2018 年 6 月 2 日—2018 年 6 月 27 日。

主诉　体检发现宫颈病变 1 周。

现病史　患者于 5 月 24 日来湖北省妇幼保健院体检，HPV A9 组（＋），TCT 报告非典型鳞状细胞。转诊阴道镜门诊，镜下活检病理报告：（3、4、8、12 点）慢性宫颈炎，高级别鳞状上皮内病变（CIN 3）累及腺体。为进一步诊治，以"CIN 3"收入院。患者近 2 个月有阴道分泌物增多，无接触性出血。

筛查方法　2018 年 5 月 24 日 HPV A9 组（＋）；TCT：ASC-US。

病理诊断　2018 年 5 月 31 日：CIN 3。

入院妇检　宫颈肥大、光滑，子宫附件未触及异常。

入院诊断　CIN 3。

手术方式　2018 年 6 月 5 日：宫颈锥切术。

术后病检　2018 年 6 月 8 日（1809845）：（5～7、9、11～12 号切片）鳞状细胞原位癌累及腺体，其中（5、6 号切片）可见局灶区早期间质浸润（浸润深度＜1 mm，宽度＜7 mm），切缘未见癌及 CIN 病变。毛细淋巴管内可见瘤栓。免疫组化结果：p16（＋），Ki-67（Li 约 30％）。

更正诊断　宫颈鳞癌Ⅰa1 期伴淋巴血管间隙浸润阳性。

进一步手术方式　2018 年 6 月 12 日：腹腔镜下次广泛全子宫＋双附件切除术＋盆腔淋巴结清扫术。

术后病检　2018 年 6 月 17 日（1810376）：

（1）宫颈全取材，镜下未见残留癌巢，呈慢性宫颈炎，鳞状上皮增生改变，原锥切切缘处可见出血、变性及散在炎症细胞浸润。

（2）阴道残端被覆鳞状上皮增生，双侧宫旁及子宫下段未见癌累及；左宫旁可见淋巴结 1 枚，未见癌转移。

（3）子宫黏膜下及壁间多发性平滑肌瘤伴局灶区红色变性（肌瘤约 7 枚，最大径 3 cm）；子宫内膜呈分泌性改变。

（4）（双侧）输卵管积水及（双侧输卵管系膜）副中肾管囊肿；（左侧）卵巢单纯性囊肿；（右侧）卵巢黄体囊肿伴出血。

（5）送检淋巴结未见癌转移，与术前、术中诊断相符。

出院诊断　①宫颈鳞癌Ⅰa1 期伴淋巴血管间隙浸润阳性；②多发性子宫肌瘤。

随访信息　电话随访患者本人，患者一般情况良好，出院后从未复查过，已对其进行宣教。

NO. 23-24　徐某　年龄 70

住院日期　2018 年 6 月 12 日—2018 年 6 月 28 日。

主诉　体检发现宫颈病变半个月。

现病史　患者绝经 20 年，半个月赴前外院常规体检，查 TCT 提示 HSIL，继而行阴道镜检＋宫颈活检，病理报告：宫颈鳞状上皮高级别上皮内病变（CIN 3）。为进一步治疗，门诊遂以"CIN 3"收入院。其间患者无阴道分泌物增多、阴道排液、阴道异常出血等不适。患者起病以来，精神、食欲、睡眠尚可，大小便正常，体重无改变。

筛查方法　TCT：HSIL。

病理诊断　CIN 3。

入院妇检　宫颈中度糜烂，触血（一），子宫附件未触及异常。

入院诊断　CIN 3。

手术方式　2018 年 6 月 15 日：Leep 锥切术。

术后病检　2018 年 6 月 21 日（1810598）：CIN 3 累及腺体，病变呈多灶性，局灶区切缘可见高级别鳞状上皮内病变。

进一步手术方式　2018 年 6 月 22 日：腹腔镜下全子宫＋双附件切除术。

术后病检　2018 年 6 月 28 日（1811020）：

（1）送检子宫标本，宫颈全取材，原 Leep 切缘下方可见散在宫颈浸润性鳞状细胞癌病灶（非角化型，肿瘤侵及深纤维肌层大于 1/2，未达浆膜），脉管内未见瘤栓，神经未见癌累及。

（2）手术切缘未见癌，子宫下段组织未见癌。

（3）子宫内膜呈萎缩性改变；双侧输卵管扩张、淤血。

更正诊断　宫颈鳞癌Ⅰb1 期。

术后放化疗　转外院补充放疗。

随访信息　患者在湖北省肿瘤医院放疗后一直在此复查，情况良好。

NO. 23-25 丁某 年龄 38

住院日期 2018 年 6 月 20 日—2018 年 7 月 10 日。

主诉 同房出血 1 个月。

现病史 患者既往月经规律，无异常阴道出血，近 1 个月出现同房出血，于 2018 年 5 月 24 日赴武汉市普仁医院诊治，行宫颈活检术，病检报告：慢性宫颈炎伴上皮内瘤变，不排除癌。遂于 2018 年 6 月 13 日赴武汉市第九医院行宫颈锥切术，术后病理报告：慢性宫颈炎伴 CIN 3 累及腺体，局部区域微小浸润性鳞癌。转湖北省妇幼保健院进一步诊治，会诊病理报告：（宫颈）浸润性鳞状细胞癌（非角化型，浸润深度约 6 mm），脉管内可见瘤栓；免疫组化结果：p16（＋），Ki-67（Li 约 80%）。为进一步治疗，门诊以上述诊断收入院。患者起病以来，精神、食欲、睡眠尚可，大小便正常，体重无改变。

筛查方法 无。

病理诊断 2018 年 5 月 24 日（外院）：慢性宫颈炎伴上皮内瘤变，不排除癌。2018 年 6 月 13 日：（锥切）慢性宫颈炎伴 CIN 3 累及腺体，局部区域微小浸润性鳞癌。会诊报告：（宫颈）浸润性鳞状细胞癌（非角化型，浸润深度约 6 mm），脉管内可见瘤栓。

入院妇检 宫颈锥切术后改变，子宫附件未触及异常。

入院诊断 宫颈鳞癌Ⅰb1 期。

手术方式 2018 年 6 月 25 日：腹腔镜下广泛全子宫＋双侧输卵管切除术＋盆腔淋巴结清扫＋双侧卵巢移位术。

术后病检 2018 年 7 月 4 日（1811208）：镜下见慢性宫颈炎伴鳞化，鳞状上皮增生，原锥切切口处可见出血、变性及炎症细胞浸润；免疫组化结果：p16（－），p53（－），ER（－），PR（－），Ki-67（低增殖）；子宫内膜呈增生性改变；送检淋巴结未见癌转移。

出院诊断 宫颈鳞癌Ⅰb1 期。

随访信息 电话随访患者本人，患者一直在湖北省妇幼保健院定期复查，情况良好。

NO. 23-26 谭某 年龄 60

住院日期 2018 年 7 月 23 日—2018 年 8 月 10 日。

主诉 绝经 10 年，体检发现宫颈病变 10 d。

现病史 患者绝经 10 年，10 d 前于仙桃市妇幼保健院检查，自述宫颈癌筛查异常（未见报告单，具体不详），遂行宫颈活检，病检报告：（5、7、9、11 点）小片组织为鳞状细胞癌。今来湖北省妇幼保健院，为进一步治疗，门诊遂以"宫颈癌"收入院。患者起病以来，无阴道流液及同房出血史等不适，精神、食欲、睡眠尚可，大小便正常，体重无改变。

病理诊断 2018 年 7 月：鳞状细胞癌。

入院妇检 宫颈中度糜烂，触血（＋），子宫附件及双宫旁未触及异常。

入院后阴道镜再评估 见图 23-16。

入院诊断 宫颈鳞癌Ⅰb1 期。

手术方式 2018 年 7 月 27 日：腹腔镜下广泛全子宫＋双附件切除术＋盆腔淋巴结清扫＋膀胱造瘘术。

术后病检 2018 年 8 月 3 日（1813628）：

（1）宫颈组织全部取材，镜下可见残留浅表浸润性鳞状细胞癌病灶（浸润深度＜3 mm，宽度＞7 mm）；脉管内未见瘤栓，神经未见癌累及；免疫组化结果：p16（＋），Ki-67（Li 约 50%）；肿瘤向

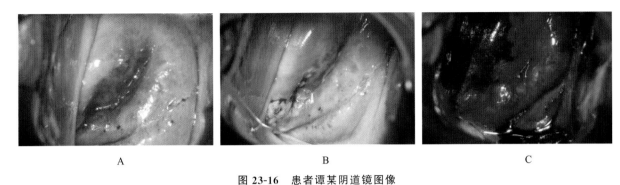

图 23-16　患者谭某阴道镜图像

A. 生理盐水作用后；B. 醋酸作用 3 min 后；C. 高碘作用后

上未累及宫颈管内口，向下未累及阴道穹隆。

(2)（双侧）宫旁组织、子宫下段及阴道断端未见癌累及。

(3) 子宫肌壁间平滑肌瘤（肌瘤 1 枚，最大径 0.4 cm）；子宫内膜呈萎缩性改变。

(4)（双侧）输卵管管壁血管扩张、淤血；（双侧）卵巢组织未见病变。

(5) 送检（双侧盆腔）淋巴结未见癌转移。

出院诊断　宫颈鳞癌Ⅰb1 期。

随访信息　患者赴吴绪峰主任门诊复查，HC-Ⅱ（＋），其余情况良好。

NO. 23-27　吴某　年龄 34

住院日期　2018 年 7 月 23 日—2018 年 8 月 15 日。

主诉　同房出血 3 个月，发现宫颈病变 12 d。

现病史　患者 3 个月前无明显诱因出现同房后出血，伴白带异常，黄色，量多，无异味。遂于 2018 年 6 月 28 日赴黄梅县妇幼保健院诊治，TCT 报告 HSIL，HPV 16（＋），于 2018 年 7 月 6 日在该院行阴道镜检，镜下取宫颈活检（标本送武汉迪安医学检验实验室），病理报告：CIN 3，因取材表浅，不能判断是否有浸润。为进一步诊治，门诊以 "CIN 3" 收入院。病程中，患者精神好，食欲好，睡眠欠佳，大小便正常，体力、体重无明显变化。

筛查方法　2018 年 6 月 28 日 HPV 16（＋）；TCT：HSIL。

病理诊断　2018 年 7 月 6 日：CIN 3。（湖北省妇幼保健院会诊）鳞状细胞原位癌。

入院妇检　宫颈重度糜烂状，触血（－），子宫附件未触及异常。

入院后阴道镜再评估　见图 23-17。

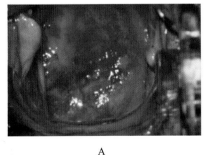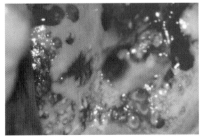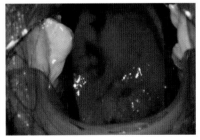

图 23-17　患者吴某阴道镜图像

A. 生理盐水作用后；B. 醋酸作用 3 min 后；C. 高碘作用后

入院诊断　CIS。

手术方式　2018 年 7 月 24 日：Leep 锥切术。

术后病检　2018 年 7 月 26 日（1813293）：浸润性鳞状细胞癌（非角化型），脉管内可见瘤栓。

更正诊断　宫颈鳞癌Ⅰb1 期。

进一步手术方式　2018 年 7 月 27 日：腹腔镜广泛子宫＋双侧输卵管切除术＋盆腔淋巴结清扫术＋双侧卵巢活检＋右侧卵巢移位＋膀胱造瘘术。

术后病检　2018 年 8 月 5 日（1813587）：

（1）宫颈浸润性鳞状细胞癌（非角化型，肿块大小为 1.7 cm×1.5 cm，肿瘤侵及纤维肌层＞1/2，未达浆膜面），肿瘤向上未累及宫颈管内口，向下累及阴道穹隆；脉管内可见瘤栓，神经未见癌累及；免疫组化结果：p16（＋），p63（＋），Ki-67（Li 约 80％）。

（2）（双侧）宫旁组织可见脉管内瘤栓；子宫下段及阴道断端未见癌累及。

（3）子宫内膜呈增生性改变。

（4）（双侧）输卵管管壁血管扩张、淤血伴（一侧）输卵管系膜副中肾管囊肿。

（5）术中送检（双侧卵巢活检组织）镜下未见癌。

（6）送检（双侧盆腔）淋巴结可见癌转移。

出院诊断　宫颈鳞癌Ⅰb1 期。

术后放化疗

（1）艾素 110 mg d1＋ 顺铂 55 mg d1～2。

（2）艾素 110 mg d1＋ 顺铂 55 mg d1～2。

（3）艾素 110 mg d1＋ 顺铂 55 mg d1～2。

（4）艾素 110 mg d1＋ 顺铂 55 mg d1～2。

之后，转外院继续放疗。

随访信息　电话随访，患者出院后定期于武汉大学中南医院复查，情况良好。

NO. 23-28　周某　年龄 40

住院日期　2018 年 9 月 16 日—2018 年 9 月 28 日。

主诉　体检发现宫颈病变 1 个月。

现病史　患者于 2018 年 8 月 18 日赴湖北省妇幼保健院体检，HC-Ⅱ：526，DNA 倍体检测：出现高倍体细胞，DNA 指数＞2.5 的细胞 19 个，TCT：ASC-H。转诊阴道镜门诊，镜下拟诊：疑似 CIN 2～3。镜下活检，病理报告（1816526）：①（3、6、12 点）鳞状细胞原位癌累及腺体；②（9 点）送检游离的鳞状上皮呈高级别上皮内病变（CIN 3）。起病以来，患者无白带异常、无接触性出血、无阴道流液等不适。为进一步诊治，门诊以"CIS"收入院。病程中，患者精神好，食欲好，睡眠好，大小便正常，体力、体重无明显变化。

筛查方法　2018 年 8 月 18 日 HC-Ⅱ：526；DNA 高倍体细胞 19 个；TCT：ASC-H。

病理诊断　2018 年 9 月 8 日：CIS。

入院妇检　宫颈肥大，中度糜烂状，子宫附件未触及异常。

入院后阴道镜再评估　见图 23-18。

入院诊断　CIS。

手术方式　2018 年 9 月 17 日：Leep 锥切术。

术后病检　2018 年 9 月 19 日 Leep 病检（1817127）：

（1）（1 号切片）可见宫颈鳞癌细胞早期浸润癌病灶（浸润深度＜1 mm，宽度＜7 mm），未见血管

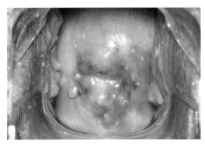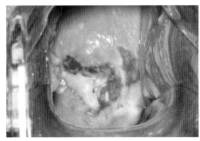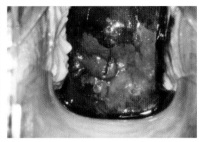

图 23-18　患者周某阴道镜图像

A. 生理盐水作用后；B. 醋酸作用 3 min 后；C. 高碘作用后

淋巴管间隙侵犯。

（2）（2、4～8、10～11、13、16 号切片）宫颈鳞状细胞原位癌累及腺体，病变呈多灶性；其余切片未见癌及 CIN 病变。

（3）（5 号切片）纤维间质切缘可见鳞状细胞原位癌累及腺体，其余切缘未见癌及 CIN 病变。

更正诊断　宫颈鳞癌 Ⅰa1 期。

手术方式　2018 年 9 月 20 日：腹腔镜下筋膜外全子宫＋双侧输卵管切除术。

术后病检　2018 年 9 月 27 日（1817444）：

（1）送检子宫标本，宫颈全取材，镜下（22、27 号切片）可见灶状高级别鳞状上皮内病变（CIN 2），免疫组化结果：p16（＋），Ki-67（Li 约 20％）；其余切片呈慢性宫颈炎，鳞状上皮增生改变，原 Leep 切缘处可见出血、变性及炎症细胞浸润，未见残留癌灶；手术切缘未见癌及 CIN 病变。

（2）子宫下段及双侧宫旁未见癌；右宫旁可见淋巴结 1 枚，未见癌转移。

（3）子宫内膜呈增生性改变。

（4）（双侧）输卵管管壁血管扩张、淤血。

出院诊断　宫颈鳞癌 Ⅰa1 期。

随访信息　电话随访，患者定期复查，情况良好。

NO. 23-29　卢某　年龄 27

住院日期　2018 年 9 月 19 日—2018 年 9 月 26 日。

主诉　同房出血 1 年，发现宫颈病变 2 周。

现病史　患者自诉于 2017 年 9 月开始偶有同房出血，量少，色鲜红，1d 后可自行干净，赴当地医院行宫颈防癌筛查，自诉结果阴性（未见报告单），未行特殊治疗。于 2018 年 9 月 5 日赴湖北省妇幼保健院妇科门诊就诊，TCT 报告：上皮内高度病变。HPV A5 组、HPV A6 组、HPV A9 组（＋）。后转诊宫颈癌防治中心诊治，HC-Ⅱ：622.82，行阴道镜检＋宫颈活检，病理报告（1816676）：（3、6、11、12 点）慢性宫颈炎伴纳氏囊肿及鳞化，部分区呈高级别鳞状上皮内病变（CIN 2～3）累及腺体。起病以来，患者无白带异常、无接触性出血、无阴道流液等不适。为进一步诊治，门诊以"CIN 2～3"收入院。病程中，患者精神好，食欲好，睡眠好，大小便正常，体力、体重无明显变化。

筛查方法　2018 年 9 月 5 日 TCT：HSIL，HPV A5 组、HPV A6 组、HPV A9 组（＋），HC-Ⅱ：622.82。

病理诊断　2018 年 9 月 11 日（1816676）：CIN 2～3 累及腺体。

入院妇检　宫颈肥大，重度糜烂，表面可见丰富的血管及多个纳氏囊肿。子宫附件未触及异常。

入院后阴道镜再评估　见图 23-19。

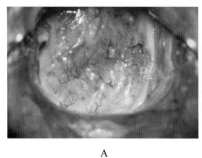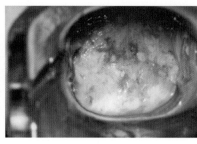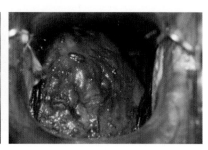

A　　　　　　　　　　　　　B　　　　　　　　　　　　　C

图 23-19　患者卢某阴道镜图像

A. 生理盐水作用后；B. 醋酸作用 3 min 后；C. 高碘作用后

入院诊断　CIN 2～3。

手术方式　2018 年 9 月 20 日：Leep 锥切术。

术后病检　2018 年 9 月 25 日（1817375）：

（1）（8、9 点）浸润性鳞状细胞癌（非角化型）；切缘可见癌；脉管内可见瘤栓，神经未见癌累及。

（2）（1～7、10、12 点）鳞状细胞原位癌累及腺体；免疫组化结果：p16（＋），p63（＋），CK5/6（＋），CK8（＋），Ki-67（Li 约 70%）；（宫颈 11 点）呈慢性宫颈炎伴纳氏囊肿，鳞状上皮增生。

（3）（12 点）纤维间质切缘可见鳞状细胞原位癌病灶，其余切缘未见癌及 CIN 病变。

更正及出院诊断　宫颈鳞癌Ⅰb 1 期。建议患者进一步手术治疗，患者及家属要求办理出院，赴外院治疗。

随访信息　电话随访，患者后期于外院手术治疗并定期复查，情况良好。

NO. 23-30　毛某　年龄 64

住院日期　2018 年 9 月 26 日—2018 年 10 月 9 日。

主诉　白带异味 2 年，阴道溢液半年。

现病史　患者 2 年前无明显诱因出现白带异味，无白带增多、阴道出血、发热等不适，未行特殊处理。近半年来无明显诱因出现阴道溢液，色黄，伴异味。于 2018 年 9 月 10 日赴仙桃市第一人民医院就诊，TCT 报告 HSIL，高度可疑癌细胞，HPV 33（＋）。于 2018 年 9 月 13 日转湖北省妇幼保健院进一步诊治，阴道镜拟诊 HSIL，镜下宫颈活检，病理报告：（3、6、9、12 点）CIS。为进一步诊治，门诊以"疑似宫颈癌"收入院。病程中，患者精神好，食欲好，睡眠好，大小便正常，体力、体重无明显变化。

筛查方法　2018 年 9 月 10 日 HPV 33（＋）；TCT：HSIL，高度可疑癌细胞。

病理诊断　2018 年 9 月 13 日：（3、6、9、12 点）CIS。

入院妇检　宫颈重度糜烂状，触血（＋），子宫附件未触及异常。

入院后阴道镜再评估　见图 23-20。

入院诊断　CIS。

手术方式　2018 年 9 月 5 日：Leep 锥切术。

术后病检　2018 年 9 月 29 日（1817883）：

（1）（3 号切片）宫颈浅表浸润性鳞状细胞癌（浸润深度＜2 mm，宽度＜7 mm），未见毛细淋巴管间隙侵犯，神经未见癌累及；内口切缘及纤维间质切缘可见鳞状细胞原位癌累及腺体。

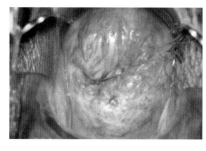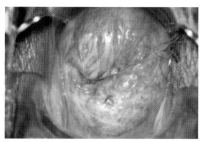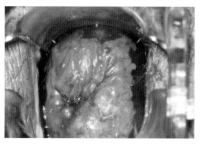

A　　　　　　　　　　　　　B　　　　　　　　　　　　　C

图 23-20　患者毛某阴道镜图像

A. 生理盐水作用后；B. 醋酸作用 3 min 后；C. 高碘作用后

（2）（2、4～8、11、14～15 号切片）宫颈鳞状细胞原位癌累及腺体，病变呈多灶性；（9、10、13 号切片）宫颈高级别鳞状上皮内病变（CIN 2～3）累及腺体；（1、12 号切片）宫颈组织未见癌及 CIN 病变；其余各切片切缘未见癌及 CIN 病变。

（3）（2～3 点切缘）送检组织全取材两块，镜下可见宫颈鳞状细胞原位癌累及腺体，局灶区内口切缘可见鳞状细胞原位癌累及腺体病灶。

更正诊断　宫颈鳞癌Ⅰa 1 期。

手术方式　2018 年 9 月 30 日：筋膜外全子宫切除术。

术后病检　2018 年 10 月 5 日（1818087）：送检子宫标本，宫颈全取材，镜下未见残留癌巢及 CIN 病变，原 Leep 切缘处可见出血、烧灼变性及炎症细胞浸润；手术切缘未见癌及 CIN 病变；双侧宫旁及子宫下段未见癌；子宫内膜呈囊性萎缩性改变；子宫腺肌症。

出院诊断　①宫颈鳞癌Ⅰa 1 期；② 子宫腺肌症。

随访信息　电话随访，患者定期复查，情况良好。

NO. 23-31　陈某　年龄 44

住院日期　2018 年 12 月 10 日—2019 年 1 月 9 日。

主诉　同房出血 1 次，发现宫颈癌 20 d。

现病史　患者于 2018 年 11 月 12 日出现同房出血，暗红色，量少，持续 1 d 后自行停止，此后至今未同房，于 11 月 13 日赴深圳市罗湖区妇幼保健院就诊，HPV 16、HPV 59（＋），TCT 报告高度鳞状上皮内病变，后转诊阴道镜门诊，镜下宫颈活检，病理报告：（3、6、9 点）浸润性角化型鳞状细胞癌（中分化）。转湖北省妇幼保健院诊治，以“宫颈鳞癌Ⅰb 1 期”收入院。病程中，患者精神好，食欲好，睡眠好，大便干结，小便正常，体力、体重无明显变化。

筛查方法　2018 年 11 月 13 日 HPV 16、HPV 59（＋）；TCT：HSIL。

病理诊断　2018 年 11 月 21 日：浸润性角化型鳞状细胞癌（中分化）；2018 年 12 月 13 日（1823166）：浸润性鳞状细胞癌。

入院妇检　宫颈上唇光滑，下唇结节状肿瘤，直径 3～3.5 cm，子宫附件未触及异常，双侧宫旁弹性好。

入院后阴道镜再评估　见图 23-21。

入院诊断　宫颈鳞癌Ⅰb 2 期。

手术方式　2018 年 12 月 14 日：经腹广泛全子宫＋双侧输卵管切除术＋双侧卵巢活检＋左侧卵巢切除术＋右侧卵巢移位＋膀胱造瘘术。

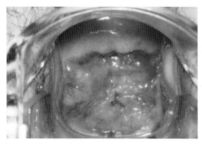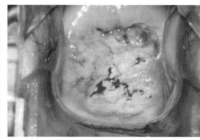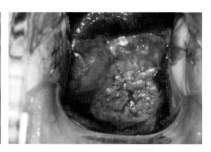

A
B
C

图 23-21　患者陈某阴道镜图像

A. 生理盐水作用后；B. 醋酸作用 3 min 后；C. 高碘作用后

术后病检　2018 年 12 月 21 日（1823310）：

（1）宫颈浸润性鳞状细胞癌（中分化，肿块大小为 3 cm×2.5 cm，侵及纤维肌层＞2/3 肌层，未达外膜）；脉管内可见瘤栓，神经未见癌累及；肿瘤向上未累及宫颈管内口，向下未累及阴道穹隆；免疫组化结果：p16（＋），p63（＋），CK5/6（＋），Ki-67（Li 约 80%）。

（2）阴道壁断端、子宫下段及（双侧）宫旁未见癌累及。

（3）子宫肌壁间平滑肌瘤（肌瘤 1 枚，最大径 1.8 cm）；子宫内膜呈增生性改变；（左侧）卵巢单纯性囊肿；（双侧）输卵管管壁血管扩张、淤血。

（4）术中送检（双侧卵巢活检组织），镜下未见癌。

（5）（双侧髂外、闭孔髂内、腹股沟深淋巴结、髂总淋巴结）送检淋巴结未见癌转移。

出院诊断　①宫颈鳞癌Ⅰb 2 期；②子宫平滑肌瘤。

术后放化疗

（1）艾素 120 mg d1＋顺铂 60 mg d1～2。

（2）艾素 120 mg d1＋顺铂 60 mg d1～2。

（3）艾素 120 mg d1＋顺铂 60 mg d1～2。

（4）艾素 120 mg d1＋顺铂 60 mg d1～2。

外院继续放疗。

随访信息　电话随访，患者定期于深圳复查，HPV 59（＋），打算抽时间来武汉复查。

NO. 23-32　涂某　年龄 65

住院日期　2018 年 10 月 6 日—2018 年 10 月 26 日。

主诉　绝经 17 年，阴道出血 14 d。

现病史　患者绝经 17 年，无特殊不适。于 2018 年 9 月 22 日无明显诱因出现阴道出血，有凝血块，遂至中建三局武汉中心医院就诊，盆腔彩超报告：子宫肌瘤，宫颈稍低回声，包块性质待查，建议观察，未行特殊处理。9 月 23 日来湖北省妇幼保健院就诊，TCT 报告上皮内高度病变，HPV A9 组（＋），转诊阴道镜门诊，镜下拟诊 CIN 3，行宫颈活检，病检报告未回。为进一步诊治，以"疑似 CIN 3"收入院。病程中，患者精神好，食欲好，睡眠好，大小便正常，体力、体重无明显变化。

筛查方法　2018 年 9 月 23 日 HPV A9 组（＋）；TCT：HSIL。

病理诊断　2018 年 9 月 30 日（1818057）：浸润性鳞状细胞癌（非角化型）。

入院妇检　宫颈管明显增粗，质硬，子宫附件及双宫旁未触及异常。

入院诊断　宫颈鳞癌Ⅰb 2 期。

手术方式　2018 年 10 月 12 日：腹腔镜下广泛全子宫＋双附件切除术＋盆腔淋巴结清扫术。

术后病检　2018 年 10 月 19 日（1818804）：

（1）宫颈浸润性鳞状细胞癌（非角化型，肿块大小为 2.5 cm×2 cm×2 cm，肿瘤侵及深肌层＞2/3，未达浆膜），肿瘤向上累及子宫下段，向下未累及阴道穹隆；脉管内可见瘤栓，神经未见癌累及。

（2）子宫下段可见癌累及；阴道壁断端被覆鳞状上皮增生；双侧宫旁未见癌。

（3）子宫内膜呈增生性改变；子宫腺肌症；子宫肌壁间平滑肌瘤（肌瘤 1 枚，最大径 3 cm），肌瘤脉管内可见瘤栓。

（4）（双侧附件）（双侧）输卵管及（双侧）卵巢未见癌；（右侧输卵管系膜）副中肾管囊肿。

（5）送检淋巴结可见癌转移。

出院诊断　①宫颈鳞癌Ⅰb 2 期；②子宫腺肌症；③子宫平滑肌瘤。

术后放化疗　转外院后续治疗。

随访信息　电话随访，患者定期复查，情况良好。

NO. 23-33　江某　年龄 39

住院日期　2018 年 10 月 15 日—2018 年 11 月 6 日。

主诉　体检发现宫颈病变 1 个月，锥切术后发现宫颈癌 1 周。

现病史　患者于 2018 年 8 月 21 日参加当地社区医院两癌筛查，TCT 报告 HSIL，DNA 倍体检测可见大量 DNA 异常倍体细胞，HPV 33（＋）。2018 年 9 月 7 日转诊武汉市妇幼保健院行阴道镜检，病理报告慢性宫颈炎，局部上皮呈高级别上皮内瘤变累及腺体。2018 年 10 月 9 日在该院行 Leep 锥切术，术后病理报告：宫颈中分化鳞状细胞癌（单张切片最大浸润宽度 7 mm，深度 12 mm）。免疫组化结果：Ki-67（Li 约 70%），p16（＋）。转诊湖北省妇幼保健院诊治，以"宫颈鳞癌"收入院。患者起病以来，精神、食欲、睡眠尚可，大小便正常，体重无改变。

筛查方法　2018 年 8 月 21 日 HPV 33（＋）；DNA 可见大量异倍体细胞；TCT：HSIL。

病理诊断　2018 年 10 月 9 日（外院锥切标本）：鳞状细胞癌。

入院妇检　宫颈 Leep 术后观，子宫附件及宫旁未触及异常。

入院诊断　宫颈鳞癌Ⅰb 1 期。

手术方式　2018 年 10 月 22 日：腹腔镜下广泛全子宫＋双侧输卵管切除术＋盆腔淋巴结清扫＋双侧卵巢移位术。

术后病检　2018 年 10 月 27 日（1819488）：

（1）宫颈全取材，镜下可见极少许残留的鳞状细胞癌病灶（50 号切片，非角化型，侵及浅纤维肌层＜1/3），另见散在灶状高级别鳞状上皮内病变（39、40 号切片，CIN 2）；肿瘤向上未累及宫颈管内口，向下未累及阴道穹隆；脉管内未见瘤栓，神经未见癌累及。

（2）阴道壁断端、双侧宫旁及子宫下段未见癌。

（3）子宫内膜呈分泌性改变；子宫肌壁间平滑肌瘤（肌瘤 1 枚，直径约 0.5 cm）；子宫腺肌症；（双侧输卵管）输卵管管壁血管扩张、淤血。

（4）送检淋巴结未见癌转移。

出院诊断　①宫颈鳞癌Ⅰb 1 期；②子宫腺肌症；③子宫平滑肌瘤。

术后放化疗　无。

随访信息　电话随访，患者定期复查，情况良好。

NO. 23-34　王某　年龄 52

住院日期　2018 年 10 月 6 日—2018 年 11 月 3 日。

主诉　绝经 4 年，阴道出血 1 个月。

现病史　患者 2014 年停经，之后无特殊不适。2018 年 9 月无明显诱因出现阴道出血，量多，同平常月经量，2 d 后阴道出血减少呈点滴状，淋漓不尽至今，无白带增多等不适。2018 年 9 月 11 日赴仙桃市妇幼保健院诊治，HPV E6/E7 mRNA 报告阴性，TCT 报告 HSIL；B 超提示子宫大小形态正常，子宫前壁可见 1.4 cm×1.6 cm 无回声，内部回声不均，未见明显血流信号。行诊刮术，病检报告：CIN 2～3 累及腺体，切片中可见少许零碎的子宫内膜腺体。9 月 21 日在该院行宫颈锥切术，术后病理：宫颈鳞状上皮高度上皮内病变累及腺体，部分呈角化型鳞状细胞癌。后转湖北省肿瘤医院会诊，锥切病理报告：角化鳞状细胞癌。为进一步诊治，门诊以"宫颈鳞癌"收入院。病程中，患者精神好，食欲好，睡眠好，大小便正常，体力、体重无明显变化。

筛查方法　2018 年 9 月 11 日 TCT：HSIL；HPV E6/E7 mRNA（一）。

病理诊断　2018 年 9 月 21 日（锥切标本）：宫颈鳞状上皮高度上皮内病变累及腺体，部分呈角化型鳞状细胞癌。2018 年 9 月 26 日湖北省肿瘤医院会诊锥切切片：角化鳞状细胞癌。

入院妇检　宫颈锥切术后改变，创面水肿充血，子宫附件及双宫旁无异常。

入院诊断　宫颈鳞癌Ⅰb 1 期。

手术方式　2018 年 10 月 12 日：腹腔镜下广泛全子宫＋双侧输卵管切除术＋盆腔淋巴结清扫＋双侧卵巢移位术。

术后病检　2018 年 10 月 19 日（1818791）：

（1）宫颈浸润性鳞状细胞癌（非角化型，肿块大小约 2 cm×1 cm，肿瘤侵及深肌层＞2/3，未达浆膜），肿瘤向上未累及宫颈管内口，向下未累及阴道穹隆；神经未见癌累及，脉管内未见瘤栓。

（2）双侧宫旁及子宫下段未见癌；阴道壁断端被覆鳞状上皮增生。

（3）子宫腺肌症；子宫内膜呈增生性改变；子宫肌壁间平滑肌瘤伴透明变性，局灶区可见泡沫细胞形成及片状钙化（肌瘤 1 枚，最大径约 2 cm）。

（4）（双侧）输卵管及（双侧）卵巢未见癌，（一侧卵巢）生发上皮包涵囊肿。

（5）（双侧盆腔淋巴结）送检淋巴结未见癌转移。

出院诊断　①宫颈鳞癌Ⅰb 1 期；②子宫腺肌症；③子宫平滑肌瘤。

术后放化疗　无。

随访信息　电话随访，患者定期复查，情况良好。

NO. 23-35　史某　年龄 59

住院日期　2018 年 10 月 23 日—2018 年 11 月 11 日。

主诉　绝经 10 年，发现宫颈病变 1 个多月。

现病史　患者绝经 10 年，1 个月前外院体检发现 HPV 阳性（具体不详），直接行宫颈活检＋宫颈赘生物摘除术，术后病理报告：①（3、9、12 点活检）CIS，送检组织表浅而散，浸润情况不易判断；②（宫颈赘生物）考虑鳞状上皮乳头状瘤。免疫组化：p16（＋），Ki-67（基底层＋）。2018 年 10 月 23 日转湖北省妇幼保健院诊治，会诊华润武钢总院切片：结果同前。为进一步诊治，门诊以"CIS"收入院。患者无接触性出血、阴道异常排液及白带异常。病程中，患者精神好，食欲好，睡眠欠佳，大小便正常，体力、体重无明显变化。

筛查方法 2018 年 10 月 15 日 HPV（＋）。

病理诊断 2018 年 10 月 15 日：CIS。

入院妇检 宫颈萎缩，充血，子宫附件未触及异常。

入院后阴道镜再评估 见图 23-22。

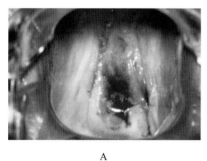 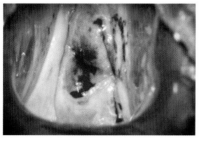 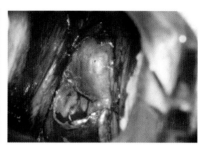

A B C

图 23-22 患者史某阴道镜图像

A. 生理盐水作用后；B. 醋酸作用 3 min 后；C. 高碘作用后

入院诊断 CIS。

手术方式 2018 年 10 月 24 日：Leep 锥切术。

术后病检 2018 年 10 月 25 日（1819654）：慢性宫颈炎伴纳氏囊肿。

手术方式 2018 年 10 月 26 日：腹腔镜全子宫＋双侧输卵管切除术。

术后病检 2018 年 11 月 2 日（1819845）：

（1）宫颈组织全部取材 17 块，镜下为浸润性鳞状细胞癌（非角化型，肿块近宫颈管内口，大小 0.9 cm×0.8 cm），肿瘤侵及纤维肌层＞中 1/3 肌层，未达外膜；脉管内未见瘤栓，神经未见累及。

（2）双侧宫旁、手术断端及子宫下段未见癌累及。

（3）宫内膜呈增生性改变。

（4）（双侧）输卵管管壁血管扩张、淤血。

更正及出院诊断 宫颈鳞癌 I b 1 期。

术后放化疗

（1）艾素 110 mg d1＋ 顺铂 55 mg d1～2。

（2）艾素 110 mg d1＋ 顺铂 55 mg d1～2。

（3）艾素 110 mg d1＋ 顺铂 55 mg d1～2。

（4）艾素 110 mg d1＋ 顺铂 55 mg d1～2。

外院继续后续放疗。

随访信息 患者定期赴吴绪峰主任门诊复查，情况良好。

NO. 23-36 胡某 年龄 57

住院日期 2018 年 11 月 1 日－2018 年 11 月 24 日。

主诉 HPV 感染 1 年多，发现宫颈病变 1 周。

现病史 患者自诉 2017 年 8 月于外院体检发现 HPV 52（＋）（具体未见报告单），未给予特殊治疗。2018 年 10 月 19 日参加体检，TCT 报告：ASC-H。2018 年 10 月 24 日赴外院复诊及阴道镜检，HPV 52（＋）（具体未见报告单），病理报告：（6、9、12 点）慢性宫颈炎伴局灶上皮高级别上皮内瘤变（CIN 2～3）。其间患者无白带异常，为进一步诊治，门诊以"宫颈病变"收入院。病程中，患者精神好，食欲好，睡眠欠佳，大小便正常，体力、体重无明显变化。

筛查方法 2017 年 8 月 HPV 52（＋）；2018 年 10 月 19 日 TCT：ASC-H；2018 年 10 月 24 日 HPV 52（＋）。

病理诊断 2018 年 10 月 24 日：CIN 2～3。

入院妇检 宫颈光滑，子宫附件未触及异常。

入院后阴道镜再评估 见图 23-23。

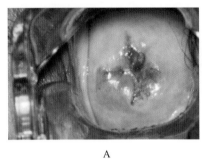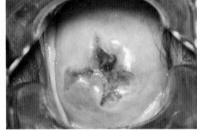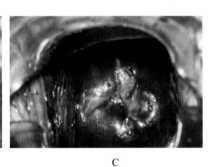

| A | B | C |

图 23-23 患者胡某阴道镜图像

A. 生理盐水作用后；B. 醋酸作用 3 min 后；C. 高碘作用后

入院诊断 CIN 2～3。

手术方式 2018 年 11 月 4 日：Leep 锥切术。

术后病检 2018 年 11 月 5 日（1820435）：浸润性鳞癌（非角化型）。

更正诊断 宫颈鳞癌Ⅰb 1 期。

进一步手术方式 2018 年 11 月 8 日：腹腔镜广泛全子宫＋双附件切除术＋盆腔淋巴结清扫＋膀胱造瘘术。

术后病检 2018 年 11 月 16 日（1820781）：

（1）宫颈全取材，镜下局灶区可见残留宫颈浸润性鳞状细胞癌巢（非角化型，肿块大小 1.0 cm×0.4 cm，浸润深度约 5 mm，侵及纤维肌层＜1/3 肌层）；脉管内未见瘤栓；神经未见癌累及；肿瘤向上未累及宫颈管内口，向下未累及阴道穹隆。

（2）阴道壁断端、子宫下段组织、（双侧）宫旁及（双侧）圆韧带组织未见癌累及。

（3）子宫内膜呈增生性改变；（双侧）卵巢组织及（双侧）输卵管管壁血管扩张、淤血。

（4）送检（双侧盆腔）淋巴结未见癌转移。

出院诊断 宫颈鳞癌Ⅰb 1 期。

术后放化疗 无。

随访信息 患者定期赴吴绪峰主任门诊复查，情况良好。

NO. 23-37 徐某 年龄 47

住院日期 2018 年 11 月 13 日—2018 年 11 月 29 日。

主诉 发现宫颈病变 10 d。

现病史　患者于 2018 年 10 月 23 日赴外院体检，TCT 报告 LSIL，HPV 16（＋），转诊阴道镜检，镜下活检组织病理报告：（1、12 点）CIN 3 累及腺体。今来湖北省妇幼保健院要求治疗，门诊遂以"CIN 3"收入院。其间患者出现阴道分泌物增多，不伴同房出血。患者起病来，精神、食欲、睡眠尚可，大小便正常，体重无改变。

筛查方法　2018 年 11 月 6 日 HPV 16（＋）；TCT：LSIL。

病理诊断　2018 年 11 月 6 日：CIN 3 累及腺体。

入院妇检　宫颈肥大，轻度糜烂，子宫附件未触及异常。

入院诊断　CIN 3。

手术方式　2018 年 11 月 15 日：宫颈锥切术。

术后病检　2018 年 11 月 20 日（1821238）：送检宫颈组织，全部取材 14 块，（2～5 号、8 号、14 号切片）浸润性鳞状细胞癌（非角化型）（浸润最深处约 4.5 mm），（1 号切片）可见高级别鳞状上皮内病变（CIN 2～3）累及腺体；脉管内未见瘤栓，神经未见癌累及；余切片未见癌及 CIN 病变，切缘未见癌及 CIN 病变。

更正诊断　宫颈鳞癌 Ⅰa 2 期。

进一步手术方式　2018 年 11 月 21 日：腹腔镜下改良广泛全子宫＋双侧输卵管切除术＋双侧卵巢移位＋盆腔淋巴结清扫术。

术后病检　2018 年 11 月 27 日（1821729）：

（1）送检子宫标本，宫颈全取材，镜下未见残留癌巢及 CIN 病变，呈慢性宫颈炎伴鳞化，鳞状上皮增生改变，原锥切切缘可见出血、变性及炎症细胞浸润；双侧宫旁、子宫下段未见癌；阴道断端被覆鳞状上皮增生。

（2）子宫内膜呈增生性改变；子宫腺肌瘤及平滑肌瘤（肌瘤 2 枚，最大径 3.5 cm）。

（3）（双侧）输卵管管壁血管扩张、淤血。

（4）送检淋巴结未见癌转移。

出院诊断　宫颈鳞癌 Ⅰa 2 期。

随访信息　患者定期赴吴绪峰主任门诊复查，情况良好。

NO. 23-38　蔡某　年龄 46

住院日期　2018 年 12 月 18 日—2019 年 1 月 8 日。

主诉　间断少量阴道出血 2 年，发现宫颈病变 11 d。

现病史　患者平素月经规律，无异常阴道出血，2 年前出现月经间期间断少量阴道出血，色暗红，偶有同房出血，未予以特殊处理，3～5 d 自行干净。2018 年 12 月 7 日赴湖北省妇幼保健院检查，TCT：上皮内高度病变（不排除癌），HPV A9 组（＋），转诊阴道镜检，镜下宫颈活检病理报告：① （3、6、12 点）CIN 3，局灶区可疑浸润癌；② （10 点）慢性宫颈炎伴鳞化，小区 CIN 3；③ （颈管组织）送检血凝块中可见破碎的鳞状上皮呈 CIN 3。为进一步诊治，门诊以"CIN 3"收入院。其间患者无阴道排液、月经改变等不适。患者起病以来，精神好，食欲好，睡眠好，大小便正常，体力、体重无明显变化。

筛查方法　2018 年 12 月 7 日 HPV A9 组（＋）；TCT：HSIL（不排除癌）。

病理诊断　2018 年 12 月 7 日：CIN 3。

入院妇检　宫颈肥大，轻度糜烂状，触血（＋），子宫附件及双宫旁无异常。

入院诊断 CIN 3。

手术方式 2018 年 12 月 19 日：宫颈锥切术＋ECC。

术后病检 2018 年 12 月 24 日（1823666）：

（1）鳞状细胞原位癌累及腺体，可见小灶浸润癌病灶（浸润深度约 3.4 mm），未见毛细淋巴管间隙侵犯，神经未见癌累及，（4 点）纤维间质切缘可见原位癌，其余切缘未见原位癌及 CIN，（2 号切片浸润癌距纤维间质 1 mm）；免疫组化结果：p16（－），Ki-67（低增殖）。

（2）（颈管刮出物）送检组织可见乳头状鳞状细胞癌。

（3）（宫内刮出物）送检子宫内膜呈增生性改变，另见小块游离鳞状上皮呈高级别鳞状上皮内病变（CIN 3）。

更正诊断 宫颈鳞癌Ⅰb 1 期。

进一步手术方式 2018 年 12 月 28 日：腹腔镜下广泛全子宫＋双侧输卵管切除术＋双侧卵巢移位术＋盆腔淋巴结清扫术。

术后病检 2019 年 1 月 4 日（1824280）：

（1）送检全子宫标本，宫颈全取材，镜下极小区见残留的鳞状细胞原位癌病灶（72 号切片）；脉管内未见瘤栓，神经未见癌累及；原锥切切口处可见出血、变性及炎症细胞浸润；免疫组化结果：p16（－），p63（＋），CK5/6（＋），CK8（＋），PCK（＋），Ki-67（Li 约 60%）。

（2）阴道断端、子宫下段、（双侧）宫旁组织及（双侧）子宫动脉未见癌累及。

（3）子宫肌壁间平滑肌瘤（肌瘤 2 枚，最大径 2.2 cm）；子宫内膜呈增生性改变。

（4）（双侧盆腔和腹主动脉旁淋巴结）送检淋巴结未见癌转移。

出院诊断 ①宫颈鳞癌Ⅰb 1 期；②子宫平滑肌瘤。

术后放化疗 无。

随访信息 电话随访，患者定期在湖北省妇幼保健院复查，情况良好。

NO. 23-39 杨某 年龄 61

住院日期 2018 年 12 月 3 日—2018 年 12 月 31 日。

主诉 阴道间断出血 1 年多，发现宫颈病变 10 多天。

现病史 患者绝经 8 年，近 1 年多无明显诱因出现阴道出血，鲜红色，量极少，仅小便后纸巾擦拭见少许血迹，共出现 3 次，每次约持续 1 d，无接触性出血、无腹痛、无阴道异常排液等不适，未重视，未予处理，2018 年 11 月 13 日白带伴异味，遂至监利县人民医院就诊，HPV 16（＋），TCT 报告 ASC-H，于 11 月 20 日行宫颈活检，病检报告慢性宫颈炎伴局灶性 CIN 3 累及腺体。为进一步诊治，门诊以"CIN 3"收入院。病程中，患者精神好，食欲好，睡眠好，大小便正常，体力、体重无明显变化。

筛查方法 2018 年 11 月 13 日 HPV 16（＋）；TCT：ASC-H。2018 年 12 月 4 日 HC-Ⅱ：1 424.41；DNA 倍体检测见高倍体细胞 512 个；TCT：鳞状细胞癌。

病理诊断 2018 年 11 月 20 日（活检）：CIN 3 累及腺体。

入院妇检 阴道穹隆变浅，宫颈外缘与宫颈阴道部相连，融为一体，宫颈萎缩，直径约 3 cm，子宫萎缩，双附件未触及异常。

入院后阴道镜再评估 见图 23-24。

入院诊断 疑似 CIN 3。

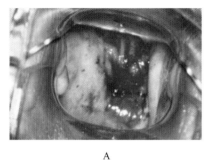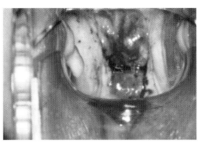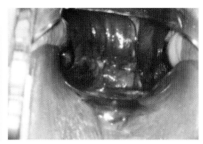

A   B   C

图 23-24 患者杨某阴道镜图像

A. 生理盐水作用后；B. 醋酸作用 3 min 后；C. 高碘作用后

手术方式 2018 年 12 月 7 日：宫颈锥切术。

术后病检 2018 年 12 月 12 日（1822884）：

（1）（宫颈 2～6 点）浸润性鳞状细胞癌（非角化型），（2～5 点）切缘可见癌累及；脉管内未见瘤栓，神经未见癌累及。

（2）（宫颈 1、7～12 点）鳞状细胞原位癌；（宫颈 9 点）局灶区可见原位腺癌；免疫组化结果：p16（＋），Ki-67（Li 约 70％）；（11 点）切缘可见鳞状细胞原位癌病灶。

（3）其余各点切缘未见癌及 CIN 病变。

进一步手术方式 经腹广泛全子宫＋双附件切除术＋盆腔淋巴结清扫术＋膀胱造瘘术。

术后病检 2018 年 12 月 18 日（1823296）：

（1）送检宫颈癌根治标本，宫颈全取材，镜下可见少许残留的浸润性鳞状细胞癌病灶（非角化型，肿瘤侵及纤维肌层＜1/3，肿瘤向上累及子宫下段，向下未累及阴道穹隆），另见少许鳞状细胞原位癌病灶；脉管内未见瘤栓，神经未见癌累及。

（2）子宫下段可见癌累及；免疫组化结果：p16（＋），Ki-67（Li 约 70％）；阴道断端被覆鳞状上皮增生；双侧宫旁未见癌。

（3）子宫内膜呈增生性改变；（双侧）输卵管管壁血管扩张、淤血；（双侧卵巢）可见少许异位的苗勒氏腺体。

（4）送检淋巴结未见癌转移。

出院诊断 宫颈鳞癌Ⅰb1 期并 AIS。

随访信息 电话随访，患者定期在当地医院复查，无瘤生存。

NO. 23-40 姚某 年龄 52

住院日期 2018 年 12 月 19 日—2019 年 1 月 4 日。

主诉 体检发现宫颈病变 8 个月。

现病史 患者 2018 年 4 月 13 日赴武汉洪山长动医院体检，TCT 报告 HSIL，DNA 倍体检测可见大量 DNA 异常倍体细胞。体检后半年（2018 年 11 月）才得知检查结果，遂于 2018 年 12 月 2 日转诊武汉市妇幼保健院行阴道镜检，拟诊：HSIL，镜下活检病理报告（B1820346）：慢性宫颈炎，部分上皮呈高级别上皮内瘤变，局部疑有浸润。为进一步诊治，门诊以"宫颈病变"收入院。病程中，患者精神好，食欲好，睡眠欠佳，大小便正常，体力、体重无明显变化。

筛查方法 2018 年 4 月 13 日 DNA 倍体检测：可见异倍体细胞；TCT：HSIL。2018 年 12 月 27

日 HC-Ⅱ：26.12；DNA 高倍体细胞 288 个；TCT：HSIL。

病理诊断 2018 年 12 月 2 日：高级别上皮内瘤变，局部疑有浸润。

入院妇检 宫颈中度糜烂状，子宫附件未触及异常，双宫旁弹性好。

入院后阴道镜再评估 见图 23-25。

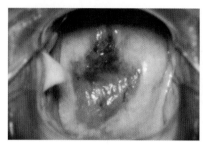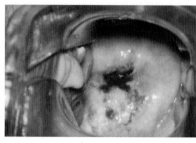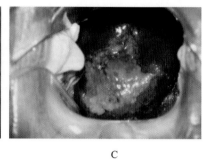

图 23-25　患者姚某阴道镜图像

A. 生理盐水作用后；B. 醋酸作用 3 min 后；C. 高碘作用后

入院诊断 疑似 CIN 3。

手术方式 2018 年 12 月 25 日：Leep 锥切术。

术后病检 2018 年 12 月 27 日（1824035）：（宫颈 6～10 点）鳞状细胞原位癌，其中宫颈 7、8 点处可见微小浸润癌病灶（浸润深度＜2 mm，浸润宽度＜7 mm），未见毛细淋巴管间隙侵犯，神经未见癌累及；其余各点及各切缘未见原位癌及 CIN 病变（备注：宫颈 7 点处微小浸润癌病灶距外口切缘 2.2 mm）。

更正诊断 宫颈鳞癌Ⅰa 1 期。

进一步手术方式 2018 年 12 月 28 日：腹腔镜下筋膜外全子宫＋双侧附件切除术。

术后病检 2019 年 1 月 3 日（1824257）：全子宫标本，宫颈全取材，镜下未见残留癌及 CIN 病变，呈慢性宫颈炎，鳞状上皮增生改变，原 Leep 切口处可见出血、变性及炎症细胞浸润；手术断端、子宫下段未见癌及 CIN 病变；子宫内膜呈增生性改变；（双侧）输卵管管壁血管扩张、淤血伴（双侧输卵管系膜）副中肾管囊肿；（一侧）卵巢滤泡囊肿，（另一侧）卵巢黄体囊肿。

出院诊断 宫颈鳞癌Ⅰa 1 期。

随访信息 电话随访，患者未接听。

NO. 23-41　彭某　年龄 42

住院日期 2019 年 1 月 2 日—2019 年 1 月 25 日。

主诉 间断同房出血 7 个月，检查发现宫颈癌 1 周。

现病史 患者既往月经规律，7 个月前出现同房后少量阴道出血，鲜红色，可自行停止，不伴阴道排液等不适，以上症状偶有反复，未就诊。12 月 15 日小便时出现阴道出血，伴少量血块，遂来湖北省妇幼保健院就诊，2018 年 12 月 15 日湖北省妇幼保健院超声报告：子宫肌瘤可能；宫内节育器。TCT：上皮内高度病变（不排除癌），HPV A9 组（＋），转诊阴道镜门诊，镜下活检，病理报告：①（3、6、8、9、12 点组织活检）鳞状细胞原位癌，肿瘤以外生性为主，局灶区可疑浸润，建议进一步检查排除浸润癌；②（颈管组织）送检血凝块内可见游离的鳞状细胞原位癌病灶，未见间质，建议进一步检查排除浸润癌。为进一步治疗，门诊遂以"宫颈鳞状细胞癌"收入院。患者起病以来，精神、食欲、睡眠尚可，大小便正常，体重无改变。

筛查方法　2018 年 12 月 18 日 TCT：HSIL（不排除癌）；HPV A9 组（＋）。

病理诊断　2018 年 12 月 18 日：CIS。

入院妇检　宫颈中度糜烂，肥大，触血（＋），子宫附件未触及异常，双宫旁弹性好。

入院诊断　疑似 CIS。

手术方式　2019 年 1 月 3 日：宫颈锥切术。

术后病检　2019 年 1 月 8 日（1900136）：

（1）（15～17 号切片）宫颈浸润性鳞状细胞癌（非角化型，肿瘤细胞呈融合性生长，浸润深度约 3.5 mm，宽度＞7 mm），可见毛细淋巴管间隙侵犯，神经未见癌累及。

（2）（1～4、7～10、12～14、18～19、21～23 号切片）宫颈鳞状细胞原位癌累及腺体，病变呈多灶性。

（3）（11、20、24 号切片）宫颈高级别鳞状上皮内病变（CIN 2～3）累及腺体。

（4）（5、6 号切片）宫颈组织未见癌及 CIN 病变；其余各切片切缘未见癌及 CIN 病变。

（5）（宫腔诊刮组织）送检子宫内膜呈增生性改变。

更正诊断　宫颈鳞癌Ⅰb 1 期。

进一步手术方式　2019 年 1 月 14 日：腹腔镜下广泛全子宫＋双侧输卵管切除术＋盆腔淋巴结清扫术。

术后病检　2019 年 1 月 17 日（1900914）：

（1）宫颈全部取材，镜下未见残留鳞状细胞癌及 CIN 病灶，原宫颈锥切切口处可见出血、变性及炎症细胞浸润；脉管及神经未见癌累及；子宫下段、（双侧）宫旁及（双侧）子宫动脉组织未见癌；阴道断端被覆鳞状上皮增生。

（2）子宫腺肌症；子宫肌壁间多发性平滑肌瘤（肌瘤 3 枚，最大径 1.5 cm）。

（4）子宫内膜呈增生性改变；（双侧）输卵管管壁血管扩张、淤血。

（5）（双侧）盆腔淋巴结未见癌累及。

出院诊断　①宫颈鳞癌Ⅰb 1 期；②子宫腺肌症；③子宫平滑肌瘤。

随访信息　电话随访，患者定期来湖北省妇幼保健院复查，情况良好。

NO. 23-42　郭某　年龄 36

住院日期　2019 年 1 月 6 日—2019 年 1 月 18 日。

主诉　检查发现宫颈病变 1 个多月。

现病史　患者既往月经规律，2018 年 11 月 17 日赴荆州市公安县章庄镇中心卫生院体检，行 TCT＋HPV 检查，次日（2018 年 11 月 18 日）武汉安迪医学检验实验室宫颈 TCT 报告 HSIL，HPV 33（＋）。2018 年 11 月 26 日就诊于荆州市中心医院，行阴道镜检＋宫颈活检，病理报告：慢性宫颈炎，局灶区呈高度鳞状上皮内病变。其间患者无阴道分泌物增多及出血等不适。为进一步治疗，门诊遂以"宫颈病变"收入院。患者起病以来，精神、食欲、睡眠尚可，大小便正常，体重无改变。

筛查方法　2018 年 11 月 8 日 TCT：HSIL；HPV 33（＋）。

病理诊断　2018 年 11 月 26 日：高度鳞状上皮内病变。

入院妇检　宫颈肥大，轻度糜烂状，子宫附件未触及异常。

入院诊断　HSIL。

手术方式　2019 年 1 月 8 日：宫颈锥切术。

术后病检 2019 年 1 月 10 日（1900464）：

（1）（宫颈 5 点）鳞状细胞原位癌及腺体，局灶区可见微小浸润癌（浸润深度＜2 mm，宽度＜7 mm），未见血管淋巴管间隙侵犯。

（2）（宫颈 1～4、6～12 点）鳞状细胞原位癌累及腺体，病变呈广泛多灶性。

（3）（3 点纤维间质切缘，5 点内切缘）可见 CIN 3 累及腺体，其余切缘均未见 CIN 病变。

更正诊断 宫颈鳞癌Ⅰa 1 期。

进一步手术方式 2019 年 1 月 11 日：筋膜外全子宫＋双侧输卵管切除术 。

术后病检 2019 年 1 月 14 日（1900687）：宫颈全部取材，镜下未见残留 CIN 病灶，原宫颈锥切切口处可见出血、变性及炎症细胞浸润；手术切缘及子宫下段组织未见异常改变；子宫内膜呈增生性改变；（双侧）输卵管管壁血管扩张、淤血。

出院诊断 宫颈鳞癌Ⅰa 1 期。

随访信息 电话随访，患者定期复查，情况良好。

NO. 23-43 尹某 年龄 54

住院日期 2019 年 1 月 25 日—2019 年 2 月 1 日。

主诉 妇检发现宫颈病变 2 周。

现病史 患者 2 周前赴咸宁市中心医院检查，HPV 16（＋），TCT：ASC-US；宫颈活检病理报告：（3、6 点）高级别上皮内病变（CIN 2～3），不能排除微小浸润。患者活检后有少量阴道出血，无异常阴道流液及下腹痛等不适，未予特殊处理。为进一步诊治，门诊以"CIN 2～3"收入院。患者起病以来，精神、食欲、睡眠尚可，大小便正常，体重无改变。

筛查方法 2019 年 1 月 13 日 HPV 16（＋）；TCT：ASC-US。

病理诊断 2019 年 1 月 13 日：CIN 2～3 。

入院妇检 宫颈阴道部消失，表面轻度糜烂状，触血（＋），子宫附件未触及异常，双侧宫旁弹性好。

入院后阴道镜再评估 见图 23-26。

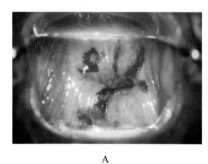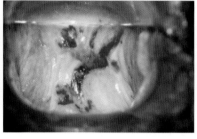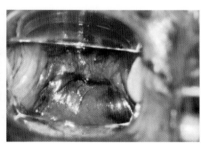

A   B   C

图 23-26 患者尹某阴道镜图像

A. 生理盐水作用后；B. 醋酸作用 3 min 后；C. 高碘作用后

入院诊断 疑似 CIN 3。

手术方式 2019 年 1 月 27 日：Leep 锥切术。

术后病检 2019 年 1 月 28 日（1901722）：浸润性鳞状细胞癌（非角化型），脉管内可见瘤栓。

更正诊断 ①宫颈鳞癌Ⅰb 1 期；②肺结核。

进一步诊治 建议转结核医院进一步排除肺结核后，返院治疗。

随访信息 电话随访患者本人，患者于武汉大学中南医院手术治疗，术后一般情况良好，从未复查。

NO. 23-44 李某 年龄 50

住院日期 2019 年 3 月 13 日—2019 年 4 月 5 日。

主诉 同房出血 22 d。

现病史 患者 22 d 前同房后出现阴道出血，量少，褐色，自行停止，其间共同房 3 次，均出现此情况。2019 年 3 月 4 日赴监利县妇幼保健院诊治，TCT 提示 HSIL，HPV 53（＋）。盆腔超声报告：宫颈肥大，宫颈内稍高回声（宫颈后壁肌层内可见一范围约 3.3 cm×2.0 cm 稍高回声，边界欠清，内回声不均，可见丰富血流信号），行宫颈赘生物摘除术，术后病检：考虑为（宫颈）乳头状鳞状细胞癌。其间患者偶有白带，淡黄色。为进一步治疗，门诊遂以"宫颈鳞癌Ⅰb 1 期"收入院。患者起病以来，精神、食欲、睡眠尚可，大小便正常，体重无改变。

筛查方法 2019 年 3 月 4 日 TCT：HSIL；HPV 53（＋）。

病理诊断 2019 年 3 月 4 日：（宫颈赘生物）乳头状鳞状细胞癌。2019 年 3 月 15 日：宫颈浸润性鳞状细胞癌（非角化型）。

入院妇检 宫颈下唇菜花状肿瘤，直径 3 cm，触血（＋），余（－）。

入院后阴道镜再评估 见图 23-27。

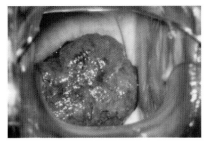 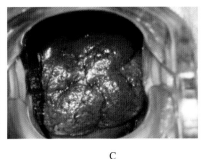

A B C

图 23-27 患者李某阴道镜图像

A. 生理盐水作用后；B. 醋酸作用 3 min 后；C. 高碘作用后

入院诊断 宫颈鳞癌Ⅰb 2 期。

手术方式 2019 年 3 月 19 日：经腹广泛子宫＋双附件切除术＋盆腔淋巴结清扫术。

术后病检 2019 年 3 月 31 日（1904779）：

（1）宫颈浸润性鳞状细胞癌（非角化型，肿块大小为 2.7 cm×1.8 cm，肿瘤侵及纤维肌层＜1/3），脉管内未见瘤栓，神经未见癌累及；肿瘤向上未累及宫颈管内口，向下未累及阴道穹隆。

（2）送检（阴道前壁组织）未见癌；阴道断端被覆鳞状上皮增生；双侧宫旁未见癌；子宫下段组织未见癌。

（3）子宫内膜呈增生性改变；（双侧）输卵管管壁血管扩张、淤血；（双侧卵巢）未见癌。

（4）（双侧盆腔淋巴结）送检淋巴未见癌转移。

出院诊断 宫颈鳞癌Ⅰb 2 期。

术后放化疗 无。

随访信息 电话随访，患者术后定期复查（当地），情况良好。

NO. 23-45 杨某 年龄 69

住院日期 2019 年 3 月 15 日—2019 年 4 月 10 日。

主诉 绝经 22 年，阴道流液 1 个多月。

现病史 患者绝经 22 年，1 个多月前无明显诱因出现阴道流液，量少，黄褐色，伴血丝，无异味，2019 年 3 月 11 日赴监利县妇幼保健院就诊，TCT 报告低级别鳞状上皮内病变，HPV 18、HPV 31、HPV 52（＋），超声报告宫颈实质性包块（宫颈后唇可见大小约 22 mm×16 mm 略低回声，边界清，内回声尚均匀，周边可见丰富血流信号）。今来湖北省妇幼保健院，为进一步治疗，门诊以"宫颈病变"收入院。患者起病以来，精神、食欲、睡眠尚可，大小便正常，体重无改变。

筛查方法 2019 年 3 月 11 日 HPV 18、HPV 31、HPV 52（＋）；TCT：LSIL。

入院妇检 阴道穹隆变浅，宫颈菜花状肿瘤，肉眼观直径 2 cm，三合诊 3 cm，双侧宫旁弹性好，子宫附件未触及异常。

入院诊断 疑似宫颈癌。

入院后阴道镜再评估 见图 23-28。

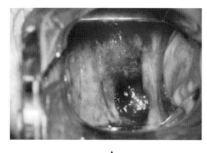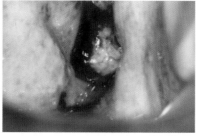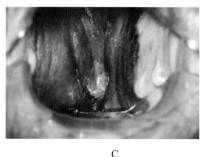

A   B   C

图 23-28 患者杨某阴道镜图像

A. 生理盐水作用后；B. 醋酸作用 3 min 后；C. 高碘作用后

入院后行宫颈活检 2019 年 3 月 20 日（1904521）：浸润性鳞状细胞癌（非角化型）。

更正诊断 宫颈鳞癌Ⅰb 2 期。

手术方式 2019 年 3 月 22 日：经腹广泛全子宫＋双附件切除术＋盆腔淋巴结清扫术。

术后病检 2019 年 3 月 29 日（1905108）：

（1）宫颈浸润性鳞状细胞癌（非角化型，肿块大小为 3 cm×2 cm，侵及深肌层＞2/3，未及浆膜，肿瘤向下累及阴道穹隆，肿块周围局灶区脉管内可见瘤栓）。

（2）阴道残端、子宫下段及双侧宫旁组织未见癌累及。

（3）子宫内膜呈萎缩性改变。

（4）（双侧）输卵管及卵巢组织未见病变。

（5）送检盆腔淋巴结可见癌转移。

出院诊断 宫颈鳞癌Ⅰb 2 期。

术后放化疗 不详。

随访信息 电话随访，患者出院后复查过一次，情况良好。

NO. 23-46　黄某　年龄 54

住院日期　2019 年 3 月 27 日—2019 年 4 月 22 日。

主诉　不规则阴道流血 5 个多月。

现病史　患者于 2018 年 10 月开始出现阴道出血，伴同房出血，2019 年 3 月 8 日赴东莞市凤岗医院取环，妇检发现宫颈赘生物，遂于 2019 年 3 月 19 日就诊中山大学附属第一医院惠亚医院，盆腔 B 超无异常发现，宫颈活检病理报告：（宫颈上唇）宫颈黏膜慢性炎，局灶鳞状细胞不典型增生，未见癌；（宫颈下唇）鳞状细胞癌。为进一步诊治，门诊以"疑似宫颈癌"收入院。病程中，患者精神好，食欲好，睡眠欠佳，大小便正常，体力、体重无明显变化。

筛查方法　无。

病理诊断　2019 年 3 月 19 日：（宫颈）鳞状细胞癌。2019 年 3 月 31 日（湖北省妇幼保健院）：浸润性鳞状细胞癌。

入院妇检　宫颈下唇菜花状肿瘤，直径 2.5 cm，子宫附件未触及异常，双侧宫旁弹性好。

入院后阴道镜再评估　见图 23-29。

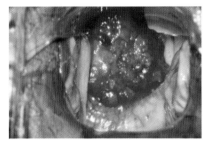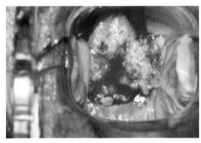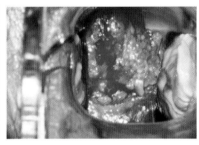

| A | B | C |

图 23-29　患者黄某阴道镜图像

A. 生理盐水作用后；B. 醋酸作用 3 min 后；C. 高碘作用后

入院诊断　宫颈鳞癌Ⅰb 2 期。

手术方式　2019 年 4 月 2 日：经腹广泛子宫＋双附件切除术＋盆腔淋巴结清扫术。

术后病检　2019 年 4 月 12 日（1905907）：

（1）送检宫颈癌根治标本，宫颈全取材，镜下为浸润性鳞状细胞癌（中分化，肿块大小为 1.5 cm×1.2 cm，肿瘤侵及纤维肌层＜2/3，肿瘤向上未累及子宫下段，向下未累及阴道穹隆）；脉管内可见瘤栓，神经未见癌累及；免疫组化结果：p63（＋），CK5/6（＋），p40（＋），CD56（－），Ki-67（Li 约 90%）。

（2）（右侧）宫旁组织内可见淋巴结 2 枚，其中 1 枚可见癌转移；（左侧）宫旁组织内可见淋巴结 1 枚，未见癌转移。子宫下段未见癌累及；阴道断端被覆鳞状上皮增生；送检（阴道壁组织）未见癌；

（3）子宫内膜呈增生性改变；（双侧）输卵管管壁血管扩张、淤血。

（4）送检淋巴结未见癌转移。

出院诊断　宫颈鳞癌Ⅰb 2 期。

术后放化疗　术后补充化疗一周期后放弃进一步治疗。

随访信息　电话随访，患者在当地医院复查，情况良好。

NO.23-47　龙某　年龄 59

住院日期　2019 年 3 月 31 日—2019 年 4 月 9 日。

主诉　腹部胀痛 2 个月，发现宫颈病变 1 周。

现病史　患者 2 个月前无明显诱因出现下腹部胀痛，初起呈阵发性，逐渐变为持续性，伴尿频、尿急，白天每半个小时 1 次小便，夜间共 7～8 次。2019 年 3 月 25 日赴监利县第二人民医院诊治，妇检提示宫颈糜烂，接触性出血。转诊阴道镜检，镜下活检病理报告：宫颈鳞状细胞癌。为进一步诊治，门诊以"宫颈癌"收入院。病程中，患者精神好，食欲好，睡眠好，大小便正常，体力、体重无明显变化。

筛查方法　无。

病理诊断　2019 年 3 月 25 日：（宫颈）鳞状细胞癌。（湖北省妇幼保健院会诊）：浸润性鳞状细胞癌（非角化型）。

入院妇检　宫颈重度糜烂状，直径 3.5 cm，触血（＋），质地稍硬，双侧宫旁弹性好。

入院后阴道镜再评估　见图 23-30。

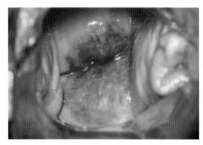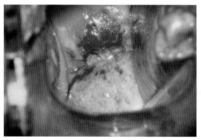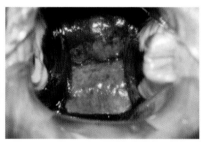

A　　　　　　　　　　　　B　　　　　　　　　　　　C

图 23-30　患者龙某阴道镜图像

A. 生理盐水作用后；B. 醋酸作用 3 min 后；C. 高碘作用后

入院诊断　①宫颈鳞癌Ⅰb 2 期；②双下肢静脉血栓。

手术方式　转外院治疗。

出院诊断　①宫颈鳞癌Ⅰb 2 期；②双下肢静脉血栓。

随访信息　电话随访，患者出院后于武汉大学中南医院行同步放化疗，之后定期复查，情况良好。

NO.23-48　王某　年龄 64

住院日期　2019 年 4 月 16 日—2019 年 4 月 19 日。

主诉　阴道出血 1 次。

现病史　患者绝经 10 年，2019 年 4 月 6 日出现少量阴道出血，色鲜红，自行停止。4 月 11 日赴华中科技大学同济医学院附属同济医院诊治，盆腔超声报告：宫颈实质性包块（宫颈可见 2.8 cm×2.0 cm 低声区，边界欠清晰，其内可见较丰富的杂乱血流信号）。4 月 12 日赴湖北省肿瘤医院诊治，TCT 报告：萎缩性改变。4 月 15 日转湖北省妇幼保健院诊治，HC-Ⅱ：1 769.29，TCT：HSIL，DNA 高倍体细胞 23 个。转诊阴道镜门诊，镜检拟诊：宫颈癌，行镜下活检，结果未回。为进一步诊治，门诊以"宫颈癌"收入院。病程中，患者精神好，食欲好，睡眠好，大小便正常，体力、体重无明显变化。

筛查方法 2019 年 4 月 19 日 HC-Ⅱ：1 769.29；TCT：HSIL；DNA 高倍体细胞 23 个。

病理诊断 2019 年 4 月 19 日：（宫颈）浸润性鳞状细胞癌（非角化型）。

入院妇检 宫颈结节状，直径 5 cm，穹隆受侵，以前穹隆为重，双侧宫旁缩短容 1 指，子宫附件未触及异常。

入院后阴道镜再评估 见图 23-31。

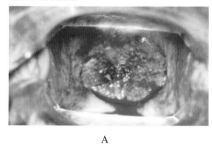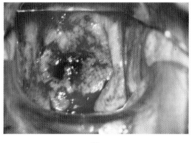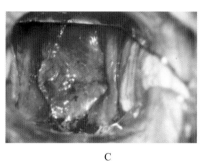

图 23-31 患者王某阴道镜图像

A. 生理盐水作用后；B. 醋酸作用 3 min 后；C. 高碘作用后

入院诊断 宫颈鳞癌Ⅱb 3 期（并穹隆受侵）。

治疗方式 建议先行化疗再行手术或放疗，患者由于个人原因要求出院，外院治疗。

出院诊断 宫颈鳞癌Ⅱb 3 期。

随访信息 电话随访，患者后续在湖北省肿瘤医院行放化疗，未手术，现在每 3 个月复查 1 次，情况良好。

NO. 23-49 廖某 年龄 38

住院日期 2019 年 4 月 19 日—2019 年 5 月 27 日。

主诉 阴道出血 1 次，发现宫颈病变 1 个多月。

现病史 患者于 2019 年 1 月 12 日无明显诱因出现阴道少许出血，色鲜红，自行停止。3 月 7 日赴外院体检，妇检提示：宫颈口赘生物呈菜花样，TCT 报告：非典型鳞状细胞（ASC-H）；HPV 16（＋）。2019 年 4 月 15 日转湖北省妇幼保健院进一步诊治，阴道镜拟诊：宫颈癌。镜下活检病理报告：（3、9、12 点）浸润性鳞状细胞癌（非角化型）。其间患者无接触性出血及白带异常，为进一步诊治，门诊以"宫颈癌"收入院。病程中，患者精神好，食欲好，睡眠好，大小便正常，体力、体重无明显变化。

筛查方法 2019 年 3 月 7 日 HPV 16（＋）；TCT：ASC-H。

病理诊断 2019 年 4 月 15 日：浸润性鳞状细胞癌（非角化型）。

入院妇检 宫颈上唇乳头状肿瘤，直径 2 cm，子宫附件未触及异常，双宫旁未触及异常。

入院后阴道镜再评估 见图 23-32。

入院诊断 宫颈鳞癌Ⅰb 2 期。

手术方式 2019 年 4 月 23 日：广泛全子宫＋双侧输卵管切除术＋盆腔淋巴结清扫＋双侧卵巢活检＋右侧卵巢移位术。

术后病检 2019 年 4 月 29 日（1907430）：

（1）送检宫颈癌根治标本，宫颈全取材 17 块，镜下（14 号切片）可见极少许残留的乳头状鳞状细

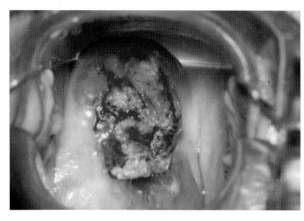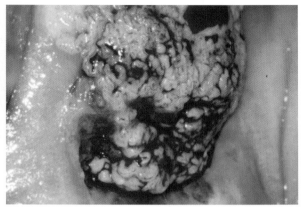

A　　　　　　　　　　　　　　　　　B

图 23-32　患者廖某阴道镜图像

A. 生理盐水作用后；B. 醋酸作用 3 min 后

胞癌病灶（病灶大小 0.1 cm×0.1 cm，外生性生长），向上未累及子宫下段，向下未累及阴道穹隆；脉管内未见瘤栓，神经未见癌累及。

（2）子宫下段未见癌累及；阴道断端被覆鳞状上皮增生。

（3）双侧宫旁未见癌；子宫内膜呈增生性改变。

（4）（双侧）输卵管管壁血管扩张、淤血；送检（双侧卵巢活检组织）未见癌。

（5）送检淋巴结未见癌转移。

出院诊断　宫颈鳞癌Ⅰb2期。

术后放化疗　无。

随访信息　电话随访，患者电话一直无人接听。

NO. 23-50　陈某　年龄 59

住院日期　2019 年 3 月 12 日—2019 年 3 月 28 日。

主诉　体检发现宫颈病变 8 d。

现病史　患者于 2019 年 2 月 27 日赴湖北省妇幼保健院体检，HC-Ⅱ：614.27，DNA 倍体检测见高倍体细胞，DNA 指数＞2.5 的细胞 41 个，TCT：非典型鳞状细胞（ASC-H，不排除高级别鳞状细胞上皮内病变）。于 3 月 5 日转诊阴道镜门诊，镜下活检病理报告：慢性宫颈炎，部分区呈高级别鳞状上皮内病变（CIN 2～3）。其间患者自觉阴道少许分泌物，无接触性出血。为进一步诊治，门诊以"CIN 2～3"收入院。病程中，患者精神好，食欲好，睡眠好，大小便正常，体力、体重无明显变化。

筛查方法　2019 年 2 月 27 日 HC-Ⅱ：614.27；DNA 高倍体细胞 41 个；TCT：ASC-H。

病理诊断　2019 年 3 月 5 日：CIN 2～3。

入院妇检　宫颈萎缩，质软，子宫附件未触及异常，双侧宫旁弹性好。

入院后阴道镜再评估　见图 23-33。

入院诊断　CIN 2～3。

手术方式　2019 年 3 月 14 日：宫颈锥切术。

术后病检　2019 年 3 月 19 日（1904373）：

（1）（3 点）原位鳞状细胞癌累及腺体，间质见小灶浸润性癌病灶（浸润深度约 1 mm）；（4～5 点、

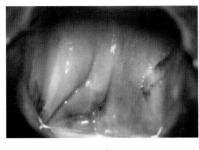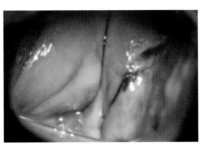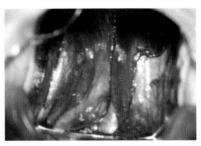

A B C

图 23-33 患者陈某阴道镜图像

A. 生理盐水作用后；B. 醋酸作用 3 min 后；C. 高碘作用后

11～12 点）原位鳞状细胞癌累及腺体；免疫组化结果：p16（＋），Ki-67（Li 约 90%）。

（2）（1～2、6、10 点）局部区呈高级别鳞状上皮内病变（CIN 2～3）累及腺体。

（3）（3、12 点）内切缘见原位鳞癌，其余各点及各切缘未见癌及 CIN 病变。

更正诊断 宫颈鳞癌 Ⅰa1 期。

进一步手术方式 2019 年 3 月 21 日：腹腔镜下筋膜外全子宫＋双侧附件切除术。

术后病检 2019 年 3 月 25 日（1904901）：

（1）宫颈剩余组织全取材，原锥切切口处组织出血变性明显，部分区炎性细胞浸润，剩余宫颈组织部分区被覆鳞状上皮增生，未见鳞状上皮内病变。

（2）子宫内膜呈萎缩性改变。

（3）（双侧）宫旁组织及子宫下段组织、（双侧）卵巢及输卵管组织未见病变。

出院诊断 宫颈鳞癌 Ⅰa1 期。

随访信息 电话随访，患者定期复查，情况良好。

NO. 23-51 马某 年龄 32

住院日期 2018 年 12 月 26 日—2018 年 12 月 29 日。

主诉 发现宫颈病变半个多月。

现病史 患者于 2018 年 11 月 28 日赴湖北省妇幼保健院体检，TCT 报告 ASC-H，HC-Ⅱ：297.73，DNA 高倍体细胞 115 个，后转诊阴道镜检，拟诊 CIN 1，镜下活检病理报告（1822259）：①（3 点）慢性宫颈炎，部分区呈低级别鳞状上皮内病变；②（9、12 点）慢性宫颈炎伴鳞化，小区呈高级别鳞状上皮内病变（CIN 2）。免疫组化结果：p16（＋），Ki-67（Li 约 20%）。患者无同房出血及白带增多等不适。为进一步诊治，门诊以"CIN 2"收入院。病程中，患者精神好，食欲好，睡眠好，小便正常，偶有便秘，体力、体重无明显变化。

筛查方法 2018 年 11 月 26 日 HC-Ⅱ：297.73；高倍体细胞 115 个。2018 年 11 月 28 日 TCT：ASC-H。

病理诊断 CIN 2。

入院妇检 宫颈轻度糜烂状，触血（＋），子宫附件未触及异常。

入院后阴道镜再评估 见图 23-34。

入院诊断 CIN 2。

手术方式 2018 年 12 月 27 日：Leep 锥切术。

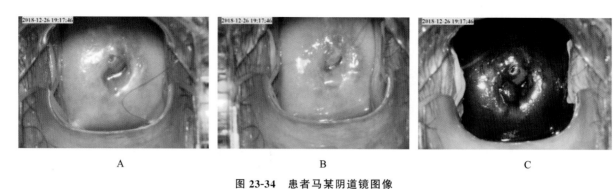

图 23-34　患者马某阴道镜图像
A. 生理盐水作用后；B. 醋酸作用 3 min 后；C. 高碘作用后

术后病检　2018 年 12 月 28 日（1824173）：（8～12 点）鳞状细胞原位癌累及腺体，（10～11 点）可见点灶微小浸润癌病灶（深度＜2 mm，宽度＜7 mm），未见毛细血管淋巴管间隙侵犯，内口、外口及纤维间质切缘未见异常，（10 号切片）微小浸润癌病灶距纤维间质切缘 2.5 mm，其余各点及各切缘未见癌及 CIN 病变。

出院诊断　宫颈鳞癌 Ⅰa 1 期。

随访信息　患者定期赴吴绪峰主任门诊随访，TCT 及 HPV 持续阴性，知情观察。

汪莹

第二十四章

腺癌病例分享

NO. 24-1　胡某　年龄 44

住院日期　2017 年 7 月 20 日—2017 年 7 月 27 日。

主诉　间断阴道出血 3 个月，发现宫颈病变 6 d。

现病史　患者近 3 个月来无明显诱因出现间断性阴道出血，量少，点滴样，鲜红色，不伴腹痛及白带异常，未予治疗。近 7 d 出血呈持续性，量较前增多（每日数片卫生护垫），少于月经量，伴阴道分泌物异味。2017 年 7 月 11 日就诊于监利县人民医院，行宫颈活检，病理报告：宫颈腺癌，建议患者前往上级医院就诊。2017 年 7 月 19 日华中科技大学同济医学院附属同济医院会诊报告：宫颈腺癌。今来湖北省妇幼保健院，为进一步诊治，门诊以"宫颈腺癌"收入院。病程中，患者精神好，食欲好，睡眠好，大小便正常，体力、体重无明显变化。

筛查方法　无。

病理诊断　2017 年 7 月 11 日：宫颈腺癌。2017 年 7 月 19 日（会诊）：宫颈腺癌。

入院妇检　宫颈上唇菜花状肿瘤，直径 4～5 cm，表面附着很多黏液，子宫附件未触及异常，双侧宫旁弹性好。

入院后阴道镜再评估　见图 24-1。

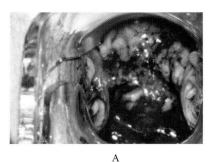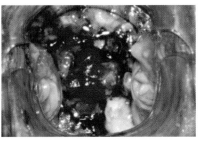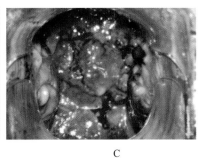

A　　　　　　　　　　　B　　　　　　　　　　　C

图 24-1　患者胡某阴道镜图像

A. 生理盐水作用后；B. 醋酸作用 3 min 后；C. 高碘作用后

入院诊断　宫颈腺癌Ⅰb 3 期。

术前新辅助化疗

（1）2017 年 7 月 24 日：艾素 130 mg d1＋DDP 130 mg d1。

（2）2017 年 8 月 14 日：艾素 130 mg d1＋DDP 65 mg d1～2。

手术方式　2017 年 9 月 1 日：经腹广泛全子宫＋双侧附件切除术＋盆腔淋巴结清扫术＋膀胱造瘘术。

术后病检 2017 年 9 月 11 日（1714170）：

（1）宫颈高分化腺癌（肿块大小约 2.5 cm×2 cm，肿瘤侵及深纤维肌层大于 1/2），部分区肿瘤细胞嗜酸性变，间质可见淋巴细胞浸润及纤维化，符合化疗后改变；脉管内未见瘤栓，神经未见癌累及。

（2）阴道断端被覆鳞状上皮增生。

（3）子宫下段、双侧宫旁未见癌累及；子宫肌壁间平滑肌瘤伴梗死（肌瘤 1 枚，最大径 2 cm）；子宫内膜呈增生性改变。

（4）（双侧）输卵管管壁血管扩张、淤血；（右侧）卵巢出血、变性。

（5）（左侧）卵巢组织未见病变；送检盆腔淋巴结未见癌转移。

出院诊断 宫颈腺癌 Ib 3 期。

术后放化疗

（1）安素泰 240 mg d1＋顺铂 65 mg d1～2。

（2）安素泰 240 mg d1＋顺铂 65 mg d1～2。

（3）安素泰 240 mg d1＋卡铂 150 mg d1～3。

（4）安素泰 240 mg d1＋卡铂 150 mg d1～3。

随访信息 患者前定期门诊随访，结果正常。

NO. 24-2 万某 年龄 50

住院日期 2017 年 8 月 8 日—2017 年 8 月 23 日。

主诉 发现宫颈病变 2 个月，锥切术后 1 个多月。

现病史 患者于 6 月 7 日赴武昌医院例行妇科体检，TCT 报告：ASC-H，HPV E6/E7 mRNA（＋），遂行阴道镜下多点活检，病理报告：（6 点）乳头状肿瘤病变，其余各点呈慢性宫颈炎改变。6 月 22 日赴武汉大学中南医院就诊，病理科会诊：（1 号片）慢性宫颈炎，另外见少许破碎的腺体呈中度异型增生；（2 号片）慢性宫颈炎，部分腺体呈中重度异型增生，局部鳞状上皮呈 CIN 2 图像。2017 年 6 月 26 日在武汉大学中南医院妇科行经腹子宫腺病病灶切除术＋子宫肌瘤剔除术＋子宫成形＋双侧卵巢囊肿剥除术＋双侧卵巢成形＋左侧输卵管囊肿剥除术＋双侧输卵管切除术＋盆腔粘连松解＋剖腹探查术＋宫腔镜检术＋宫腔取环术＋宫腔子宫内膜息肉电切术＋宫颈肿瘤切除术＋宫颈锥切术＋宫颈成形术＋宫颈扩张术。术后病理报告：①（左侧）卵巢滤泡囊肿；②（右侧）卵巢成熟型囊性畸胎瘤；③（左侧）输卵管系膜囊肿；④子宫平滑肌瘤、子宫腺肌瘤；⑤（宫颈锥切组织）慢性宫颈炎伴乳头状糜烂，部分腺体鳞状上皮化生，局部呈原位腺癌图像；⑥（宫腔刮出物）增殖期子宫内膜；⑦（双侧）轻度慢性输卵管炎。术后恢复尚可。7 月 19 日转湖北省妇幼保健院诊治，会诊病理报告：①高分化腺癌，符合绒毛状管状腺癌（肿瘤呈外生性生长）伴鳞状上皮高级别上皮内病变，因取材表浅，建议进一步检查；②会诊武汉大学中南医院病理科 HE 切片 1 张及免疫组化 9 张（21714043）：（颈管刮出物）原位腺癌；外院免疫组化：CA125（＋），CK（＋），ER（－），PR（－），p16（＋），p53（－），Ki-67（Li 约 80％）；③会诊中南医院病理科 HE 切片 25 张（21714230）：（宫颈锥切组织）原位腺癌，切缘未见病变。今日来湖北省妇幼保健院门诊进一步诊治，门诊以"宫颈腺癌（锥切术后）"收入院。病程中，患者体力较前下降，体重减少 5 kg。

筛查方法 2017 年 6 月 8 日 TCT：ASC-H；HPV E6/E7 mRNA（＋）。

病理诊断 2017 年 6 月 7 日：（6 点）乳头状肿瘤病变。2017 年 6 月 22 日（武汉大学中南医院病理科会诊）：部分腺体呈中重度异型增生，局部鳞状上皮呈 CIN 2 图像。2017 年 7 月 19 日（湖北省妇幼保健院会诊病理切片）：①高分化腺癌；②（宫颈锥切组织）原位腺癌。

入院妇检 宫颈锥切术后改变，创面已愈（肉眼观不支持临床型癌）。子宫附件未触及异常，双侧宫旁弹性好。

入院后阴道镜再评估 见图 24-2。

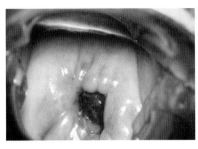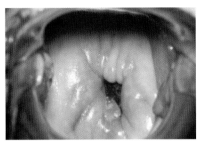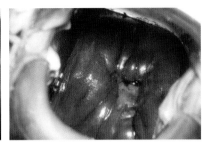

A   B   C

图 24-2 患者万某阴道镜图像

A. 生理盐水作用后；B. 醋酸作用 3 min 后；C. 高碘作用后

入院诊断 宫颈腺癌 Ⅰb 期（锥切术后）。

手术方式 2017 年 8 月 11 日：腹腔镜下广泛全子宫＋双侧卵巢切除术＋盆腔淋巴结清扫术＋膀胱造瘘术。

术后病检 2017 年 8 月 22 日（1712750）：

（1）宫颈组织全取材，原 Leep 切口处可见出血及烧灼明显，宫颈残端组织被覆鳞状上皮增生，间质可见灶性结核病灶，局灶区可见高分化腺癌病灶（浸润深度＜3 mm，脉管及神经未见癌累及）。

（2）（双侧）卵巢及宫旁组织、子宫下段组织可见广泛多灶性结核病灶，未见癌累及。

（3）阴道残端被覆鳞状上皮增生。

（4）子宫内膜呈增生性改变。

（5）送检盆腔淋巴结未见癌转移。

出院诊断 宫颈腺癌 Ⅰb 期。

术后放化疗 无。

随访信息 患者术后定期赴吴绪峰主任门诊复查，情况良好，最后一次复查时间是 2019 年 8 月 20 日，之后未再复查。

NO. 24-3 肖某 年龄 41

住院日期 2017 年 8 月 21 日—2017 年 9 月 9 日。

主诉 同房出血 3 个多月。

现病史 患者既往月经规律，无异常阴道出血，近 3 个月于性生活后出现少量出血，间断性，于 2017 年 8 月 10 日赴湖北省妇幼保健院体检，HPV 16（＋），TCT（－）。转诊阴道镜检＋宫颈活检，病理报告：（2、5、7、12 点）高分化腺癌。其间患者无阴道分泌物增多、阴道排液等不适，今来湖北省妇幼保健院，为进一步治疗，门诊遂以"宫颈腺癌"收入院。病程中，患者精神好，食欲好，睡眠尚可，大小便正常，体力、体重无明显变化。

筛查方法 2017 年 8 月 10 日 HPV 16（＋）；TCT（－）。

病理诊断 2017 年 8 月 18 日：（宫颈）高分化腺癌。

入院妇检 宫颈轻度糜烂状，子宫附件未触及异常，双侧宫旁弹性好。

入院诊断 宫颈腺癌 Ⅰb1 期。

手术方式 2017 年 8 月 24 日：腹腔镜下广泛全子宫＋双侧附件切除术＋盆腔淋巴结清扫术。

术后病检　2017 年 8 月 30 日（1713686）：

（1）宫颈高分化腺癌（肿块最大径 1.2 cm，多灶性，肿瘤浸及浅纤维肌层），脉管内未见瘤栓，神经未见癌累及，免疫组化结果显示：p16（＋），CK7（＋），p53（－），Ki-67（Li 约 80％）。

（2）阴道断端被覆鳞状上皮增生。

（3）子宫下段、双侧宫旁未见癌累及，子宫内膜呈增生性改变。

（4）（双侧）输卵管管壁血管扩张、淤血并（左侧输卵管系膜）副中肾管囊肿；（左侧）卵巢黄体囊肿，（右侧）卵巢滤泡囊肿。

（5）送检淋巴结未见癌转移。

出院诊断　宫颈腺癌Ⅰb 1 期。

随访信息　电话随访，患者定期来湖北省妇幼保健院复查。

NO. 24-4　周某　年龄 46

住院日期　2017 年 9 月 13 日－2017 年 10 月 5 日。

主诉　同房出血 2 个月，阴道流液 1 个多月。

现病史　患者近 2 个月性生活后出现间断少量出血，1 个月前开始出现少量阴道流液，乳白色，有异味。2017 年 5 月 25 日赴外院诊治，TCT：ASC-H，HPV 18（＋），行阴道镜检＋宫颈活检，病理报告：（1、4、6 点）宫颈腺癌。9 月 12 日转湖北省妇幼保健院进一步诊治，会诊报告：（宫颈）高分化腺癌。其间患者有尿频，今来湖北省妇幼保健院，为进一步治疗，门诊遂以"宫颈腺癌"收入院。患者起病以来，精神、食欲、睡眠尚可，大便正常，小便如上诉，体重无改变。

筛查方法　2017 年 5 月 25 日 HPV 18（＋）；TCT：ASC-H。

病理诊断　2017 年 9 月 8 日：宫颈腺癌。2017 年 9 月 12 日：高分化腺癌。

入院妇检　宫颈菜花状肿瘤，直径小于 4 cm，触血（＋），子宫附件未触及异常，双侧宫旁弹性好。

入院诊断　宫颈腺癌Ⅰb 2 期。

手术方式　2017 年 9 月 18 日：腹腔镜下广泛全子宫＋双侧附件切除术＋盆腔淋巴结清扫术＋膀胱造瘘术。

术后病检　2017 年 9 月 29 日（1715193）：

（1）（子宫＋双侧附件）宫颈高分化腺癌（肿块大小约 3 cm×1.5 cm，肿瘤呈外生性生长，侵及浅纤维肌层＜1/2 肌层）。

（2）阴道断端、子宫下段、双侧输卵管及双侧宫旁组织未见癌累及。

（3）（左侧）卵巢黄体囊肿合并滤泡囊肿，（右侧）卵巢滤泡囊肿合并生发上皮包涵囊肿伴局灶区钙化。

（4）子宫多发性平滑肌瘤（肌瘤 5 枚，最大径 1 cm）；子宫内膜呈增生性改变。

（5）送检盆腔淋巴结未见癌转移。

出院诊断　宫颈腺癌Ⅰb 2 期。

术后放化疗　无。

随访信息　电话随访患者本人，患者近一年没有复查。

NO. 24-5　鲍某　年龄 39

住院日期　2017 年 10 月 12 日－2017 年 11 月 7 日。

主诉　发现宫颈病变 3 个月。

现病史　患者于 2017 年 6 月 18 日赴麻城市人民医院体检，盆腔超声：子宫增大、子宫腺肌症（子宫切面形态失常，呈球形，大小为 66 mm×77 mm×68 mm，内部光点分布不均匀，回声杂乱）。TCT：AGC，HPV 18（＋）。转诊阴道镜检＋宫颈活检，病理报告：慢性宫颈炎。2017 年 9 月 28 日转湖北省妇幼保健院进一步诊治，HC-Ⅱ：37.31，TCT：AGC，DNA 定量细胞学：出现高倍体细胞，DNA 指数＞2.5 的细胞 77 个。盆腔超声：子宫增大，声像图改变，结合临床，考虑子宫腺肌症、腺肌瘤可能。宫颈回声欠均匀，血流较丰富。为进一步诊治，门诊以"宫颈病变"收入院。病程中，患者精神欠佳，食欲好，睡眠好，大小便正常，体力、体重无明显变化。

筛查方法　2017 年 6 月 21 日 TCT：AGC；HPV 18（＋）。2017 年 9 月 29 日 HC-Ⅱ：37.31；DNA 高倍体细胞 77 个；TCT：AGC。

病理诊断　2017 年 7 月 1 日：慢性宫颈炎。

入院妇检　宫颈光滑，质硬，子宫附件未触及异常，双侧宫旁弹性好。

入院后阴道镜再评估　见图 24-3。

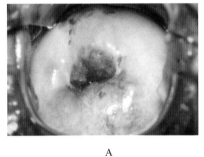 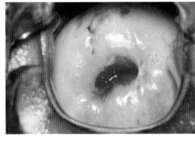 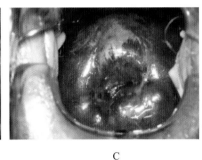

A　　　　　　　　　　　B　　　　　　　　　　　C

图 24-3　患者鲍某阴道镜图像

A. 生理盐水作用后；B. 醋酸作用 3 min 后；C. 高碘作用后

入院诊断　宫颈病变。

手术方式　2017 年 10 月 13 日：Leep 锥切术。

术后病检　2017 年 10 月 15 日（1716649）：高分化腺癌。免疫组化结果：Ki-67（Li 约 70%），p53（－），p16（＋），CEA（＋）。

更正诊断　宫颈腺癌Ⅰb1 期。

手术方式　2017 年 10 月 19 日：腹腔镜下广泛全子宫＋双侧输卵管切除术＋双侧卵巢活检术＋右侧卵巢移位＋盆腔淋巴结清扫术＋膀胱造瘘术。

术后病检　2017 年 10 月 25 日（1717004）：

（1）送检全子宫标本，宫颈全部取材，镜下可见少许残留原位腺癌病灶。

（2）子宫下段、阴道残端、（双侧）输卵管、（双侧）宫旁及（双侧）圆韧带组织未见癌；子宫腺肌症；子宫肌壁间平滑肌瘤（肌瘤 1 枚，最大径 0.4 cm）；子宫内膜呈增生性改变。

（3）（双侧）送检盆腔淋巴结未见癌转移。

（4）（双侧卵巢活检组织）术中快速送检组织镜下未见癌。

出院诊断　①宫颈腺癌Ⅰb1 期；②子宫腺肌症；③子宫平滑肌瘤。

术后放化疗

（1）艾素 115 mg d1＋ 顺铂 57.5 mg d1～2。

（2）艾素 115 mg d1＋ 顺铂 57.5 mg d1～2。

（3）艾素 115 mg d1＋ 顺铂 57.5 mg d1～2。

（4）艾素 115 mg d1＋ 顺铂 57.5 mg d1～2。

随访信息　患者定期于吴绪峰主任门诊复查，情况良好，最后一次复查时间为 2021 年 6 月 23 日。

NO. 24-6　黎某　年龄 48

住院日期　2017 年 12 月 20 日－2018 年 1 月 15 日。

主诉　同房出血 8 个多月，发现宫颈病变 20 d。

现病史　患者于 2017 年 4 月出现同房后阴道出血，量少于平时月经量，鲜红色，伴白带异常，有异味，未予以重视及诊治。2017 年 11 月中旬赴当地马坪镇卫生院行"取环术"时发现宫颈病变，TCT：HSIL，宫颈活检标本送外检（武汉市孙小蓉医学检验所），病理报告：宫颈腺癌。今来湖北省妇幼保健院，为进一步治疗，门诊遂以"宫颈腺癌"收入院。患者起病以来，精神好、食欲好、睡眠好，大小便正常，体力、体重无改变。

筛查方法　2017 年 11 月 TCT：HSIL。

病理诊断　2017 年 12 月 14 日：宫颈腺癌。

入院妇检　宫颈下唇菜花状肿瘤，直径 2.5 cm，质硬，右侧附件区可扪及鸡蛋大小包块，子宫及左侧附件未触及异常，双侧宫旁弹性好。

入院后阴道镜再评估　见图 24-4。

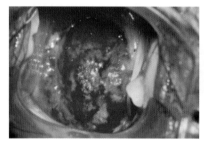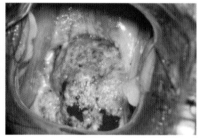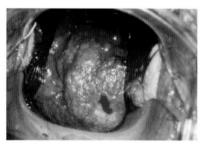

A　　　　　　　　　　　　B　　　　　　　　　　　　C

图 24-4　患者黎某阴道镜图像

A. 生理盐水作用后；B. 醋酸作用 3 min 后；C. 高碘作用后

入院诊断　宫颈腺癌Ⅰb 2 期。

手术方式　2017 年 12 月 26 日：腹腔镜下广泛全子宫切除＋双侧卵巢活检＋左侧附件切除＋右侧输卵管切除＋盆腔淋巴结清扫＋膀胱造瘘术。

术后病检　2018 年 1 月 6 日（1721418）：

（1）宫颈高分化腺癌（肿块大小为 2.3 cm×0.9 cm，肿瘤侵及浅纤维肌层＜1/2，肿瘤向下未累及阴道穹隆，向上累及至宫颈管内口）；脉管内未见瘤栓；神经未见癌累及；免疫组化：p16（＋），Ki-67（高增殖数，Li 约 60%）。

（2）子宫肌壁间多发平滑肌瘤；子宫内膜不规则增生；阴道残端、宫体下段、右侧圆韧带、（双侧）宫旁组织未见癌；（左）卵巢滤泡囊肿伴腺纤维瘤及（双侧）输卵管管壁血管扩张、淤血伴（右输卵管系膜）中肾管囊肿。

（3）（小肠浆膜层赘生物）纤维组织增生伴玻璃样变性及微灶钙化、周边炎症细胞浸润。

（4）双侧卵巢活检组织未见癌。

（5）送检双侧淋巴结未见癌转移。

出院诊断　宫颈腺癌Ⅰb 2 期。

术后放化疗

（1）艾素 120 mg d1＋顺铂 60 mg d1～2。

（2）艾素 120 mg d1＋顺铂 60 mg d1～2。

（3）艾素 120 mg d1＋顺铂 60 mg d1～2。

（4）艾素 120 mg d1＋顺铂 60 mg d1～2。

随访信息　电话随访，患者定期复查，情况良好。

NO. 24-7　金某　年龄 48

住院日期　2018 年 1 月 5 日－2018 年 2 月 8 日。

主诉　白带异常伴同房出血 2 年。

现病史　患者 2 年前无明显诱因出现白带带血丝，伴接触性出血，点滴状，色红，1 d 后阴道出血自行停止，无阴道流液等不适，未治疗。2017 年 9 月 12 日赴武汉市中心医院检查，TCT：炎症反应性细胞改变，并可见挖空细胞。HPV 18、HPV53（＋）。未行特殊处理。2017 年 10 月 27 日赴武汉市第三医院进一步诊治，阴道镜检＋宫颈活检，病理报告：慢性宫颈炎，部分腺体呈非典型增生。遂于 11 月 25 日行宫颈锥切术，病理报告：慢性宫颈炎，部分鳞状上皮呈低级别上皮内瘤变伴 HPV 感染，局灶区腺体呈轻度至中度非典型增生。建议患者行子宫切除术或者密切随访。为进一步诊治，患者于 12 月 6 日转湖北省妇幼保健院门诊，会诊锥切病理切片：原位腺癌，6 号切片宫颈内口切缘见病变累及。为进一步诊治，门诊以"宫颈原位腺癌"收入院。病程中，患者精神好，食欲好，睡眠好，大小便正常，体力、体重无明显变化。

筛查方法　2017 年 9 月 12 日 HPV 18、HPV 53（＋）；TCT：可见挖空细胞。

病理诊断　2017 年 11 月 25 日：（锥切标本）慢性宫颈炎，部分鳞状上皮呈低级别上皮内瘤变伴 HPV 感染，局灶区腺体呈轻度至中度非典型增生。2017 年 12 月 6 日（湖北省妇幼保健院会诊）：原位腺癌。

入院妇检　宫颈锥切术后改变，上唇见不规则糜烂状，黏膜外翻，子宫增大如女拳大小。双侧附件未触及异常。

入院后阴道镜再评估　见图 24-5。

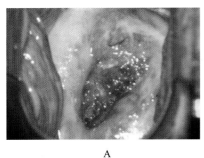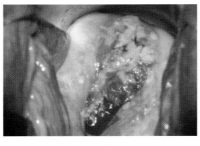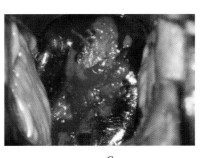

A　　　　　　　　　　B　　　　　　　　　　C

图 24-5　患者金某阴道镜图像

A. 生理盐水作用后；B. 醋酸作用 3 min 后；C. 高碘作用后

入院诊断　①AIS；②平滑肌瘤。

手术方式　2018 年 1 月 8 日：Leep 锥切术。

术后病检　2018 年 1 月 10 日（1800442）：

（1）（2～3 点）恶性肿瘤，符合浸润性腺癌（中分化）。免疫组化结果：p16（＋），CK8（＋），

p63（－），ER（－），PR（－），Ki-67（Li 约 80%）。

（2）（4、12 点）原位腺癌，其余各点及切缘未见癌。

（3）（3 点切缘）部分区呈高级别鳞状上皮内病变（CIN 2～3）。

（4）（12 点切缘）送检组织未见癌及 CIN 病变。

更正诊断　①腺癌合并 HSIL；②子宫平滑肌瘤。

进一步手术方式　2018 年 1 月 11 日：腹腔镜下广泛全子宫＋双侧附件切除术＋盆腔淋巴结清扫术＋膀胱造瘘术＋膀胱镜检术＋双侧输尿管双 J 管置入术。

术后病检　2018 年 1 月 17 日（180063）：

（1）宫颈全部取材，镜下未见残留宫颈腺癌病灶，原 Leep 切口处见出血、变性及炎症细胞浸润。

（2）子宫腺肌症；子宫肌壁间多发性平滑肌瘤（肌瘤 6 枚，最大径 1.5 cm）；子宫内膜呈分泌改变；阴道断端、子宫下段及双侧宫旁组织未见癌累及。

（3）左卵巢单纯性囊肿；右侧输卵管系膜副中肾管囊肿，双侧输卵管及右卵巢组织未见病变。

（4）送检（双侧盆腔）淋巴结未见癌转移。

出院诊断　①宫颈腺癌 Ⅰb1 期合并 HSIL；②平滑肌瘤。

术后放化疗

（1）艾素 130 mg d1＋ 顺铂 65 mg d1～2。

（2）艾素 130 mg d1＋ 顺铂 65 mg d1～2。

（3）艾素 130 mg d1＋ 顺铂 65 mg d1～2。

（4）艾素 130 mg d1＋ 顺铂 65 mg d1～2。

随访信息　电话随访患者本人，患者术后定期赴吴绪峰主任门诊复查，结果均正常。

NO. 24-8　华某　年龄 47

住院日期　2018 年 5 月 3 日—2018 年 6 月 6 日。

主诉　不规则阴道出血半年。

现病史　患者既往月经规律，无异常阴道出血，近半年患者不规则阴道出血并伴同房后出血，自认为围绝经期紊乱，未及时就诊。于 2018 年 4 月 22 日赴当地医院检查，宫颈上唇大块增生组织，触血（＋），HPV 18（＋），行宫颈组织活检，病理报告：宫颈恶性肿瘤，倾向于腺癌。5 月 3 日转诊湖北省妇幼保健院，会诊外院病理切片：（宫颈）中分化腺癌；免疫组化：p16（＋），ER（－），PR（－），CEA（＋），Ki-67（Li 约 80%）。其间患者有阴道分泌物增多，同房出血等不适。为进一步治疗，门诊遂以"宫颈癌"收入院。患者起病以来，精神、食欲、睡眠尚可，大小便正常，体重无改变。

筛查方法　2018 年 4 月 26 日 HPV 18（＋）。

病理诊断　2018 年 4 月 22 日：宫颈恶性肿瘤，倾向于腺癌。2018 年 5 月 3 日（湖北省妇幼保健院会诊）：宫颈中分化腺癌；免疫组化：p16（＋），ER（－），PR（－），CEA（＋），Ki-67（Li 约 80%）。

入院妇检　宫颈前唇可见中度糜烂样改变，宫颈内口可见一凸出物，质硬，触血（＋），子宫附件未触及异常。

入院诊断　宫颈腺癌 Ⅰb1 期。

手术方式　2018 年 5 月 8 日：腹腔镜下广泛全子宫＋双侧附件切除术＋盆腔淋巴结清扫术。

术后病检　2018 年 5 月 15 日（1807927）：

（1）宫颈中分化腺癌，送检根治标本宫颈组织全部取材 25 块，其中 6 张切片镜下见残留多灶原位腺癌病灶；脉管内未见瘤栓，神经未见癌累及；免疫组化结果：p16（＋），ER（＋），PR（＋），CEA

（＋），p63（－），CK5/6（－），CK8（＋），Ki-67（Li 约 80％）。

（2）送检部分阴道前壁、后壁组织为增生的纤维组织伴间质血管扩张、淤血，双侧宫旁、阴道断端及子宫下段未见癌。

（3）子宫内膜呈增生性改变。

（4）（双侧）输卵管管壁血管扩张、淤血，左侧卵巢滤泡囊肿，右侧卵巢组织未见病变。

（5）双侧盆腔淋巴结、腹主动脉旁＋髂总淋巴结未见癌转移。

出院诊断 宫颈腺癌Ⅰb1期。

术后放化疗 定期随访。

随访信息 电话随访，患者定期于湖北省妇幼保健院复查，情况良好，术后左腿一直有水肿。

NO. 24-9 彭某 年龄 63

住院日期 2018 年 5 月 28 日—2018 年 6 月 14 日。

主诉 绝经后少量阴道出血 20 d。

现病史 患者绝经 8 年，近 20 d 出现阴道少量出血。2018 年 5 月 22 日赴湖北省妇幼保健院检查，行阴道镜检＋宫颈活检，病理报告：（3、6、9、12 点及阴道壁组织）乳头状鳞状细胞癌（非角化型）。其间患者有阴道分泌物增多等不适，今来湖北省妇幼保健院，门诊遂以"宫颈癌"收入院。病程中，患者精神、食欲、睡眠尚可，偶有便秘、尿频、尿急，体重无明显变化。

筛查方法 无。

病理诊断 2018 年 5 月 22 日：乳头状鳞状细胞癌（非角化型）。

入院妇检 穹隆处可见菜花状赘生物，质脆，触血（＋），宫颈重度糜烂，表面附着苔藓样赘生物，触血（＋），子宫附件未触及异常，双侧宫旁弹性好。

入院诊断 宫颈鳞癌Ⅱa1期。

手术方式 2018 年 6 月 5 日：腹腔镜下广泛全子宫＋双侧附件切除术＋盆腔淋巴结清扫术。

术后病检 2018 年 6 月 14 日（1809904）：

（1）送检全子宫标本，宫颈组织全部取材，镜下见浸润性腺鳞癌（中分化，肿瘤侵及纤维肌层＞1/2 层）；脉管内可见瘤栓，神经未见癌累及；免疫组化结果：p16（＋），CK7（＋），p63（－），CK5/6（－），Ki-67（Li 约 50％）；肿瘤未累及子宫下段。

（2）阴道断端及双侧宫旁组织未见癌。

（3）送检双侧子宫动脉未见癌累及。

（4）子宫内膜呈萎缩性改变。

（5）双侧输卵管管壁血管扩张、淤血；双侧卵巢组织未见病变。

（6）双侧腹主动脉旁＋双侧盆腔淋巴结未见癌转移。

出院诊断 宫颈腺鳞癌Ⅱa1期。

术后放化疗 转外院进一步治疗。

随访信息 电话随访，患者定期复查，情况良好。

NO. 24-10 黄某 年龄 50

住院日期 2018 年 4 月 28 日—2018 年 6 月 8 日。

主诉 阴道溢液 7 个月。

现病史 患者平时月经规律，于 2017 年 9 月无明显诱因出现阴道溢液，为白色液体，伴有异味，外阴轻度瘙痒，偶有轻度下腹胀痛。于当地医院就诊，查白带常规提示阴道炎（未见报告单），予口服药物、阴道上药（具体均不详）治疗半年，症状未缓解。2018年4月17日赴湖北省妇幼保健院就诊，盆腔彩超提示宫腔积液，即行宫腔镜检：宫颈管膨大、呈桶状，宫颈管上段见息肉样赘生物，其表面血供丰富，可见异形血管，宫腔形态及大小正常，子宫内膜薄、光滑。行宫颈搔刮术，术后病理（1806546）：（宫颈刮出物）送检破碎组织1 cm×1 cm，全取材制片，镜下可见颈管息肉及少许破碎子宫内膜，子宫内膜及息肉表面的腺上皮、间质内腺体异形增生，细胞核深染，部分区呈微乳头状排列，结合形态学及免疫表型，考虑为浆液性子宫内膜上皮内癌（SEIC）。免疫组化结果：p16（＋），p53（＋），CEA（局灶＋），ER（－），PR（－），Ki-67（Li约60％）。患者无发热，无恶心呕吐，无腹泻、便秘，无少尿、血尿、尿频、尿急、尿痛不适，无异常阴道流血，无接触性出血。为进一步诊治，门诊以"子宫内膜癌"收入院。病程中，患者精神好，食欲好，睡眠好，大小便正常，体力、体重无明显变化。

筛查方法 无。

病理诊断 2018年4月19日（1806546）：（ECC）浆液性子宫内膜上皮内癌。

入院妇检 宫颈肥大，直径5 cm，质硬，子宫体前壁质硬、突起，双侧附件未触及异常，双侧宫旁弹性好。

入院后阴道镜再评估 见图24-6。

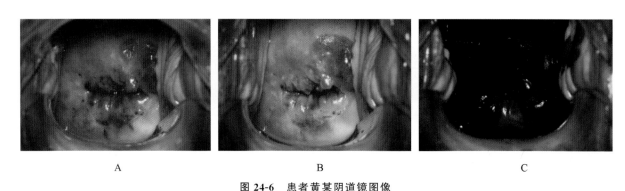

| A | B | C |

图24-6 患者黄某阴道镜图像

A. 生理盐水作用后；B. 醋酸作用3 min后；C. 高碘作用后

入院诊断 疑似宫颈癌。

手术方式 2018年5月2日：Leep锥切术。

术后病检 2018年5月3日（1807449）：宫颈浸润性腺癌。

更正诊断 宫颈腺癌Ⅰb3期。

进一步手术方式 2018年5月7日：经腹广泛全子宫＋双侧附件切除术＋盆腔淋巴结清扫术＋膀胱造瘘术。

术后病检 2018年5月16日（1807827）：

（1）宫颈中分化腺癌（肿块大小为5.5 cm×4 cm，肿瘤侵及宫颈全层，未突破外膜）；脉管内可见瘤栓，神经未见癌累及；肿瘤向上累及子宫下段，向下未累及阴道穹隆。

（2）阴道断端及（双侧）宫旁组织未见癌。

（3）子宫内膜呈增生性改变。

（4）（双侧）输卵管管壁血管扩张、淤血；（双侧）卵巢组织未见异常。

（5）送检淋巴结未见癌转移。

出院诊断 宫颈腺癌Ⅰb3期。

术后放化疗

（1）艾素 110 mg d1＋顺铂 55 mg d1～2。

（2）艾素 110 mg d1＋顺铂 55 mg d1～2。

（3）艾素 110 mg d1＋顺铂 55 mg d1～2。

随访信息　电话随访，患者在信阳市复查，情况良好。

NO. 24-11　任某　年龄 49

住院日期　2018 年 6 月 30 日—2018 年 7 月 23 日。

主诉　同房出血 1 个月。

现病史　患者 1 个月前在同房时出现少量出血，未重视，近 2 次性生活后阴道出血较多，多于月经量，伴血块，2018 年 6 月 21 日赴中国人民解放军总医院检查，TCT：NILM，HPV 18、HPV 59（＋）。行阴道镜检＋宫颈活检，病理报告：（2、10、12 点）宫颈腺体呈重度不典型增生，考虑原位腺癌，因组织取材表浅零散，浸润情况不明，建议免疫组化进一步明确；（2 点）局灶区呈高级别上皮内瘤变（CIN 3）。今来湖北省妇幼保健院，为进一步治疗，门诊遂以"宫颈病变"收入院。患者起病以来，精神、食欲、睡眠尚可，大小便正常，体力、体重无改变。

筛查方法　2018 年 6 月 21 日 TCT：NILM；HPV 18、HPV 59（＋）。

病理诊断　2018 年 6 月 21 日：原位腺癌、CIN 3。

入院妇检　宫颈上唇重度糜烂状，直径 2～3 cm，触血（＋），子宫附件未触及异常，双侧宫旁弹性好。

入院诊断　AIS 合并 CIN 3。

再行活检，病理诊断　浸润性腺癌伴局灶 CIN 3。

更正诊断　宫颈腺癌Ⅰb 2 期合并 CIN 3。

手术方式　2018 年 7 月 6 日：腹腔镜下广泛全子宫切除＋双侧附件切除术＋盆腔淋巴结清扫＋腹主动脉旁淋巴结活检。

术后病检　2018 年 7 月 15 日（1811993）：

（1）宫颈浸润性腺癌（高分化，肿块大小为 3.5 cm×3.0 cm，肿瘤侵及纤维肌层＞1/2，未达外膜，间质大量炎性细胞浸润，肿瘤向上未累及宫颈下段，向下未累及阴道穹隆）；脉管内未见瘤栓，神经未见癌累及；免疫组化：p16（＋），ER（－），PR（－），CEA（＋），p53（－），Ki-67（Li 约 40%）。

（2）子宫下段、阴道断端及双侧宫旁组织未见癌累及；子宫内膜增生性改变。

（3）（双侧）输卵管管壁血管扩张、淤血；（左侧）卵巢滤泡囊肿；（右侧卵巢组织）未见异常。

（4）送检淋巴结可见癌转移。

出院诊断　宫颈腺癌Ⅰb 2 期合并 CIN 3。

术后放化疗　出院后转湖北省肿瘤医院继续治疗。

随访信息　电话随访患者本人，患者定期复查，情况良好。

NO. 24-12　何某　年龄 55

住院日期　2018 年 7 月 26 日—2018 年 8 月 11 日。

主诉　体检发现宫颈病变 1 个多月。

现病史　患者于 2018 年 6 月赴罗田市妇幼保健院体检，TCT：ASC-H，可见大量 DNA 异常倍体细胞。遂来湖北省妇幼保健院就诊，2018 年 7 月 19 日 TCT：HSIL，HC-Ⅱ：28.09，DNA 指数＞2.5 的细胞 830 个。起病以来，患者无白带异常及同房出血。为进一步诊治，门诊以"宫颈病变"收入院。病程中，患者精神好，食欲好，睡眠好，大小便正常，体力、体重无明显变化。

筛查方法　2018 年 7 月 20 日 TCT：HSIL；HC-Ⅱ：28.09；DNA 高倍体细胞 830 个。

病理诊断　无。

入院妇检　宫颈轻度糜烂状，直径 3 cm，子宫附件未触及异常，双侧宫旁弹性好。

入院后阴道镜再评估　见图 24-7。

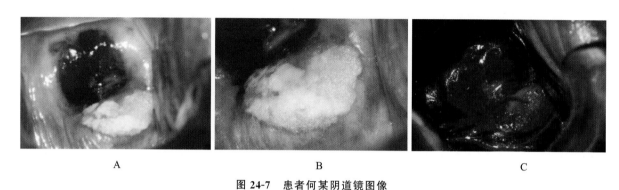

图 24-7　患者何某阴道镜图像

A. 生理盐水作用后；B. 醋酸作用 3 min 后；C. 高碘作用后

入院诊断　宫颈病变。

手术方式　2018 年 7 月 27 日：Leep 锥切术。

术后病检　2018 年 7 月 31 日（1813599）：宫颈浸润性癌，混合型（浸润性高分化腺癌合并小细胞神经内分泌癌），小区可见 CIN 2～3 累及腺体。免疫组化结果：p16（＋），CK7（＋），PCK（＋），CK56（部分＋），p63（－），CK5/6（－），Ki-67（Li 约 70%）。

更正诊断　①宫颈腺癌合并小细胞神经内分泌癌Ⅰb 期；②CIN 2～3。

术前放化疗　安素泰 240 mg d1＋顺铂 60 mg d1～2。

随访信息　患者后期在湖北省肿瘤医院行手术、放化疗治疗，在当地医院复查，除了贫血，其他情况均正常。

NO. 24-13　刘某　年龄 35

住院日期　2018 年 7 月 26 日—2018 年 8 月 22 日。

主诉　体检发现宫颈病变 10 d。

现病史　患者于 2018 年 7 月 16 日赴江夏区第一人民医院体检，TCT：HSIL，HPV 16（＋），于 2018 年 7 月 21 日转湖北省妇幼保健院进一步诊治，阴道镜检＋宫颈活检，病理报告：①（颈管）浸润性腺癌。免疫组化结果：p16（＋），ER（＋），PR（＋），p53（－），Ki-67（Li 约 90%）。②（宫颈组织）CIN 2～3 累及腺体。其间患者无阴道分泌物增多及阴道出血等不适。今来湖北省妇幼保健院，为进一步治疗，门诊遂以"宫颈癌"收入院。患者起病以来，精神、食欲、睡眠尚可，大小便正常，体重无改变。

筛查方法　2018 年 7 月 16 日 TCT：HSIL；HPV 16（＋）。

病理诊断　2018 年 7 月 21 日：浸润性腺癌，CIN 2～3。

入院妇检　宫颈肥大、光滑、质硬，子宫附件未触及异常，双侧宫旁弹性好。

入院诊断　宫颈腺癌Ⅰb 1 期合并 CIN 2～3。

手术方式 2018 年 8 月 7 日：腹腔镜下广泛全子宫＋双侧输卵管切除术＋双侧卵巢移位＋盆腔淋巴结清扫＋腹主动脉淋巴结活检术。

术后病检 2018 年 8 月 14 日（1814345）：

（1）送检宫颈癌根治标本，颈管内口可见残留癌病灶（高分化浸润性腺癌，大小约 5 mm×4 mm，侵及浅纤维肌层约 4 mm），另见散在、多灶性高级别鳞状上皮内病变（CIN 2～3）累及腺体，手术切缘未见癌及 CIN 病变。

（2）阴道壁断端、双侧宫旁未见癌；子宫下段未见癌；子宫内膜呈分泌样改变。

（3）双侧输卵管未见癌，右侧输卵管系膜副中肾管囊肿。

（4）送检淋巴结未见癌转移。

出院诊断 宫颈腺癌 Ⅰb 1 期合并 CIN 2～3 。

术后放化疗 定期复查。

随访信息 电话随访患者本人，患者定期复查，情况良好。

NO. 24-14 张某 年龄 39

住院日期 2018 年 8 月 11 日—2018 年 9 月 7 日。

主诉 同房出血 1 年多。

现病史 患者 1 年多前无明显诱因开始出现同房出血，于 2017 年 6 月赴武汉市一医院体检，TCT：HSIL，HPV 81（＋），行宫颈活检，病理报告慢性宫颈炎（未见报告单），未予以特殊处理。后于 2017 年 11 月 10 日就诊湖北省妇幼保健院，HC-Ⅱ：8.01，未行任何治疗。其间患者常有同房出血，症状未缓解。2018 年 7 月 30 日再次赴湖北省妇幼保健院就诊，行宫颈 Leep 锥切术，病理报告：（Leep 组织）浅表浸润性癌，结合形态学及免疫组化结果，符合浸润性腺鳞癌（浸润深度＜3 mm，宽度＞7 mm，病变范围累及 3 张切片以上）；脉管内未见瘤栓；免疫组化结果：p16（＋），p63（－），CK5/6（－），Ki-67（Li 约 60％），PAS（－）。其间患者无白带异常及阴道溢液等不适。为进一步诊治，门诊以"宫颈癌"收入院。病程中，患者精神好，食欲欠佳，睡眠欠佳，大小便正常，体力无明显变化，体重稍减轻。

筛查方法 2017 年 6 月 TCT：HSIL，HPV 81（＋）。2017 年 11 月 10 日 HC-Ⅱ：8.01。

病理诊断 2018 年 7 月 30 日：（Leep 标本）浅表浸润性癌，结合形态学及免疫组化结果，符合浸润性腺鳞癌。

入院妇检 宫颈表面充血，呈浅 Leep 术后改变，子宫附件未触及异常，双侧宫旁弹性好。

入院后阴道镜再评估 见图 24-8。

入院诊断 宫颈腺鳞癌 Ⅰb 1 期。

手术方式 2018 年 8 月 16 日：腹腔镜下广泛全子宫＋双附件切除术＋盆腔淋巴结清扫＋膀胱造瘘术。

术后病检 2018 年 8 月 23 日（1815047）：

（1）宫颈组织全取材，原 Leep 切口处可见出血、变性及炎性细胞浸润，剩余宫颈被覆鳞状上皮增生，各切片未见癌累及。

（2）阴道残端、子宫下段及（双侧）宫旁组织未见癌累及；子宫内膜呈增生性改变。

（3）（双侧卵巢）滤泡囊肿，（右侧卵巢）合并黄体囊肿；（双侧）输卵管组织及（右侧输卵管系膜）副中肾管囊肿。

（4）送检（双侧盆腔）淋巴结未见癌转移。

（5）送检（双侧圆韧带）组织未见癌累及。

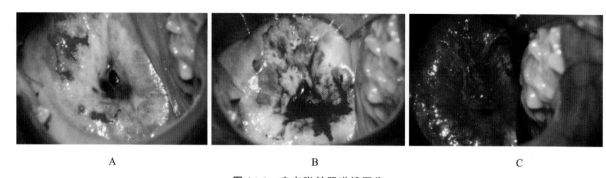

图 24-8 患者张某阴道镜图像

A. 生理盐水作用后；B. 醋酸作用 3 min 后；C. 高碘作用后

出院诊断 宫颈腺鳞癌Ⅰb1 期。

术后放化疗

（1）艾素 110 mg d1＋顺铂 55 mg d1～2。

（2）艾素 120 mg d1＋顺铂 60 mg d1～2。

（3）艾素 120 mg d1＋顺铂 60 mg d1～2。

（4）艾素 120 mg d1＋顺铂 60 mg d1～2。

随访信息 电话随访，患者定期复查，情况良好。

NO. 24-15 谢某 年龄 55

住院日期 2018 年 8 月 17 日—2018 年 9 月 7 日。

主诉 同房出血 2 个多月。

现病史 患者绝经 5 年，2018 年 6 月无明显诱因出现同房后阴道出血，点滴状，色鲜红，阴道出血自行干净，未行特殊处理。2018 年 8 月 5 日赴宜良县第一人民医院就诊，阴道镜拟诊：疑似宫颈息肉，建议进一步检查被拒绝。2018 年 8 月 8 日赴武汉市第四医院检查，HPV 33（＋），TCT 报告单遗失。后于 2018 年 8 月 9 日赴武汉市普爱医院行阴道镜检＋宫颈活检，病理报告（z201806735）：（3、6点）恶性肿瘤，倾向于鳞状细胞癌。为进一步诊治，门诊以"疑似宫颈癌"收入院。病程中，患者精神好，食欲好，睡眠好，大小便正常，体力、体重无明显变化。

筛查方法 2018 年 8 月 9 日 HPV 33（＋）。

病理诊断 2018 年 8 月 9 日：鳞状细胞癌。2018 年 8 月 22 日（湖北省妇幼保健院会诊）：浸润性腺癌伴 CIN 3。

入院妇检 宫颈下唇见一 0.6 cm×0.5 cm 糜烂改变，触血（＋），子宫附件未触及异常，双侧宫旁弹性好。

入院后阴道镜再评估 见图 24-9。

入院诊断 宫颈腺癌Ⅰb1 期。

手术方式 2018 年 8 月 18 日：Leep 锥切术。

术后病检 2018 年 8 月 22 日（1815132）：宫颈浸润性腺癌（高分化，肿块大小为 0.8 cm×0.2 cm，浸润深度为 2 mm）；周边组织局灶区可见 CIN 2～3 累及腺体，脉管内未见瘤栓；免疫组化：p16（＋），CK7（＋），p63（－），CK5/6（－），PAS（＋），Ki-67（Li 约 70%）。

进一步手术方式 2018 年 8 月 23 日：经腹广泛全子宫＋双侧附件切除术＋盆腔淋巴结清扫术＋膀胱造瘘术。

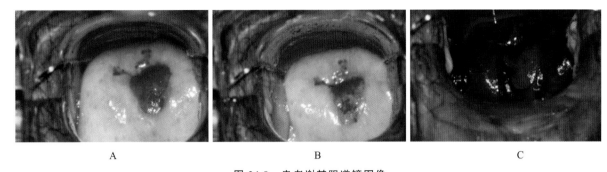

图 24-9　患者谢某阴道镜图像
A. 生理盐水作用后；B. 醋酸作用 3 min 后；C. 高碘作用后

术后病检　2018 年 9 月 1 日 （1815539）：

（1）（全子宫＋双侧附件）宫颈全部取材，镜下未见残留宫颈腺癌及 CIN 病灶，原 Leep 切口处可见出血、变性及炎症细胞浸润；免疫组化：p16 （－），Ki-67 （低增殖数）；多发性子宫内膜息肉，周边子宫内膜呈增生性改变；子宫肌壁间平滑肌瘤（肌瘤 1 枚，最大径 0.7 cm）；子宫下段及（双侧）宫旁组织未见癌。

（2）阴道断端组织被覆鳞状上皮增生。

（3）（双侧）卵巢组织及（双侧）输卵管管壁血管扩张、淤血。

（4）送检盆腔淋巴结未见癌转移。

出院诊断　①宫颈腺癌 Ⅰb 1 期；②子宫平滑肌瘤。

随访信息　电话随访，患者定期复查，情况良好。

NO. 24-16　卿某　年龄 46

住院日期　2018 年 9 月 2 日－2018 年 9 月 25 日。

主诉　阴道流液 1 年多。

现病史　患者于 2017 年无明显诱因出现阴道流液，白色，稀薄如水样，无异味，初始量少，呈点滴样，后逐渐增多（每天需用 1～2 片护垫），持续至今，其间未行特殊处理。2018 年 7 月 19 日赴湖北省妇幼保健院就诊，HC-Ⅱ：13.47，DNA 指数＞2.5 的细胞 10 个，TCT：AGC。转诊阴道镜检＋宫颈活检，病理报告（1815288）：（3 点）慢性宫颈炎，另见少许游离破碎的原位腺癌病灶。免疫组化：p16 （＋），Ki-67 （Li 约 70%）。为进一步诊治，门诊以"宫颈原位腺癌"收入院。病程中，患者精神好，食欲好，睡眠好，大小便正常，体力、体重无明显变化。

筛查方法　2018 年 7 月 19 日 HC-Ⅱ：13.47；DNA 高倍体细胞 10 个；TCT：AGC。

病理诊断　2018 年 7 月 19 日：AIS。

入院妇检　宫颈肥大、光滑，子宫附件未触及异常，双侧宫旁弹性好。

入院后阴道镜再评估　见图 24-10。

入院诊断　AIS。

手术方式　2018 年 9 月 3 日：Leep 锥切术＋诊刮术。

术后病检　2018 年 9 月 6 日 （1816179）：

（1）（1、6～7、11 点）原位腺癌，病变呈散在多灶性，（6 点）纤维间质切缘可见原位腺癌病灶；其余各点及切缘未见 CIN 及原位腺癌病变；免疫组化结果：p16 （＋），Ki-67 （Li 约 70%）。

（2）（宫腔刮出物）送检子宫内膜呈增生性改变。

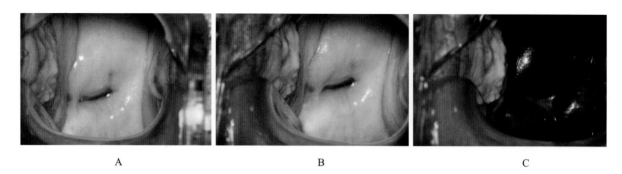

图 24-10　患者卿某阴道镜图像
A. 生理盐水作用后；B. 醋酸作用 3 min 后；C. 高碘作用后

进一步手术方式　2018 年 9 月 7 日：腹腔镜下全子宫＋双侧输卵管切除术。

术后病检　2018 年 9 月 18 日（1816501）：

（1）送检全子宫标本，宫颈全取材，镜下见宫颈原位腺癌，病变呈广泛多灶性，局灶区可见浸润性腺癌（高分化，肿块大小为 1.0 cm×0.5 cm，肿瘤侵及纤维肌层＜1/2）；脉管内未见瘤栓，神经未见癌累及；免疫组化结果：p16（＋），CEA（灶＋），ER（－），PR（－），Ki-67（Li 约 80％）；肿瘤向上未累及子宫下段，向下未累及阴道穹隆。

（2）阴道断端及（双侧）宫旁组织未见癌。

（3）子宫内膜呈增生性改变。

（4）（双侧）输卵管管壁血管扩张、淤血。

更正及出院诊断　宫颈腺癌Ⅰb1 期。

术后放化疗

（1）艾素 125 mg d1＋ 顺铂 62.5 mg d1～2。

（2）艾素 125 mg d1＋ 顺铂 62.5 mg d1～2。

（3）艾素 125 mg d1＋ 顺铂 62.5 mg d1～2。

（4）艾素 125 mg d1＋ 顺铂 62.5 mg d1～2。

随访信息　电话随访，患者定期在湖北省肿瘤医院复查，情况良好。

NO. 24-17　王某　年龄 47

住院日期　2018 年 12 月 3 日—2019 年 1 月 4 日。

主诉　发现宫颈病变 1 个多月。

现病史　患者于 2018 年 10 月 20 日赴新洲区中医院检查，TCT：ASC-US，未行特殊处理。2018 年 11 月 13 日转湖北省妇幼保健院进一步诊治，HPV 16（＋），行阴道镜检＋宫颈活检＋息肉摘除术，病检报告：①（8、11、12 点）浸润性腺癌（高分化）。免疫组化结果：p16（＋）、ER（＋）、PR（＋），CEA（部分＋），Ki-67（Li 约 80％）。②（宫颈赘生物）黏膜息肉。其间患者偶感腰酸，无白带异常及同房出血等不适。为进一步诊治，门诊以"宫颈腺癌"收入院。病程中，患者精神好，食欲好，睡眠欠佳，大小便正常，体力、体重无明显变化。

筛查方法　2018 年 10 月 20 日 ASC-US；2018 年 11 月 13 日 HPV 16（＋）。

病理诊断　2018 年 11 月 23 日：浸润性腺癌。

入院妇检　宫颈重度糜烂状，8 点处可见一小结节状突起，直径约 0.5 cm，子宫附件未触及异常，双侧宫旁弹性好。

入院后阴道镜再评估 见图 24-11。

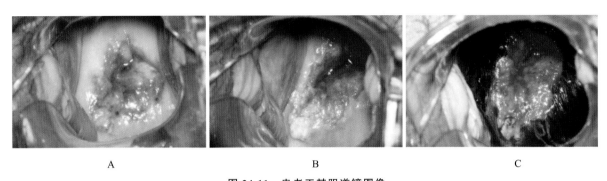

A   B   C

图 24-11 患者王某阴道镜图像

A. 生理盐水作用后；B. 醋酸作用 3 min 后；C. 高碘作用后

入院诊断 宫颈腺癌Ⅰb 1 期。

手术方式 2018 年 12 月 7 日：经腹广泛全子宫＋双侧附件切除术＋盆腔淋巴结清扫术＋膀胱造瘘术。

术后病检 2018 年 12 月 13 日 (1822847)：

(1) 宫颈全部取材，镜下可见宫颈浸润性腺癌病灶（浸润深度约 5 mm，侵及纤维肌层＜1/3），肿瘤向上未累及宫颈管内口，向下未累及阴道穹隆；脉管内未见瘤栓，神经未见癌累及；子宫内膜息肉，周边子宫内膜呈增生性改变。

(2) 阴道断端被覆鳞状上皮增生；（双侧）宫旁组织未见癌累及。

(3) （双侧附件）（双侧输卵管系膜）副中肾管囊肿伴（双侧）输卵管管壁扩张、淤血；（右）卵巢黄体囊肿伴出血；（左）卵巢滤泡囊肿。

(4) 送检盆腔淋巴结未见癌转移。

出院诊断 宫颈腺癌Ⅰb 1 期。

术后放化疗

(1) 安素泰 210 mg d1＋ 顺铂 55 mg d1～2。

(2) 安素泰 210 mg d1＋ 顺铂 55 mg d1～2。

(3) 安素泰 210 mg d1＋ 顺铂 55 mg d1～2。

(4) 安素泰 210 mg d1＋ 顺铂 55 mg d1～2。

随访信息 电话随访，患者定期复查，情况良好。

NO. 24-18 段某 年龄 36

住院日期 2019 年 3 月 13 日—2019 年 4 月 7 日。

主诉 同房出血 1 周。

现病史 患者于 2019 年 3 月 3 日同房后出现阴道出血、色鲜红，量同平素月经量。2019 年 3 月 4 日赴湖北省妇幼保健院诊治，盆腔超声：宫颈前后唇可见大小约 2.9 cm×2.7 cm×2.2 cm 的低回声，边界不清，形态欠规则，其内回声不均，下方向阴道内突起，内可见丰富的血流信号，RI：0.47。2019 年 3 月 6 日在湖北省妇幼保健院行阴道镜检＋宫颈活检，病理报告 (1903745)：（宫颈）低分化腺癌。免疫组化结果：p16（＋），IMP（＋），Ki-67 (Li 约 80%)。为进一步诊治，门诊以"宫颈腺癌Ⅰb 2 期"收入院。病程中，患者精神好，食欲好，睡眠好，大小便正常，体力、体重无明显变化。

筛查方法 无。

病理诊断　2019 年 3 月 6 日（1903745）：低分化腺癌。

入院妇检　宫颈结节状，直径 3 cm，表面糜烂，触血（＋），子宫附件未触及异常，双侧宫旁弹性好。

入院后阴道镜再评估　见图 24-12。

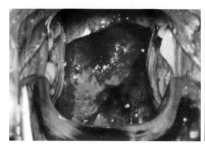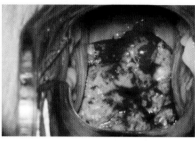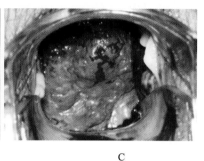

A　　　　　　　　　　　B　　　　　　　　　　　C

图 24-12　患者段某阴道镜图像

A. 生理盐水作用后；B. 醋酸作用 3 min 后；C. 高碘作用后

入院诊断　宫颈腺癌Ⅰb 2 期。

手术方式　2019 年 3 月 19 日：经腹广泛全子宫＋双侧卵巢活检＋左侧卵巢切除＋右侧输卵管切除＋盆腔淋巴结清扫术＋膀胱造瘘术。

术后病检　2019 年 3 月 23 日（1904586）：

（1）宫颈中分化腺癌（肿块大小为 2.5 cm×1.5 m，肿瘤呈外生性生长，侵及纤维肌层＜1/3）；脉管内未见瘤栓，神经未见癌累及；肿瘤向上未累及子宫下段，向下未累及阴道穹隆；免疫组化结果：p16（＋），CEA（＋），ER（－），PR（－），p53（－），MUC6（－），HNF-1β（－），PAX8（－），CK7（＋），Ki-67（Li 约 60%）。

（2）阴道断端及（双侧）宫旁组织未见癌。

（3）子宫内膜呈分泌性改变。

（4）（双侧）输卵管管壁血管扩张、淤血伴（一侧输卵管系膜）副中肾管囊肿；（双侧）卵巢滤泡囊肿及黄体囊肿。

（5）送检淋巴结未见癌转移。

出院诊断　宫颈腺癌Ⅰb 2 期。

术后放化疗

（1）艾素 110 mg d1＋顺铂 55 mg d1～2。

（2）艾素 110 mg d1＋顺铂 55 mg d1～2。

（3）艾素 110 mg d1＋顺铂 55 mg d1～2。

随访信息　电话随访，患者定期复查，情况良好。

NO. 24-19　邹某　年龄 54

住院日期　2019 年 4 月 8 日—2019 年 4 月 18 日。

主诉　阴道出血 9 个月，加重伴下腹痛 1 个月。

现病史　患者因绝经后少量阴道出血 1 个月，于 2018 年 7 月赴监利县妇幼保健院诊治，行宫腔镜下取环术，术后出血没有改善，且出现不规则出血。2019 年 3 月因劳累后出现阴道出血增多，同既往月经量，伴腰酸，小腹坠胀、肛门坠胀等不适，后淋漓不尽至今。2019 年 3 月 28 日赴监利县人民医院检查，超声报告：宫腔内异常回声（宫腔内见前后径 1.2 cm 的无回声区，另见一大小为 2.1 cm× 1.7 cm 的高回声团），行诊刮术，病理报告（201902710）：子宫内膜样腺癌，并可见少许宫颈组织呈鳞状上皮内病变。为进一步诊治，门诊以"子宫内膜癌"收入院。病程中，患者精神好，食欲好，睡眠好，大小便正常，体力、体重无明显变化。

筛查方法　无。

病理诊断　2019 年 3 月 28 日：子宫内膜样腺癌；2019 年 4 月 10 日（湖北省妇幼保健院会诊）：（宫内组织）子宫内膜腺癌。

入院妇检　宫颈结节状，直径 8 cm，局部直径 1 cm 浅菜花状病灶，肿瘤累及阴道上 1/2，三合诊后唇凸起压迫直肠，双侧宫旁容一指。

入院后阴道镜再评估　见图 24-13。

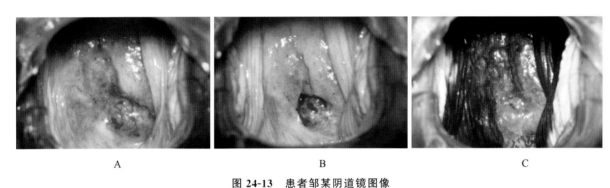

A B C

图 24-13　患者邹某阴道镜图像
A. 生理盐水作用后；B. 醋酸作用 3 min 后；C. 高碘作用后

入院诊断　宫颈腺癌Ⅱb 2 期（子宫内膜受侵）。

入院后行宫颈活检，病理诊断　送检宫颈组织纤维间质可见腺癌病灶。免疫组化：ER（−），PR（−），p16（−），p53（＋），CEA（＋），HNF-1β（＋），Ki-67（Li 约 80%）。

术后放化疗

（1）艾素 120 mg d1＋ 顺铂 120 mg d1。

（2）艾素 115 mg d1＋ 顺铂 57.5 mg d1～2。

两周期化疗后评估，宫颈肿瘤缩小不足 1/2，阴道及宫旁吸收不佳，转华中科技大学同济医学院附属协和医院放疗。

出院诊断　宫颈腺癌Ⅱb 期。

随访信息　电话随访患者家属，患者于 2020 年 8 月因宫颈癌去世。

NO. 24-20　谈某　年龄 48

住院日期　2019 年 4 月 26 日—2019 年 6 月 2 日。

主诉　白带异常 2 年。

现病史　患者近 9 年无性生活，2 年来无明显诱因出现白带异常，量多，色白，无异味，按阴道炎予以药物治疗，症状无明显好转。2019 年 4 月 8 日赴湖北省妇幼保健院检查，HC-Ⅱ：385.45；TCT 及 DNA 倍体检测（−）。2019 年 4 月 21 日行阴道镜检＋宫颈活检，病理报告（1907254）：高分化腺癌。为进一步诊治，门诊以"宫颈腺癌"收入院。病程中，患者精神好，食欲好，睡眠好，大小便正常，体力、体重无明显变化。

筛查方法　2019 年 4 月 8 日 HC-Ⅱ：385.45，DNA 及 TCT（−）。

病理诊断 2019 年 4 月 21 日 (1907254)：高分化腺癌。

入院妇检 宫颈重度糜烂状，质硬，直径约 3.5 cm，触血（＋），子宫附件未触及异常，双侧宫旁弹性好。

入院后阴道镜再评估 见图 24-14。

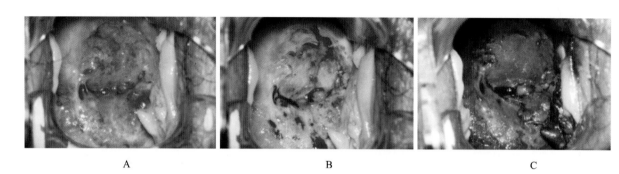

图 24-14　患者谈某阴道镜图像

A. 生理盐水作用后；B. 醋酸作用 3 min 后；C. 高碘作用后

入院诊断 宫颈腺癌 I b 2 期。

手术方式 2019 年 5 月 5 日：经腹广泛全子宫＋双侧附件切除术＋盆腔淋巴结清扫术＋膀胱造瘘术。

术后病检 2019 年 5 月 20 日 (1908243)：

（1）宫颈高分化浸润性腺癌（肿块大小为 3.5 cm×3 cm，肿瘤浸润最深处<1/2 纤维肌层，肿瘤向上累及宫颈管黏膜至内口）；脉管内未见瘤栓，神经未见癌累及。

（2）阴道穹隆及手术断端未见癌累及；（双侧）宫旁及子宫下段组织未见癌累及。

（3）子宫腺肌症；子宫肌壁间多发性平滑肌瘤合并腺肌瘤（肌瘤 4 枚，最大径 3.5 cm）；子宫内膜呈增生性改变。

（4）（双侧）输卵管管壁血管扩张、淤血；（左侧输卵管系膜）副中肾管囊肿；（左侧）卵巢滤泡囊肿；（右侧）卵巢组织局灶区见胚胎性中肾管残余及微灶钙化。

（5）送检淋巴结未见癌转移。

出院诊断 ①宫颈腺癌 I b 2 期；②子宫腺肌症；③子宫平滑肌瘤合并腺肌瘤。

术后放化疗

（1）艾素 120 mg d1＋顺铂 60 mg d1～2。

（2）艾素 120 mg d1＋顺铂 40 mg d1～3。

（3）艾素 120 mg d1＋顺铂 40 mg d1～3。

（4）艾素 120 mg d1＋顺铂 40 mg d1～3。

随访信息 电话随访，患者定期复查，情况良好。

NO. 24-21　汪某　年龄 50

住院日期 2019 年 4 月 4 日—2019 年 5 月 21 日。

主诉 绝经 1 年多后阴道出血 3 d。

现病史 患者末次月经 2018 年 1 月，于 2019 年 3 月 2 日无明显诱因出现阴道出血伴腰骶部坠胀痛，未予处理，3 d 后流血自行干净，腰骶坠胀无缓解。2019 年 3 月 17 日赴华中科技大学同济医学院附属同济医院就诊，TCT：ASC-US，HPV A7 组（＋）。2019 年 3 月 28 日赴湖北省妇幼保健院行阴道镜检＋宫颈活检＋ECC，病理报告：（颈管组织）高分化腺癌；免疫组化：ER（−），PR（−），p16（＋），Ki-67（Li约70％），CEA（＋），HNF-1β（−）。其间伴阴道分泌物增多。今来湖北省妇幼保健院，为进一步治疗，门诊遂以"宫颈腺癌"收入院。患者起病以来，精神、食欲、睡眠尚可，大小便正常，体重无改变。

筛查方法　2019年3月17日TCT：ASC-US，HPV A7组（＋）。

病理诊断　2019年3月28日：高分化腺癌。

入院妇检　宫颈肥大、光滑，子宫附件未触及异常，双侧宫旁弹性好。

入院诊断　宫颈腺癌Ⅰb1期。

手术方式　2019年4月12日：腹腔镜下广泛全子宫＋双附件切除术＋盆腔淋巴结清扫＋腹主动脉旁淋巴结清扫术。

术后病检　2019年4月20日（1906669）：

（1）宫颈组织全取材，其中44～47号及51号切片局灶区可见（宫颈）高分化浸润性腺癌（肿瘤浸润最深处＜1/3纤维肌层），肿瘤周围腺体局灶区呈AIS改变；脉管及神经未见癌累及。

（2）子宫下段、阴道穹隆、阴道断端及双侧宫旁组织未见癌累及；子宫内膜呈萎缩性改变；子宫平滑肌瘤（肌瘤2枚，最大径0.7 cm）。

（3）（双侧附件）双侧卵巢组织及其中一侧（卵巢）滤泡囊肿；（双侧）输卵管组织及其中一侧系膜副中肾管囊肿。

（4）（双侧盆腔）淋巴结未见癌转移。

（5）（阴道前壁）组织未见癌累及，间质血管扩张、淤血及炎性细胞浸润。

出院诊断　①宫颈腺癌Ⅰb1期；②子宫平滑肌瘤。

术后放化疗　定期随访。

随访信息　电话随访，目前患者情况良好。

NO. 24-22　庄某　年龄54

住院日期　2019年9月25日—2019年10月5日。

主诉　阴道出血20 d。

现病史　患者停经近1年，2019年9月5日无明显诱因出现阴道出血，量少，颜色为咖啡色。2019年9月19日赴监利县人民医院检查，行宫颈活检，病理报告：宫颈低分化癌，腺癌可能性大。为进一步诊治，门诊以"疑似宫颈癌"收入院。病程中，患者精神好，食欲好，睡眠好，大小便正常，体力差，体重近2个月减轻5 kg。

筛查方法　无。

病理诊断　2019年9月19日：宫颈低分化癌，腺癌可能性大。2019年9月30日（湖北省妇幼保健院会诊）：低分化腺癌，脉管内可见瘤栓。免疫组化：CK7（＋），ER（−），PR（−），p53（−），p16（−），PAX8（−），CEA（＋），Ki-67（Li约80％）。

入院妇检　阴道前穹隆可触及多发米粒大小结节，宫颈瘤化，直径约4 cm，质硬，右侧宫旁增厚缩短，容一指，左侧宫旁弹性好。子宫附件未触及异常。

入院后阴道镜再评估　见图24-15。

入院诊断　宫颈腺癌Ⅱb期。

新辅助化疗

（1）安素泰210 mg d1＋顺铂110 mg d1。

（2）安素泰210 mg d1＋顺铂55 mg d1～2。

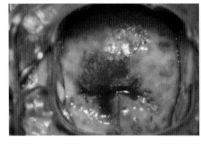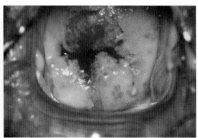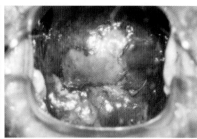

A   B   C

图 24-15　患者庄某阴道镜图像

A. 生理盐水作用后；B. 醋酸作用 3 min 后；C. 高碘作用后

（3）艾素 110 mg d1＋ 顺铂 55 mg d1～2。

出院诊断　宫颈腺癌Ⅱb 期。

随访信息　电话随访，目前患者情况良好。

NO. 24-23　苏某　年龄 50

住院日期　2019 年 9 月 27 日－2019 年 10 月 13 日。

主诉　绝经后间断阴道流血 4 个月。

现病史　患者绝经 10 年，2019 年 5 月无明显诱因出现间断阴道流血，量少，呈褐色，偶有尿道口轻微刺痛、尿不尽等不适。8 月底左右自行口服康妇消炎片（每天 3 次，每次 4 片），尿不尽症状有所改善。2019 年 9 月 23 日赴武汉科技大学医院检查，TCT：NILM，HPV 16（＋）。为进一步诊治，门诊以"宫颈病变"收入院。病程中，患者精神好，食欲好，睡眠好，大小便正常，体力、体重无明显变化。

筛查方法　2019 年 9 月 23 日 TCT：NILM；HPV 16（＋）。

入院妇检　宫颈结节溃烂状，直径约 3.5 cm，质硬，表面浅溃洞，渗血，双侧宫旁缩短，容一指，子宫附件未触及异常。

入院后阴道镜再评估　见图 24-16。

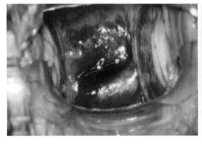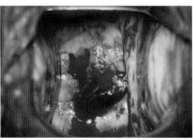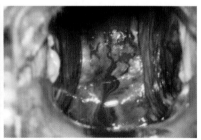

A   B   C

图 24-16　患者苏某阴道镜图像

A. 生理盐水作用后；B. 醋酸作用 3 min 后；C. 高碘作用后

入院诊断　宫颈癌Ⅱb 期。

入院后完善相关检查　HC-Ⅱ：1 125.52；DNA 高倍体细胞 2 个；TCT：AIS。

宫颈活检，病理诊断　浸润性腺癌。

更正诊断 宫颈腺癌Ⅱb期。

新辅助化疗

(1) 艾素 110 mg d1＋顺铂 110 mg d1。

(2) 艾素 110 mg d1＋顺铂 55 mg d1。

手术方式 2019 年 11 月 18 日：经腹广泛全子宫＋双侧附件切除术＋盆腔淋巴结清扫术＋膀胱造瘘术。

术后病检 2019 年 11 月 25 日（1923616）：

(1) 子宫浸润性腺癌（肿块大小为 2.1 cm×1.7 cm，侵及纤维肌层＞2/3，未达浆膜面），肿瘤向上累及颈管内口，向下未累及阴道穹隆；局部脉管内可见瘤栓；神经未见癌累及；免疫组化：p16（＋），ER（－），PR（－），CEA（＋），p53（－），HNF-1β（－），PAX8（＋），CK7（＋），Ki-67（Li 约 80%）。

(2) 子宫腺肌症；宫内膜呈增生性改变。

(3) 阴道断端被覆鳞状上皮增生；子宫下段、（双侧）宫旁组织未见癌累及。

(4) （双侧）输卵管及（双侧）卵巢组织未见癌。

(5) 送检（双侧盆腔）淋巴结未见癌转移。

出院诊断 ①宫颈腺癌Ⅱb期；②子宫腺肌症。

术后化疗

(1) 艾素 110 mg d1＋顺铂 55 mg d1～2。

(2) 艾素 110 mg d1＋顺铂 55 mg d1～2。

随访信息 电话随访，患者定期在湖北省妇幼保健院复查，情况良好。

NO. 24-24 王某 年龄 60

住院日期 2019 年 10 月 3 日—2019 年 10 月 10 日。

主诉 绝经后阴道出血 3 个多月。

现病史 患者绝经 11 年，之后无性生活，2019 年 7 月 12 日无明显诱因出现少量阴道流血，鲜红色，第 2 天于当地医院行中药治疗 5 d（具体不详）。8 月 10 日再次出现阴道出血，出血情况与第一次情况大致相同，后持续少量出血，卫生纸擦拭时可见粉红色血迹。其间于当地医院行甲硝唑治疗 5 d（每日 3 次，每次 1 粒）和中药治疗 7 d（具体不详），未见明显好转。为求进一步治疗，就诊于湖北省妇幼保健院，2019 年 10 月 3 日湖北省妇幼保健院超声：宫颈回声及血流异常（宫颈前后径 4.0 cm，内回声不均，可见大小约 4.2 cm×4.0 cm×3.7 cm 的低回声，与宫体下段前后壁界限不清，其局部宫腔内膜线及颈管显示不清，以前唇为甚，低回声内可见丰富的血流信号，RI：0.48）。门诊以"疑似宫颈癌"收入院。患者起病以来，精神、食欲尚可，睡眠欠佳，大小便正常，体重无改变。

筛查方法 无。

入院妇检 宫颈肥大、光滑，宫颈内口似见增生性组织，棉签探之出血，子宫附件未触及异常，双侧宫旁弹性好。

入院诊断 疑似宫颈癌。

入院后行宫颈活检 （宫颈管组织）低分化腺癌；免疫组化：p16（＋），ER（－），PR（－），CEA（＋），p63（局灶＋），CK5/6（局灶＋），HNF-1β（－），CK7（＋），CD10（－），p53（－），Ki-67（Li 约 80%）。

更正及出院诊断 宫颈腺癌Ⅰb 3 期。

随访信息 电话随访，患者在当地复查，情况良好。

NO. 24-25　可某　年龄 57

住院日期　2019 年 11 月 7 日—2019 年 11 月 27 日。

主诉　绝经后不规则阴道出血 1 个多月。

现病史　患者绝经 5 年，近 1 个多月无明显诱因出现点滴状阴道出血，色暗红，无特殊不适，未行特殊检查及治疗，3 周前无明显诱因再次出现阴道出血，量同既往月经来潮第一天，色暗红。2019 年 10 月 24 日赴湖北省妇幼保健院检查，TCT：AIS，HPV（－），行阴道镜检＋宫颈活检＋ECC，病理报告：（ECC）中分化腺癌；（6、9 点）慢性宫颈炎，小区呈原位腺癌（AIS）改变；（12 点）慢性宫颈炎，局部间质见小灶腺癌癌巢；免疫组化结果：p16（－），Ki-67（Li 约 10％）。其间伴阴道分泌物增多。今来湖北省妇幼保健院，为进一步治疗，门诊遂以"宫颈癌"收入院。患者起病以来，精神、食欲、睡眠尚可，大小便正常，体重无改变。

筛查方法　2019 年 10 月 28 日 TCT：AIS；HPV（－）。

病理诊断　2019 年 10 月 28 日：腺癌（中分化）。

入院妇检　宫颈光滑，子宫附件未触及异常，双侧宫旁弹性好。

入院诊断　宫颈腺癌Ⅰb 1 期。

手术方式　2019 年 11 月 12 日：腹腔镜下广泛全子宫＋双侧附件切除术＋盆腔淋巴结清扫术＋腹主动脉旁淋巴结活检术。

术后病检　2019 年 11 月 19 日（1923194）：

（1）宫颈中分化黏液腺癌（肿块大小为 2.3 cm×1.7 cm，肿瘤侵及深肌层约 2/3）；累及子宫下段组织及（左侧）子宫体内膜（病灶大小 0.7 cm×0.6 cm，肿瘤侵及肌层＜1/3）；小区脉管内可见瘤栓；神经未见癌累及；免疫组化结果：ER（－），PR（－），CEA（灶＋），MUC6（灶＋），HNF-1β（灶＋），PAX8（灶＋），p16（－），CK7（＋），CK20（－），p53（＋），Ki-67（Li 约 60％）。

（2）送检阴道断端、（双侧）宫旁组织、（双侧）卵巢及（双侧）输卵管组织未见癌。

（3）送检（双侧子宫动脉）组织未见癌及（右侧子宫动脉）见一枚淋巴结呈反应性增生改变。

（4）送检盆腔淋巴结未见癌转移。

出院诊断　宫颈腺癌Ⅰb 1 期。

术后放化疗　术后在协和肿瘤中心补充放化疗。

随访信息　电话随访，患者定期复查，情况良好。

NO. 24-26　吴某　年龄 39

住院日期　2019 年 11 月 28 日—2019 年 12 月 20 日。

主诉　同房出血 2 个月。

现病史　患者近 2 个月于性生活后出现点滴状出血，2019 年 11 月 21 日赴湖北省妇幼保健院检查，TCT：AIS，HPV 16（＋）。未行阴道镜检及宫颈活检，其间伴阴道分泌物增多，色黄，无明显异味，无发热、月经改变、便秘、尿频尿急不适。现患者要求进一步诊治，门诊以"宫颈原位腺癌"收入院。病程中，患者精神好，食欲好，睡眠好，大小便正常，体力、体重无明显变化。

筛查方法　2019 年 11 月 21 日 TCT：AIS；HPV 16（＋）。

病理诊断　无。

入院妇检　宫颈光滑，子宫附件未触及异常，双侧宫旁弹性好。

入院诊断　疑似 AIS。

手术方式　2019 年 11 月 29 日：Leep 锥切术＋ECC。

术后病检　2019 年 12 月 3 日（1909996）：

（1）送检宫颈组织全部取材 13 块，（2～7 号、9 号切片）镜下为浅表浸润性腺癌（普通型，高分化，浸润深度＜3 mm），未见血管淋巴管间隙侵犯；（2 号、4～5 号、7～8 号切片）局灶区可见高级别鳞状上皮内病变（CIN 3）累及腺体；（2 号、4～7 号切片）内口切缘及纤维间质切缘可见腺癌及 CIN 3 累及腺体；其余切片及切缘未见腺癌及 CIN 病灶。

（2）（宫颈管刮出物）送检凝血块中可见浸润性腺癌及高级别鳞状上皮内病变（CIN 3）病灶，建议做进一步检查。

更正诊断　宫颈腺癌 I b 期合并 CIN 3。

进一步手术方式　2019 年 12 月 9 日：腹腔镜下广泛全子宫＋双侧输卵管切除术＋盆腔淋巴结清扫术＋腹主动脉旁淋巴结活检＋盆腔粘连松解术＋右侧卵巢活检＋膀胱镜检术＋双侧输尿管双 J 管置入术。

术后病检　2019 年 12 月 17 日（1924437）：

（1）送检宫颈癌根治标本，宫颈全取材，镜下仅极小区可见残留的浸润性腺癌病灶（高分化，癌侵及浅纤维肌层＜3 mm），周围宫颈组织可见多灶性原位腺癌伴高级别鳞状上皮内病变（CIN 3）累及腺体；手术断端未见癌及 CIN 病变；子宫下段黏膜可见宫颈原位腺癌病灶累及，肿瘤向下未累及阴道壁穹隆，脉管内未见瘤栓，神经未见癌累及。

（2）子宫内膜呈增生性改变；（双侧）输卵管管壁血管扩张、淤血；（双侧）宫旁及阴道壁断端未见癌。

（3）（右侧卵巢组织）送检卵巢组织镜下未见癌。

（4）（左侧前哨淋巴结）送检纤维脂肪组织中未见淋巴结。

（5）送检淋巴结未见癌转移。

出院诊断　宫颈腺癌 I b 期合并 CIN 3。

术后放化疗

（1）艾素 130 mg d1＋ 顺铂 65 mg d1～2。

（2）艾素 130 mg d1＋ 顺铂 65 mg d1～2。

（3）艾素 130 mg d1＋ 顺铂 65 mg d1～2。

（4）艾素 130 mg d1＋ 顺铂 65 mg d1～2。

之后转定期随访。

随访信息　电话随访，患者每半年复查一次，结果正常。

NO. 24-27　陶某　年龄 42

住院日期　2020 年 1 月 3 日－2020 年 1 月 22 日。

主诉　HPV 感染 2 年多。

现病史　患者于 2017 年赴监利县人民医院体检，HPV 16（＋），TCT：NILM。半年后复查，HPV 16（＋），TCT：ASC-US，行阴道镜检＋宫颈活检，病理报告：慢性宫颈炎伴鳞状上皮化生。自诉近大半年白带中带少许鲜血，偶有伴异味。2019 年 8 月 26 日复查，HPV 16（＋），TCT：NILM，再行阴道镜检＋宫颈活检＋ECC，病理同前。其间有 2 年间断性白带带血。2019 年 12 月 30 日转诊湖北省妇幼保健院行阴道镜检＋宫颈活检，病理报告：（ECC）高分化腺癌。免疫组化：p16（＋），PAX8（＋），CK7（＋），CEA（＋），ER（－），PR（－），p53（－），HNF-1β（局灶＋），Ki-67（Li 约 80％）。为进一步治疗，门诊遂以"宫颈腺癌"收入院。患者起病以来，精神、食欲、睡眠尚可，大小便正常，体重无改变。

筛查方法　HPV 16（＋），TCT（－）。

病理诊断　2017 年：慢性宫颈炎伴鳞状上皮化生；2019 年 8 月 26 日：慢性宫颈炎伴鳞状上皮化生；2019 年 12 月 30 日：（颈管组织）高分化腺癌。

入院妇检　宫颈上唇见不规则糜烂状，黏膜外翻，子宫增大如女拳大小，双侧附件及双侧宫旁未触及异常。

入院诊断　宫颈腺癌Ⅰb 期。

手术方式　2020 年 1 月 8 日：经腹广泛全子宫＋双侧附件切除术＋盆腔淋巴结清扫术＋腹主动脉旁淋巴结活检术。

术后病检　2020 年 1 月 21 日（2001417）：

（1）（宫颈管）高分化腺癌（普通型，肿块大小约 3.5 cm×2 cm，肿块侵及深纤维肌层 2/3，未达浆膜）；肿瘤向上累及颈管内口，向下未累及阴道壁穹隆；脉管内未见瘤栓，神经未见癌累及；免疫组化结果：p16（＋），CEA（＋），ER（－），PR（－），p53（－），PAX8（＋），CK7（＋），HNF-1β（部分＋），Ki-67（Li 约 90％）。

（2）（双侧）输卵管管腔黏膜可见高分化腺癌病灶，免疫表型提示宫颈管腺癌累及（肿块大小：右侧 1.8 cm×1.2 cm，左侧 0.7 cm×0.5 cm）；输卵管肌层未见肿瘤侵犯，脉管内未见瘤栓；免疫组化结果：p16（＋），CEA（＋），ER（－），PR（－），p53（－），PAX8（＋），CK7（＋），HNF-1β（部分＋），Ki-67（Li 约 80％）；（双侧）卵巢未见癌；（右侧）卵巢黄体囊肿；（左侧输卵管系膜）副中肾管囊肿。

（3）子宫下段、双侧宫旁未见癌累及；阴道壁组织被覆鳞状上皮增生。

（4）子宫内膜呈增生性改变；子宫肌壁间平滑肌瘤（肌瘤 1 枚，直径 2 cm）。

（5）送检淋巴结未见癌转移。

出院诊断　宫颈腺癌Ⅰb 期并双侧输卵管转移。

术后放化疗　建议尽快前往综合医院咨询后续治疗。

随访信息　电话随访，患者术后共复查了 4 次，最后一次是 2021 年 1 月，HPV 16（＋），阴道镜检＋宫颈活检（－），给予干扰素治疗 3 个月。

NO. 24-28　石某　年龄 52

住院日期　2019 年 12 月 19 日—2020 年 1 月 14 日。

主诉　HPV 感染 1 年多，发现宫颈病变 3 周多。

现病史　患者于 2018 年 7 月赴杭州市余杭区第一人民医院体检，HPV 16（＋），抗病毒治疗 3 个月。2019 年 6 月 13 日就诊于武汉市妇幼保健院，HPV 16（＋）。7 月 10 日转诊湖北省妇幼保健院，行阴道镜检＋宫颈活检，病理报告：慢性宫颈炎伴鳞化。再次抗病毒治疗。11 月 25 日在湖北省妇幼保健院复查 HPV 16（＋），DNA 倍体检测出现高倍体，DNA 指数＞2.5 的细胞 41 个，TCT：ASC-H。其间患者偶有下腹隐痛，白带不多，无异味，无同房出血，无头昏、心慌、胸闷、尿急、腹泻等不适。为进一步诊治，门诊以"宫颈病变"收入院。病程中，患者精神好，食欲好，睡眠好，大小便正常，体力、体重无明显变化。

筛查方法　2019 年 11 月 25 日 HPV 16（＋），DNA 高倍体细胞 41 个，TCT：ASC-H。

病理诊断　2019 年 7 月 10 日：慢性宫颈炎伴鳞化 。

入院妇检　宫颈光滑，子宫附件未触及异常，双侧宫旁弹性好。

入院后阴道镜再评估　见图 24-17。

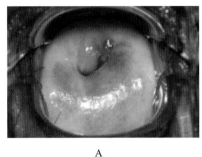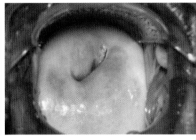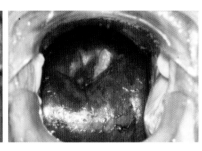

图 24-17　患者石某阴道镜图像

A. 生理盐水作用后；B. 醋酸作用 3 min 后；C. 高碘作用后

入院诊断　宫颈病变。

手术方式　2019 年 12 月 20 日：Leep 锥切术。

术后病检　2019 年 12 月 25 日（1925830）：

（1）（2～4 号切片）浸润性腺癌（浸润深度＜3 mm），未见血管淋巴管间隙侵犯，灶区伴高级别鳞状上皮内病变（CIN 2～3）累及腺体，（3 号切片）纤维间质切缘可见腺癌累及，（2、4 号切片）切缘阴性；免疫组化结果：p16（＋），CD10（－），Ki-67（Li 约 60%）。

（2）（5 号切片）原位腺癌（AIS）伴灶区高级别鳞状上皮内病变（CIN 2～3），切缘未见 CIN 及 AIS 病变。

（3）其余各切片及切缘未见癌及 CIN 病变。

更正诊断　宫颈腺癌Ⅰb 1 期合并 CIN 2～3。

进一步手术方式　2019 年 12 月 30 日：腹腔镜下广泛全子宫＋双侧附件切除术＋盆腔淋巴结清扫术＋膀胱造瘘术。

术后病检　2020 年 1 月 7 日（1926465）：

（1）送检全子宫标本，宫颈全取材，镜下见慢性宫颈炎，鳞状上皮增生，未见残留腺癌及 CIN 病灶；免疫组化结果：p16（－），Ki-67（低增殖数）；原 Leep 手术切口可见出血、变性伴炎性细胞浸润；手术断端、子宫下段及（双侧）宫旁未见异常改变；（肌壁间）平滑肌瘤（肌瘤 1 枚，最大径 1.3 cm）；子宫内膜呈增生性改变。

（2）（双侧）输卵管管壁血管扩张、淤血伴（右侧输卵管系膜）副中肾管囊肿；（右侧）卵巢纤维瘤伴脂肪变性及钙化，（左侧）卵巢组织未见病变。

（3）送检（双侧盆腔淋巴结）未见癌转移。

出院诊断　①宫颈腺癌Ⅰb 1 期合并 CIN 2～3；②子宫平滑肌瘤。

术后放化疗　定期随访。

随访信息　患者定期到吴绪峰主任门诊随访，结果均正常。

NO. 24-29　黄某　年龄 37

住院日期　2020 年 11 月 27 日—2020 年 12 月 18 日。

主诉　HPV 感染 5 年，发现宫颈病变 8 d。

现病史　患者 5 年前在湖北省妇幼保健院常规体检发现 HPV 18（＋），TCT：NILM，行阴道镜检＋宫颈活检，病理报告阴性（未见报告单），嘱其定期复查。患者因个人原因未定期复查。2020 年 11 月 16 日赴武汉市妇幼保健院，HPV 18（＋），TCT：ASC-US，行阴道镜检＋宫颈活检，病理报告：（宫颈）纤维性间质中可见腺体排列紧密，局部可见筛孔状结构，细胞具有异型性，偶见核分裂象，结合免疫组化结果，倾向宫颈腺癌。免疫组化结果：Ki-67（Li 约 60%），p16（＋），ER（－），p53（－）。患者于 11 月 26 日转湖北省妇幼保健院诊治，会诊病理报告：（宫颈活检组织）高分化浸润性腺癌（普通型），免疫组化：Ki-67（Li 约 70%），p16（＋），ER（－），p53（－）。近半年白带增多，偶有白带异味，无阴道出血、无同房出血等不适症状。今来湖北省妇幼保健院要求治疗，门诊遂以"宫颈癌"收入院。患者起病以来，精神可、食欲可、睡眠好，大小便正常，体重明显改变。

筛查方法　5 年前 HPV 18（＋），TCT（－）；2020 年 11 月 16 日 HPV 18（＋），TCT：ASC-US。

病理诊断　2020 年 11 月 16 日：倾向宫颈腺癌。2020 年 11 月 26 日（湖北省妇幼保健院会诊）：高分化浸润性腺癌（普通型）。

入院妇检　宫颈光滑，外观不考虑癌，宫体鹅蛋至女拳大小，质硬，双侧附件及宫旁未触及异常。

入院诊断　宫颈腺癌 Ⅰb 1 期。

手术方式　2020 年 12 月 1 日：广泛全子宫＋双侧输卵管切除术＋右侧卵巢移位＋盆腔淋巴结清扫术＋膀胱造瘘术。

术后病检　2020 年 12 月 1 日（2016552）：

（1）宫颈全取材，镜下灶区可见残留高分化浸润性腺癌病灶（普通型，肿块大小为 1 cm×1 cm，侵及纤维肌层 1/3），癌周围可见原位腺癌，肿瘤向上未累及宫颈管内口，向下未累及阴道穹隆；脉管及神经未见癌累及；免疫组化：p16（＋），Ki-67（Li 约 80%）。

（2）子宫下段、阴道壁断端及双侧宫旁组织未见癌。

（3）子宫内膜呈分泌性改变；（双侧）输卵管管壁血管扩张、淤血伴（左侧输卵管系膜）副中肾管囊肿。

（4）术中快速送检（双侧卵巢活检组织）镜下未见癌累及。

（5）送检（双侧盆腔）淋巴结未见癌转移。

出院诊断　宫颈腺癌 Ⅰb 1 期。

术后放化疗

（1）艾素 130 mg d1＋ 顺铂 65 mg d1～2。

（2）艾素 130 mg d1＋ 顺铂 65 mg d1～2。

（3）艾素 130 mg d1＋ 顺铂 65 mg d1～2。

（4）艾素 130 mg d1＋ 顺铂 65 mg d1～2。

随访信息　患者定期到吴绪峰主任门诊复查，情况良好。

NO. 24-30　芦某　年龄 43

住院日期　2020 年 6 月 2 日—2020 年 6 月 10 日。

主诉　月经间期出血半年。

现病史　患者于 2019 年 12 月开始月经间期出现阴道出血，量少，呈淡红色，持续 1～2 d，以后反复发作。因疫情原因未就诊。2020 年 5 月 16 日赴湖北省妇幼保健院诊治，妇检发现宫颈赘生物；盆腔超声：宫颈回声及血流异常（宫颈前唇可见大小约 3.7 cm×3.7 cm×3.5 cm 的混合性回声，内可见稍高回声团及不规则液性暗区，其内可见血流信号，RI：0.58）。建议下次月经干净后行宫腔镜检查。湖北省妇幼保健院宫腔镜检查结果：探宫腔困难，膀胱充盈下 B 超引导下置镜，宫颈管粗桶状，充满糟脆组织，见异型血管走形；子宫腔形态尚规则，宫深 10 cm，子宫内膜稍增生，双侧宫角及输卵管开口均显示清晰，行诊刮术，送病检。术后置镜宫颈仍有糟脆组织，宫腔未见明显异常。建议住院手术治疗。门诊遂以"宫颈赘生物"收入院。病程中，患者精神好，食欲好，睡眠好，大小便正常，体力、体重无明显变化。

筛查方法　无。

入院妇检　宫颈外口可见一黄豆大小赘生物，触血（＋），子宫稍增大，质中等，双侧附件及双宫旁未触及异常。

入院诊断　宫颈赘生物。入院后行宫腔镜检＋诊刮术，病理报告（2004478）：（宫内刮出物）送检组织镜下为浸润性腺癌，结合形态学及免疫组化考虑为宫颈来源，另见小块子宫内膜组织呈增生性改变，建议做进一步检查；免疫组化：p16（＋），Ki-67（Li 约 70％）。

更正及出院诊断　宫颈腺癌Ⅰb期。

随访信息　电话随访，患者后续在华中科技大学同济医学院附属同济医院治疗，目前在此复查，情况良好。

彭秋子

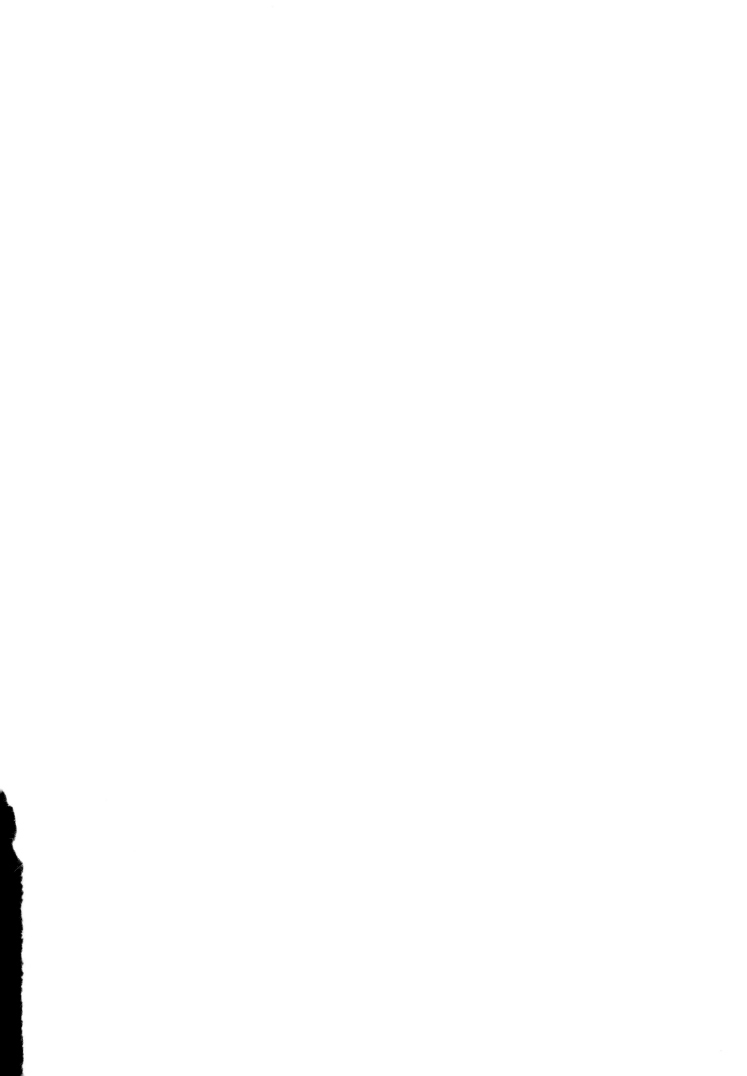